"十三五"全国高等医学院校本科规划教材

住院医师规范化培训辅导教材

供基础、临床、护理、预防、口腔、中医、药学、医学技术类等专业用

医患沟通艺术

Skills of Doctor-Patient Communication

U0257517

主　编　王　岳　官锐园

副主编　陈　伟　樊　荣

编　委　（按姓名汉语拼音排序）

陈　伟（北京积水潭医院）　　　　　　　　王　岳（北京大学医学人文学院）

陈　妍（北京回龙观医院）　　　　　　　　伊　诺（首都医科大学附属北京地坛医院）

樊　荣（北京清华长庚医院）　　　　　　　赵　双（北京积水潭医院）

官锐园（北京大学医学人文学院）　　　　　赵忻怡（北京大学医学人文学院）

郭　伟（首都医科大学附属北京天坛医院）　郑秋实（北京大学肿瘤医院）

齐建光（北京大学第一医院）　　　　　　　周　明（首都医科大学附属天坛医院）

唐丽丽（北京大学肿瘤医院）　　　　　　　左华欣（首都医科大学附属北京儿童医院）

北京大学医学出版社

YIHUAN GOUTONG YISHU

图书在版编目（CIP）数据

医患沟通艺术 / 王岳，官锐园主编 . —北京：北
京大学医学出版社，2019.10
ISBN 978-7-5659-2063-9

Ⅰ. ①医…　Ⅱ. ①王…　②官…　Ⅲ. ①医院－人际关
系　Ⅳ. ① R197.322

中国版本图书馆 CIP 数据核字（2019）第 224961 号

医患沟通艺术

主　　编：王　岳　官锐园
出版发行：北京大学医学出版社
地　　址：（100191）北京市海淀区学院路 38 号　北京大学医学部院内
电　　话：发行部 010-82802230；图书邮购 010-82802495
网　　址：http://www.pumpress.com.cn
E-m a i l：booksale@bjmu.edu.cn
印　　刷：北京瑞达方舟印务有限公司
经　　销：新华书店
责任编辑：王孟通　　　责任校对：靳新强　　　责任印制：李　啸
开　　本：850 mm×1168 mm　1/16　印张：16.5　字数：472 千字
版　　次：2019 年 10 月第 1 版　2019 年 10 月第 1 次印刷
书　　号：ISBN 978-7-5659-2063-9
定　　价：35.00 元
版权所有，违者必究
（凡属质量问题请与本社发行部联系退换）

修订说明

国务院办公厅颁布《关于深化医教协同进一步推进医学教育改革与发展的意见》、以"5+3"为主体的临床医学人才培养体系改革、教育部本科临床医学专业认证等一系列重要举措，对新时期高等医学教育人才培养提出了新的要求，也为教材建设指明了方向。

北京大学医学出版社出版的临床医学专业本科教材，从 2001 年开始，历经 3 轮修订、17 年的锤炼，各轮次教材都高比例入选了教育部"十五""十一五""十二五"国家级规划教材。为了顺应医教协同和医学教育改革与发展的要求，北京大学医学出版社在教育部、国家卫生健康委员会和中国高等教育学会医学教育专业委员会指导下，经过前期的广泛调研、综合论证，启动了第 4 轮教材的修订再版。

本轮教材基于学科制课程体系，在院校申报和作者遴选、编写指导思想、临床能力培养、教材体系架构、知识内容更新、数字资源建设等方面做了优化和创新。共启动 46 种教材，其中包含新增的《基础医学概论》《临床医学概论》《诊断学》《医患沟通艺术》4 种。《基础医学概论》和《临床医学概论》虽然主要用于非临床医学类专业学生的学习，但须依托于临床医学的优秀师资才能高质量完成，故一并纳入本轮教材中。《诊断学》与《物理诊断学》和《实验诊断学》教材并存，以满足不同院校课程设置差异。第 4 轮教材修订的主要特点如下：

1. 为更好地服务于全国高等院校的医学教育改革，对参与院校和作者的遴选精益求精。教材建设的骨干院校结合了研究型与教学型院校，并注重不同地区的院校代表性；由各学科的委员会主任委员或理事长和知名专家等担纲主编，由教学经验丰富的专家教授担任编委，为教材内容的权威性、院校普适性奠定了坚实基础。

2. 以"符合人才培养需求、体现教育改革成果、教材形式新颖创新"为指导思想，以深化岗位胜任力培养为导向，坚持"三基、五性、三特定"原则，密切结合国家执业医师资格考试、全国硕士研究生入学考试大纲。

3．部分教材加入了联系临床的基础科学案例、临床实践应用案例，使教材更贴近基于案例的学习、以问题为导向的学习等启发式和研讨式教学模式，着力提升医学生的临床思维能力和解决临床实际问题的能力；适当加入知识拓展，引导学生自学。

4．为体现教育信息化对医学教育的促进作用，将纸质教材与二维码技术、网络教学平台相结合，教材与微课、案例、习题、知识拓展、图片、临床影像资料等融为一体，实现了以纸质教材为核心、配套数字教学资源的融媒体教材建设。

在本轮教材修订编写时，各院校对教材建设提出了很好的修订建议，为第4轮教材建设的顶层设计和编写理念提供了翔实可信的数据储备。第3轮教材的部分主编由于年事已高，此次不再担任主编，但他们对改版工作提出了很多宝贵的意见。前3轮教材的作者为本轮教材的日臻完善打下了坚实的基础。对他们的贡献，我们一并表示衷心的感谢。

尽管本轮教材的编委都是多年工作在教学一线的教师，但囿于现有水平，书中难免有不当之处。欢迎广大师生多提宝贵意见，反馈使用信息，以臻完善教材的内容，提高教材的质量。

"十三五" 全国高等医学院校本科规划教材评审委员会

序

    国务院办公厅《关于深化医教协同进一步推进医学教育改革与发展的意见》（以下简称《意见》）指出，医教协同推进医学教育改革与发展，加强医学人才培养，是提高医疗卫生服务水平的基础工程，是深化医药卫生体制改革的重要任务，是推进健康中国建设的重要保障。《意见》明确要求加快构建标准化、规范化医学人才培养体系，全面提升人才培养质量。要求夯实5年制临床医学教育的基础地位，推动基础与临床融合、临床与预防融合，提升医学生解决临床实际问题的能力，推进信息技术与医学教育融合。从国家高度就推动医学教育改革发展作出了部署、明确了方向。

    高质量的医学教材是满足医学教育改革、培养优秀医学人才的核心要素，与医学教育改革相辅相成。北京大学医学出版社出版的临床医学专业本科教材，立足于岗位胜任力的培养，促进自主学习能力建设，成为临床医学专业本科教学的精品教材，为全国高等医学院校教育教学与人才培养工作发挥了重要作用。

    在医教协同的大背景下，北京大学医学出版社启动了第4轮教材的修订再版工作。全国医学院校一大批活跃在教学一线的专家教授，以无私奉献的敬业精神和严谨治学的科学态度，积极参与到本轮教材的修订和建设工作当中。相信在全国高等医学院校的大力支持下，有广大专家教授的热情奉献，新一轮教材的出版将为我国高等医学院校人才培养质量的提高和医学教育改革的发展发挥积极的推动作用。

前　言

我们爱医学，我们更应该去爱患者……

2015 年 4 月 5 日，印度马哈拉施特拉邦城镇潘韦尔一家医院的两名值班医生被病故患者的家属暴打后，当地多家私营医院和诊所第二天宣布"闭门谢客"，以抗议针对医生的暴力行动。近来，印度发生多起针对医生的暴力案件。据《印度快报》报道，近 3000 名来自 180 所私营医院和诊所的印度医学与牙科协会成员开始聚集在印度东南部城市韦洛尔，抗议持续不断的、针对医生的暴力行动。"我们深受毫无安全感的工作环境之苦，面对着来自公众的敌意。针对医生的袭击、虐待等暴力行为越来越多。"印度医学协会称，75% 的医生在其职业生涯中会遭受身体或言语暴力。

这不由得让我们想到中国大陆地区近十几年来紧张的医患关系。2014 年中国医师协会发布《中国医师执业状况白皮书》显示，59.79% 的中国大陆医生遭受过身体或言语暴力。两个统计数字放在一起，似乎我们的情况还是比印度乐观些，但是我们应该思考为什么在发展中国家社会转型阶段往往都会伴生着我们都不希望看到的"医患冲突"。近两年政府部门特别是公安部门对医疗机构的医患冲突开始积极干预，所以从全国来看恶性医疗冲突、医疗暴力事件明显减少了，但是医疗机构的患者投诉数量却呈现明显增多的趋势。对于"医疗暴力"的行为我们无疑应当秉持"零容忍"的态度，但是如果不去思考医患关系紧张的成因和因应之道，则只会运动式的一阵风，而解决不了问题本身。我们更应当回归医学的本质和规律，回归医患关系的本质和规律，去思考如何做好本职工作，这才是解决问题的关键……

早在 19 世纪，杰出的病理学家魏尔啸（R. Virchow）在其《科学方法和治疗观点》（1849）一文中就曾提出"医学本质上是社会科学"的著名论断。但是，人们往往还只是把医学看成纯粹的自然科学。对当代西方医学颇有影响的著名医史学家西格里斯特（H. E. Sigerist，1892—1957）曾经深刻地指出："当我说与其说医学是一门自然科学，不如说它是一门社会科学的时候，我曾经不止一次地使医学听众感到震惊。医学的目的是社会的。它的目的不仅是治疗疾病，使某个机体康复，而且还要使人能调整以适应他所在的环境，做一个有用的社会成员。为了做到这一点，医学经常要应用科学的方法，但是最终目的仍然是社会的。"人"是医生治疗患者的前提条件和最终目的，所以医学的终极使命还是为了"人"，因此如果不具备与"人"交往的能力，对于医生无疑就是一种致命的缺陷。世界卫生组织亚洲西太平洋地区办事处与世界医学会的《福冈宣言》提出："所有医生必须学会交流和处理人际关系的技能，缺少同情应该看作与技术不够一样，是无能力的表现。"David 将医生的职业素养三要素概括为："医生的同理心，医生对专业间的合作及与护士进行团队合作的态度，以及医生终生学习的行为"。而前两者均涉及沟通、交流和人际关系问题，可见与人交际的能力是一名医生的基本素养。Hojat 等将"良好交流沟通（communication）的艺术"列为在美国做医生需要的特质之首，其他特质还包括"富有同情心（empathetic）""充满着热情（passionate）""坦率（forthright）""敬业/职业精神（professional）""尊重别人（respectful）""知识充分（knowledgeable）""完全、详细、彻底（thorough）"。如果拥有以上特质，医生肯定会为未来维持一个成功的、长期的医生–患者关系打下良好的基础。当然被这样的医生医治的患者，最终也会更高兴、更健康。与此同时，当知道对患者提供了帮助，患者病情好转、痊愈时，医生也从这个过程中得到精神上的回报与满足感、成就感。

掌握良好交流沟通的艺术是临床行医过程当中非常重要的一部分。医生必须拥有非常娴熟的沟通艺术，特别是在说话的语言和倾听别人说话的时候。医生与患者之间的沟通交流及交流艺术显得至关重要，医生所说的语言如果能让患者容易理解，那么患者更可能承认他们的健康有问题，更能理解他们治疗的可选项，更能摒弃不健康的生活方式，并且更能忠实地按照医生推荐的方法治疗。当然做一个好的医生，这种沟通交流的艺术不仅是患者和医生之间，而且也存在于其他地方，如医生与护士、工作人员、家属、律师、保险公司等各种各样的人员之间的交流与沟通。从这个意义上来说，医生是一个团队的领导者。

临床沟通能力的培训必须成为医学教育必不可少的一部分。但要搞清楚"心"与"术"之间的关系，二者缺一不可。这些年，医疗界也很重视"临床医患沟通技巧"的培训，我们决不能仅关注形而下的"器"（"术"——技巧），却忽略了形而上的"道"（"心"——自我）。

这本教材的参编者有多年从事医院医患关系服务的医院管理者，有相关专业的临床医生，也有大学医学心理学老师以及从事医学人文教育和医患法律关系研究的老师们。可以说大家都是这一主题的关切者，大家完全是从兴趣出发，完全出于希望医患关系尽快改善的初衷参加了这本教材的编写。更难能可贵的是，这本教材并不是更多侧重理论介绍，而是编者们结合本专业的特点和实际工作中的心得，以通俗易懂的语言向医学生阐述医患沟通的"心"与"术"。在此感谢所有编者对本教材的支持。

"临床医患沟通"实际上在国内高等医学教育中也是刚刚起步的一门课程，且步履艰难，没有授课经验，没有专职教师，没有学科地位。我们也知道作为第 1 版的教材难免会有这样或那样的不足，但是我们会不断反思与改进。相信在各方的共同努力下，医患关系也一定会变得更加和谐……

王　岳　官锐园

目 录

第1章

临床沟通与医生职业素养

　　天堂的入口排着长长的队伍，一名虔诚的男子站在其中，等待与圣彼得（耶稣门徒）交谈后进入天堂。足足等了1小时后，一名身穿白衣、胸佩听诊器的男子径直走过队伍，越过圣彼得后直接走进天堂。见到有人插队，虔诚的男子十分气愤地质问圣彼得："为什么那名医生能越线直接进去？""他吗？"圣彼得说，"那是上帝——他老以为自己是医生。"

——大卫·托马斯·斯特恩（David Thomas Stern）

　　职业是重要的社会生活领域，职业决定着一个人的谋生方式，决定着一个人的生活方式，更重要的是会塑造着他的爱好、性情、人格、思维方式和价值取向等。医生与普通公众一样，也是人，而非上帝，所以医生的知识、技术和判断也会出错。医生与普通公众的区别不在于他的始终正确性，而在于他无论从个人修养还是职业责任都区别于普通公众。人的素质，是指人的基本品质结构，包括思想、知识、身体、心理品质，它是人的知识技能、行为习惯、文化涵养品质特点的综合，是影响一个人一生发展的关键因素。进入21世纪以来，随着现代科学技术的迅猛发展，医学得到了前所未有的进步，医疗技术发生了根本的改变。医学的进步对医生的专业技能素质提出了越来越高的要求；医疗职业出现的信任危机、医患关系的紧张、医学终极目标的模糊等问题，则迫切要求医生提高专业技能以外的职业素养。特别是医学模式和社会价值观的巨大转变，都要求医生具有深厚的人文底蕴。医学服务的对象是人，而医生职业素养的高低不但关系着医学的发展和进步，还关系着社会的和谐与稳定，所以研究探讨医生的职业素养具有重要意义。

一、医生职业素养的历史沿革

　　从古希腊的《希波克拉底誓言》开始，医者的职业素养就被区别于对普通公众的要求。在中世纪的英国，随着"有学识的职业"（指神学、医学、法学三种职业）的出现，人们提出作为精英人士的"专业人员"应当对社会公众承担起特定责任。1912年，Louis Brandeis大法官把"专业"一词定义为向社会提供一种服务，其具有如下要素：①作为一种行业，适合者必须接受过必要的、初步的、具备智力因素的培训。"专业"包括知识和一定程度的学习，与一般的技能截然不同。②作为一种行业，其出发点在很大程度上是利他的，而不仅仅是为自己。③作为一种行业，收入多寡并不是社会公认衡量其成功与否的指标。

　　20世纪初，美国现代医学教育改革的先驱弗莱克斯纳（Flexner）进一步拓展了"专业人员"的定义，其除人道主义和服务外，还增加了"专业水准"和"自律"这两项要素。弗莱克斯纳认为，就本质而言，专业涉及智力活动和大量的个人责任。它的原始素材来源于科学和学习，通过对这些原始素材的加工，形成切合实际的和明确的结果。从教育学的角度来说，它具备可沟通的技术，倾向于自我组织。在动机上，它日益显示出利他主义的特质。随着科学成为医学治疗手段的基础，掌握专业技能是成为一名良医的基本责任，其重要性超越了怜悯心和精心治疗。20世纪80年代初，美国医学会医学教育委员会发布了一项报告——《医学教育未来方向》。报告中提出了医学生培养应加强医学人文素质教育。报告促进了美国日后的医学人文教育事业发展，开展医学人文素质课程的医学院校数量增加。1993年，经过世界医学教育高峰会议的集中讨论，提出了一套医生培养目标，包括：医生要对患者热心关怀，富有同情心，减轻患者痛苦，做出色的沟通，有思想见地，掌握社会学、行为学知识，不断学习，成为不断追求卓越的医学人才。国际医学教育专门委员会（Institute for International Medical Education，IIME）制订了本科医学教育的《全球医学教育最低基本要求》（Global Minimum Essential Requirements，GMER）。GMER 提出，"全球医学教育最低基本要求 + 地区和国家要求医生具备的能力 = 医学院毕业生的能力"。其定义了七大领域 60项核心技能，其中包括：职业价值观、态度、行为和道德，特别强调了沟通技巧和批判性思维这些需要加强的医学人文素质内容。世界医学教育联合会（World Federation for Medical Education，WFME）也针对医学实践能力、医学伦理学课程和社会科学中医学生需要具备的能力进行了规定，其中包括知识、技能、态度、价值和行为、保持医疗能力、获取研究的前沿信息、伦理行为、尊严、诚实、利他、服务他人、遵守职业规则、正直、尊重他人。美国医学院协会（American Association of Medical Colleges，AAMC）在《为 21 世纪培养医生》的报告中也做出了关于医学人文素质对于医生及医疗事业重要性的说明，报告提到，缺少医学人文素质的医生，在参与医疗实践及其整个医学生涯中往往会失去智力挑战的能力和应对这种挑战的能力。1993 年，英国医学总会（General Medical Council，GMC）发布报告——《明日医生》。报告指明要避免忽视医学生医学人文素质的发展，并且要将医学人文素质培养作为医学课程和实践教育的必要学习模块，达到医学与人文的融合与渗透。2002 年，美国内科学基金、美国医师学院基金和欧洲内科医学联盟共同发起和倡议《新世纪医师职业精神——医师宣言》，其中确立的基本原则包括：将患者利益放在首位的原则、患者自主的原则和社会公平原则。

　　我国对医生职业素养教育的关注落后于西方国家。2012 年，为了贯彻落实《国家中长期教育改革和发展规划纲要（2010—2020 年）》中的教育改革精神，紧跟《中共中央国务院关于深化医药卫生体制改革的意见》中的医疗体制改革步伐，奋力推进临床医学教育的综合改革，教育部、卫生部共同组织实施了"卓越医生教育培养计划"。该计划旨在培养一批适应时代的高素质应用型医学人才，强化医学生临床实践能力的培养，提倡早临床、多临床、反复临床，同时强调培养医学生关爱患者、尊重生命的职业操守和高尚的医学人文素质。医学人文教育是"卓越医生教育培养计划"的重要组成部分，良好的人文素质是卓越医生的必备条件，因此备受关注。将人文教育纳入到"卓越医生教育培养计划"中，有助于医学生树立正确的价值观念，培养正确的思维方式和行为方式，形成积极向上的职业态度，牢固树立尊重生命、爱护生命的理念；有助于培养临床沟通技巧，建立彼此包容、和谐关爱的医患关系。

二、医生职业素养的定义

　　职业素养，是指职业内在的规范和要求，是工作人员在工作过程中表现出来的综合品质，包含职业道德、职业技能、职业行为、职业作风和职业意识等方面。职业素养在职场中具体量化表现为职商（career quotient，CQ）。职业素养是由个体行为总和构成的，职业素养是个体内涵，而个体行为是外在表象。

　　随着人们对医学领域职业素养的关注程度不断提高，有关医生的职业素养这一概念的定义也层出不穷。这些定义从直截了当的陈述到兼容并包的论述不一而足。从全球范围来看，虽然在文化和治疗传统上存在巨大差异，但医生们都认同共同的职业价值观。所以默里（Murray）认为，每一种文化都知道疾病的存在；同时，每一种文化都为诊治患者未雨绸缪。疾病和死亡对个人和家庭的生活构成了巨大困扰，使人们身心俱损。疾病使得医学必不可少。在我们共同经历疾病、爱、怜悯和救死扶伤的过程中，医学所发挥的特定价值以及医生的美德总是洋溢其间。鉴于我们共通的人性、我们对疾病的共同经历以及我们对人际关系的重视，我们对于医学的价值和医生的美德得出相似的结论也就不足为奇了。

三、职业素养是一种多维度能力

传统理念认为拥有良好职业素养应成为每一名称职医生必备的性格特点，这就引出了一个问题——职业素养是性格特征吗？这一传统理念告诉教育工作者要筛选一些具备良好职业素养的人，监督他们的日常行为，如果他们的表现不符合或不具有专业素养，就淘汰他们。这种淘汰方案常导致看到医学生或同事行为不符合专业要求的时候，医生们不能及时指出他们的错误。很多医学生由于性格使然，不知如何解决某个难题（而非他们能力不足），而他们也常常担忧自己的行为有朝一日会因为不符合职业素养标准而被批评。因此，当看到同行不专业的行为时，医生常常缄默不语。

一系列新理念正悄然在西方医学界形成，即应用一些有用的范例去帮助医学生，将他们对医生职业素养的承诺传递给患者。医学实践的精神压力很大，也很复杂。在日常工作中来自职业素养的挑战也随处可见。医生必须致力于信奉职业素养的价值观。除了将职业素养看作一种固有特征外，更要将其视为一种真实的能力，这就意味着我们应将那些在工作中偶尔犯错的人看做是一种表现失误，而非性格缺陷，应采用教育方式使其改变，而非严格管束甚至淘汰他们。医疗体系中的教育工作者应当培养我们的医学生、实习医生及同事具备应变的能力，这样即使在高度复杂的环境下，我们对于职业素养也会有坚定的信念。这就意味着不仅要确定其自身专业性（主观能动性），同时也要表现出职业素养的自信。那些能够坚守职业素养的正面楷模可以帮助和支持每一位医生提高专业化处理问题的能力。如果学生们接受过多负面效应或者工作环境压力过大，表现出良好职业素养的可能性就会大打折扣。

表1-1　关于用职业素养指导解决未来问题的新设想

职业素养	原假设	新假设
职业素养是种能力	从步入医学院时即认为职业素养是一种基于性格特征的主观能力	职业素养是一种多维度的能力，包括知识、态度、判断力及技能等
个人职业素养	有医疗过失的医生是不专业的；在学业正式完成时，职业素养能力走向两种方向并定型	拥有好的职业素养的医生也会有医疗过失，从初学者到专家，医学职业素养均在不断发展，并持续一生
职业素养挑战	职业素养挑战不常发生，并不可预测	职业素养挑战经常发生且可预测
应对医疗过失	对待过失的态度基本上是以惩罚、公示及取消执业资格为主	对待过失的态度基本上是以教育为上，用积极的态度从根源分析过失原因；惩罚那些屡教不改之人
医疗团队角色	医疗机构只是医疗过失发生的场所	医疗机构的组建和运行会增加医疗过失发生的可能性。改变医疗环境可以使医生努力表现出其职业素养价值
管理人员责任	教育机构对于他们选择及培训的学生担有确保他们拥有职业素养的责任	临床医师协会、教育及医疗体系领导必须承担支持、巩固、引导医生终其一生拥有职业素养的责任

四、医生职业素养的原则

美国内科学委员会（American Board of Internal Medicine，ABIM）公布的《职业素养》明确了职业素养的关键原则，即专业水准、诚信、职责、利他主义、尊重以及其他人道主义精神（如怜悯和同理心）、荣誉和正直。大卫·托马斯·斯特恩（David Thomas Stern）认为，职业素养应包括：临床能力、沟通艺术和伦理学修养。在此基础上弘扬并明智地应用职业素养的原则：专业水准、人道主义、诚信和利他主义。专业水准，始自对能力的承诺、对伦理学原则的理解、关于法律界限的知识以及沟通技巧，而这些独特的原则涉及超越普通标准的承诺；诚信，指的是要符合规定的医患关系以及职业（医生）与社会之间的契约关系所隐含的要义，它包括自律、标准设定、利益冲突处理、职责或自由接受服务以及责任；利他主义，则要求以患者的最大利益而非自我利益来指导医生的言行尊重、怜悯和同理心，再加上荣誉和正直，构成了完整的人道主义。

我们认为，在斯特恩概括的职业素养 4 个原则中忽略了"职业热情"。当然，对于以大学通识教育为基础的美国式医学教育，这似乎已经不需提及，但是对于我国基于高中毕业生的医学教育体制，这一点则尤为重要，而且这一原则的保证，是所有其他原则达到最佳效果的前提。如果将职业热情加入职业素养的原则中，则可以用图 1-1 表示职业素养的架构。

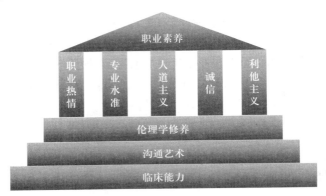

图 1-1　职业素养架构图

（一）职业热情

医生对自己的职业必须充满着热情（passionate）。热情是一个医生重要的特质，这种特质可以将一个普通医生（ordinary doctor）与一个被患者喜欢的医生（favorite doctor）区别开来。医生是一个压力很大的职业，随着执业时间变长，很多医生就会开始有一些职业倦怠感。如何在职业生涯中始终保持对职业的热情，这是很重要的。一方面，在与医生的交谈中，患者如果觉察到医生对自己的职业不再感兴趣，或者倦怠了的话，他们往往不喜欢这样的医生。另一方面，患者永远希望自己的医生对职业生涯充满渴望，有饱满的热情，希望自己的医生能热情地帮助自己。然而始终保持对职业的热情是比较有挑战性的。通常，年轻的医生还会有饱满的热情，但是随着执业时间的增长，是否能保持这种热情就尤为重要了，这往往需要医生学习和激励自我。

（二）专业水准

1. 具有专业水准的医生应做到遵守职业规范，但又不是仅符合最低的标准。专业水准一词在本质上是指通过持续的、审慎的努力，超越普通的预期值。所以其包含了终身学习的概念。终身学习是自我发起的一整套活动和寻求信息的技能，它的激活取决于每个人自身是否有持久的学习动机，以及是否有能力认识到自身的学习需求。

许多医生认为他们的学位、文凭、执照、职称对建立良好的医患关系很重要，但实际上，在患者眼里，他们更看重的是医生的实际专业水准和职业素养。当患者第一次去看外科医生的时候，他最不看重的就是这个医生是否毕业于名校，而更看重这名外科医生成功地做了多少例类似手术，想知道这个医生的手术是否安全、有效。患者不在意医生告诉他们"我不知道这个东西，我要做些研究或者调查，查询资料后再告诉你"，也不在意把他们推荐给另外一位更善于治疗此方面疾病的医生。

2. 专业水准的另一种表达方式是通过减少医疗失误，提高患者安全性。医生必须协助建立、支持和维护促进医疗质量持续改善的机制。为改进医疗质量，医生与其他医疗卫生专业人员一道，必须制定出更好的医疗质量测评指标，并利用这些指标对所有参与者、组织和负责提供医疗卫生服务的体系的绩效开展常规评估。专业水准还表现在推动科学知识和技术的应用。《新世纪医师职业精神——医师宣言》也指出，医生必须坚持科学标准，推动研究，并基于科研证据和医生个人经验生成新知识。此外，医生有责任捍卫和维持其医学知识和技术的完整性，确保这些知识和技术在应用上的一致性。

3. 医生必须具备非常缜密的逻辑思考能力。临床诊断实际上非常类似于刑事侦查，需要医生根据蛛丝马迹做出临床判断和决策。医生如果没有缜密的逻辑思维训练，没有建立基于证据的"循证医学思维模式"，则很容易成为机械的本本主义者，或是在临床实践中思维混乱，漏洞百出。

4. 医生要具备承受压力的能力。医生越是在紧迫情形下越不能手忙脚乱，必须在压力下冷静作出判断。医生的职业生涯是伴随着错误的，但是医生必须能够在错误面前知道如何正确对待错误，正视错误，敢于承认错误，并通过与患者或家属的道歉与沟通达成谅解，这也是需要训练的。

5. 医生必须具有良好的领导能力，成为团队的领导。一方面，医生往往要与护士等医疗辅助人员形成一个团队，而医生要担负起"船长职责"，有良好的领导力去团结每名成员。另一方面，现代医学更加强调多学科合作，医生还必须与其他兄弟科室的医生正确处理同事关系，成为其他医生心目中受尊重、受爱戴的同行。

6. 医生要格外注重诊疗的完全性和彻底性（thorough）。在医生的职业生涯中，任何一个环节的错误都可能会酿成灾难性后果。患者都希望自己的医生没有忽视自己健康的任何一个方面。如果医生对患者比较关注，注重细节，那么患者对医生的信任就会增加。特别是首次医患见面时，如果患者可以得到比较完整的、细致的照顾，以后看病的紧张感就会减少。如果医生拥有以上特质，肯定会为未来建立长期、良好的医患关系打下基础。当然对于拥有这样医生的患者，最终也会更高兴、更健康。而与此同时，当知道对患者提供了帮助，患者病情好转或痊愈等，医生也会从这个过程中得到精神上的回报与满足感。

（三）人道主义

行医是性命攸关的大事……疾病的治疗过程也许可以完全超脱个人感情，但患者的诊治则必须是完全人性化的。在医患之间形成密切的人际关系的重要性不言而喻，因为有相当数量的患者在接受诊断和治疗时直接取决于这种关系……医生的必备素质之一便是对人性的关注，因为诊治患者的秘密就存在于诊治患者的过程中。

——皮博迪·弗兰克 - 威廉姆斯（Peabody FW）

人道主义，泛指一切强调人的价值、维护人的尊严及权利的思潮和理论。人道主义是起源于欧洲文艺复兴时期的一种思想体系，提倡关怀人、爱护人、尊重人，是一种以人为本、以人为中心的世界观。法国大革命时期又把人道主义的内涵具体化为自由、平等和博爱。人道主义应包括尊重、同理心和怜悯。

尊重，是指以尊敬、敬重和维护对方尊严的心态对待他人。在医学上，敬业精神通常被认为是有适当的行为举止、对他人的尊重以及处事的能力。当患者认同医生的行为处事方式和感到医生能尊重患者的时候，患者对该医生会有更大的信任感。尊重特别强调尊敬患者对于自身事务或医疗决策的选择权和自主权。医生必须尊重患者的自主权。医生必须诚实地对待患者并使患者在了解病情的基础上有权对将要接受的治疗作出决定。只要这些决定和伦理规范相符合，并且不会导致要求给予不恰当的治疗，那么患者的这种决定就极为重要。尊重包括对他人的文化、年龄、性别和残疾的感受和反应。这对医生提出了新的要求，因为尊重的表现在不同的文化中差异巨大。无论如何，尊重已成为人道主义的一个基本要素，它标志着对每一个人及其信仰、价值体系的承认。此外，每一位医生还应尊重医疗机构或其他卫生保健机构的同事、学生、制度、体系和工作程序。

同理心（empathy），亦译为"共情"，泛指心理换位、将心比心，亦即设身处地地对他人的情绪和情感的认知性的觉知、把握与理解。主要体现在情绪自控、换位思考、倾听能力以及表达尊重等与情商相关的方面。同理心是一种既能理解他人的观点、内在经验和感情，又不至于过度介入他人情绪的能力。被他人理解是一种基本的人类需求，也是医患关系的支柱，但同理心不仅是理解他人的一种能力，就理解来说，它是指设身处地地以患者的眼光看待世界，同时又不至于丧失自我的角色和责任。而且，同理心要比理解更进一步，同理心是多维度的，包括了通过沟通实现理解的能力。还有学者在同理心的定义中增加了情绪层面，即同理心包括进入或参与他人的经历和感情的能力。作为医生，对患者细微感情的感受，能够理解并敏感地觉察到，这些都非常重要，觉察到以后给予必要的关心，都是富有同理心的表现。还有一个研究发表在 *Academic Medicine* 上，他们发现那些富有同理心的医生，他们的糖尿病患者在血糖的控制上，比那些相对较少同理心医生的患者做得更好。研究表明医生如果对患者的需求有同理心，他们的患者就更有幸福感，觉得更信服，更愿意按照医嘱治疗，当然治疗效果就比较好。所以富有同理心是好医生的一个特质，好医生能够敏锐地感知患者的需要，并给予必要的关心。

怜悯，是指一个人为他人所遭受的苦难或不幸动容并立志于使之解除的一种感情或情绪。在医学上，疾病造成了有待慰藉和帮助的特殊需求，但不需要医生过滥的情绪参与，因为这样做反而会损害对患者的职业责任。

（四）诚信

诚信，是指一方证实其行为的合理性并承担相应责任的程序和过程。诚信水平的多重性包括：对患者的责任，即须履行医患关系规定的社会契约；对同事的责任；对职业的责任，即须遵守医学界享誉多年的规则；对社会的责任，即须解决公众的健康需求。责任是诚信最个人化的行为表现。而在我们关于诚信的定义中，居中心地位的是自律。只有自律才能使医生们保持诚信。自律的范围很广，从专业行为和法律、伦理行为到经济行为都包括在内。鉴于在医学实践中不可避免地会出现利益冲突，在维护职业素养时，这一方面的问题处于日益重要的地位。医院与保险业和制药公司的财务往来越来越多、对成本问题的关注以及医生与实验室和评估机构的关系越来越密切，都使这一问题更加严峻。要完全杜绝利益冲突是不可能的，因此多数组织建议应公开这种关系的存在并通过外部机构加以监督，以确保患者和同事不致产生不必要的疑虑。

除此之外，诚信还应该包括坦率（forthright）。患者希望医生在告知病情的时候，能直接坦率地告诉他们所有的健康信息，而且用通俗的语言而不是用晦涩难懂的医学术语。让患者感觉到他的医生是直截了当地告诉他们事实，这样患者才能对影响他们生活与健康的医疗抉择作出较好的决定。

播客

你这儿有一个小瘤子，我认为是良性的，不需要手术，每几个月做一次检查就行了。

——某内科医生

你这个肿瘤我认为是恶性的，我必须推荐你去看我们医院的外科医生。

——某内科医生

坦率是很重要的一种素质，医生不能绕弯子，或者根本不坦率地告诉患者这是什么。实际上，患者是不喜欢绕弯子的医生的。

（五）利他主义

在医学上，利他主义要求以患者的最佳利益而非医生的利益作为行为的出发点。在行医过程中各类经济往来和组织安排不可避免地会对医生的利他主义构成潜在挑战，所以呼吁医生要把患者的利益置于自我利益之上。

请阅读《医师报》（2018-01-25）文章：《"上班不上微信"是一种专业态度》，谈谈自己如何理解利他主义和患者至上。

2017年美国芝加哥世界医学会大会上，在各专业医学权威的见证下，《日内瓦宣言》（*Declaration of Geneva*）进行了第8次修改。宣言中有这样一句："我将给予我的老师、同事和学生应有的尊重和感激之情。"实际上，希波克拉底在2400年前就说："我会像尊敬自己的父母一样，尊敬我的老师。"医生应当抱着向患者学习的心态去做医生，像尊敬老师一样尊敬患者，因为确实是患者教会我们如何成为医生的，没有他们就没有我们。如果你是一名外科医生，我相信你很可能出过错误，或者由于你的经验不足，导致患者不得不二次推回手术室，甚至患者最终死在手术台上。你可能也会内疚，但是你不应该忘记这个患者，他教会你今后在哪里应该更加注意和小心。所以医生应该抱着"感恩"的心态去看待患者，他们是我们的衣食父母、授业恩师。我国香港、台湾地区医院医务人员在查完房、换完药后，都往往会以一句"谢谢"结束。

因为有患者，才有医生，没有患者，医生就一无所有……

——中国医师协会张雁灵会长

请阅读《医师报》（2017-03-04）文章：《张雁灵：没有患者 医生就一无所有》，谈谈作为一名医生如何理解"我与患者共成长"。

尊重人不仅是尊重患者、家属，还有自己的同事。你需要打交道的人很多，都要保持对他人的尊重。当然，特别是对患者。患者是一个弱者，他来看医生，是希望医生能对待他像一个独特的个体，比较特别的一个人，而不是一个医学问题，或者是就像对待办公室的一个器械那样去对待这个人。因为患者是有情感的，他希望医生能很特殊地对待每个患者，所以我们能够表现出尊重，然后对其特别地照顾，这种感觉对患者很重要，也反映了一个好医生应该拥有的素质。

　　一个医生如果能对患者的疾病状态、健康状态，用一种简单的语言来解释，让患者能听得懂、理解得透彻，这时候患者就感觉到自己被尊重。而有时候患者会有医学术语太复杂，他听不懂，是不是他的文化水平不高，医生会轻视他这样的感觉。如果用一般的街坊语言来解释，患者就理解得好，他也不会有自己文化水平不高的感觉，这也是对患者的一种尊重。

五、沟通艺术与职业素养

　　掌握良好交流沟通艺术是临床行医过程当中的一个非常重要的部分。医生必须拥有非常娴熟的沟通艺术，特别是在说话的语言和倾听别人说话的时候。医生与患者之间的沟通交流及交流艺术显得至关重要，医生所说的语言如果能让患者容易理解，那么那些能够理解他们医生所说的、所建议（医嘱）的患者，更可能承认他们的健康有问题，更能理解他们治疗的可选择的选项，更能摒弃不健康的生活方式，并且更能忠实地按照医生推荐的方法治疗。

　　但是，沟通艺术是不能脱离医生的其他职业素养而存在，否则就是无本之木，无源之水。一定要搞清楚"心"与"术"之间的关系，二者缺一不可。这些年，医疗行业也很重视"临床沟通技巧"的培训，但是收效甚微。这是因为往往关注了形而下的"器"（"术"——技巧），却忽略了形而上的"道"（"心"——自我）。而在本章医生职业素养主题中所提及的"医生职业素养的原则"，就是做好临床沟通的"心"，医生必须透过"技巧"去感受从医者"患者至上"的价值观，去感受从医者"帮助弱者"的人生观，去感觉从医者"敬畏生命"的世界观。

请阅读《光明日报》（2017-07-12）文章：《过度强调"理解"是对职业规范的消解》，谈谈作为如何理解临床沟通与医生职业素养的关系。

（王　岳）

［延伸阅读］

1. Gawande A. 医生的修炼 [M]. 欧冶，译. 杭州：浙江人民出版社，2015.
2. Gawande A. 医生的精进 [M]. 李璐，译. 杭州：浙江人民出版社，2015.
3. Stern D T. 医师职业素养评测 [M]. 邓洪，熊婉，万学红，译. 成都：四川大学出版社，2008.

第2章

医生职业倦怠与积极心理

作为医生，最大的价值在于挽救患者的生命或改善他们的生活质量。在信念上坚信自己工作的意义和价值，在方法上积极灵活地应对挫折，是医生避免职业倦怠、获得职业幸福感的重要途径。

播客

上班累死了

"我是名麻醉科的医生，住处离医院较远，每天必须六点半前出门。八点钟正式开始工作，一天完成两例心脏手术的麻醉，常有虚脱之感，而中途只有一个短暂的午饭时间。每周一到周五，几乎没办法在家吃晚饭。即便是周末，还需在科研基金、SCI 论文上投入一些精力，陪伴家人的时间还真不算多。时间久了，在临床工作中也只'不求有功，但求无过'。"（薄三郎，2014）

一、职业倦怠是怎么回事？

倦怠（burnout）一词最早出现于一本小说中。1960 年，美国作家 Graham Greene 出版了名为《一个倦怠的案例》的小说，书中的主人公是一名事业有成的建筑师，但是当他的事业颇有建树的时候，却突然发现自己无法再从工作中找到意义，内心充满空虚和痛苦，后来主人公不得不放下工作、远走他乡，去非洲重新寻找人生的价值。在这本书中，作者将主人公在工作中的困倦、无力的状态描述为"倦怠"。

后来，心理学家 Herbert Freudenberge 在研究工作人员的心理状态的时候，注意到了一种员工的疲惫、空虚的状态，于是在 1974 年发表了《员工倦怠》这篇文章，首次提出"职业倦怠"这个词。职业倦怠是指对工作出现的一种逐渐耗损的感觉，一种因工作时间过长、工作量过大、工作强度过高所导致的一种精力耗竭、失去成就感和工作热情的状态。对于医生来说，职业倦怠主要体现在以下三个方面：情感耗竭、去人格化沟通及工作成就感低。

情感耗竭是指医生对于工作感到无精打采、疲惫不堪，没有活力和工作热情。有的医生一想到上班就感到心情沮丧、没有希望，甚至对生活也没有热情，这种耗竭感是职业倦怠中最常见的表现。

去人格化沟通是指医生见到患者的时候，缺乏亲切、关怀的态度，也与患者没有情感上的交流，而只是刻板地按章办事，对患者的情绪反应表现出漠不关心的态度，对患者情感需求缺乏回应和人性化的互动。

成就感低是指医生对自己的工作缺乏成就感。尤其是年轻的医生，由于工资较低、工作任务重、人际关系复杂，一旦遇到工作困难或者医疗纠纷，就会感到自己无法胜任工作，或者感到自己的工作没有意义和价值。

职业倦怠在很多助人工作相关的职业中都存在，例如教师、医生、社会工作者、心理治疗师和法律顾问等。一般来说，在六种情况下会出现职业倦怠，分别是工作负荷过大、人际关系问题、控制感过低、报酬过低、受到不公平的对待以及缺乏价值感。

而医生的职业倦怠感也尤为明显。一位医生描述"它是一种无可奈何的心情。不管你愿不愿意，高不高兴，健不健康，你都得咬牙坚持下去，扮演好螺丝钉的角色，一切的规则制定与你无关。"在这种倦怠状态下，很多人可能会进而产生抑郁情绪，甚至产生离职的想法。

二、医生什么情况下会发生职业倦怠呢？

作为一名医务工作者，大多数情况下会感受到来自患者及社会的尊重，但是在一些特定场合下或者社会环境中，会很容易产生职业倦怠感。

1. 工作负荷过大　工作负荷常常是指工作任务本身对体力、精力和时间的需求程度。很多医生每天要接诊大量的患者，有的医生一个上午要完成对几十名患者的问诊、检查和拟定治疗方案等工作，甚至都没有上厕所和吃午饭的时间。还有的医生会连台做手术，将近 24 小时无法睡眠和正常饮食，这种超负荷的工作量常常会导致体力和精力的严重耗竭，有的医生甚至出现晕倒在手术室里的情况。如果这种过大的工作负荷长期存在，就很容易出现情绪低落、心情疲惫、情感耗竭。2015 年中国医师协会发布的《中国医师执业状况白皮书》显示 76% 的医生认为工作量特别大。这一现实是造成医护人员职业倦怠的最直接因素。

2. 人际压力过重　医生在工作场所的人际交往对象主要是患者，还有患者家属、同事、领导等相关人员。如果在工作中感到的人际压力过大，常常会影响医生的工作热情，而现在医生普遍感受到患者有时对医生的期望值过高，从而产生较多的医疗纠纷，甚至发生伤医等事件。此外，医生在工作绩效评估、职称晋升等方面也会面临大量的竞争压力。这些来自于患者和社会的人际压力都对医生的工作热情和职业成就感造成较大的打击，容易形成职业倦怠感。

3. 情绪调节不良　G. Näring 等人的研究表明，除了一般的工作压力源以外，工作所需的情绪调节也是影响职业倦怠的重要因素。对于医生来说，不仅需要体力方面的付出，还有情感方面的付出，也就是说医生在面对患者时需要尽可能地展现愉快、亲切等积极情绪，而压抑自己的疲劳、焦虑、淡漠等负性情绪，而这种压抑负面情绪的行为会导致情绪耗竭和去人性化的沟通行为。

4. 个性因素　众所周知，尽管医院的工作负荷较大，人际关系也较为紧张，但是并不是每个人都出现职业倦怠。那么什么样的医生容易出现职业倦怠呢？人们发现，那些低坚韧性、外控倾向、低自尊、回避型的人更容易出现职业倦怠。

低坚韧性是指对于日常生活的自主性较低，对自己的生活、工作缺乏控制感，也对变化持保守的态度。这样的人常会在职业生涯中出现情感耗竭，其原因可能在于医院的工作内容繁杂、变化较多，而坚韧性较低的医生无法适应这样的工作，耗费了大量的精力和情感。

外控倾向是指总是把事情的结果归因于外部原因。这样的人在获得职业成就的时候会认为是运气或者贵人相助，而不认为是自己的努力或实力；而当工作中出现问题的时候，也倾向于认为是外因导致的，因此自己是无能为力的，无法改变现状的，所以容易出现无助感和无望感，从而也容易出现职业倦怠。

低自尊的人主要是对自己的看法比较消极，常常会在压力和冲突面前倾向于自我否定和自我贬抑，也容易产生自我价值低的感受。在一些医患冲突中，医生若感到自尊受到威胁或者影响，也会出现低自尊的感受，甚至对自我职业的尊严感和价值感也产生质疑。

那些倾向于使用回避的、防御的策略来应对压力的医生也更容易出现职业倦怠。也就是说，当发生了人际冲突的时候，有的医生倾向于采用躲避对方、回避交流的方式去应对冲突，如有的医生在跟患者发生意见分歧的时候，不是采用积极交流、澄清误解的方式，而是采用避而不见、装作没有发生任何事情的态度，其结果可能越发激化了矛盾，从而造成更严重的人际冲突。而这种严重的人际冲突，反过来会加重医生对于人际矛盾的恐惧和回避，进而影响了自身的职业自豪感和价值感，形成职业倦怠。

三、医生可以做些什么来避免职业倦怠感？

1. 保证充足的睡眠时间和锻炼　人们发现，每天睡眠大于 7 小时的医生会有较低的职业倦怠感，同时每周至少有一次锻炼机会的医生的职业倦怠感也明显低于从不锻炼的医生。这些结果表明，作为医生，如果能从自身保健的角度合理安排自己的睡眠，并且根据自己的情况增加身体锻炼的次数，则可能会有效避免自己产生职业倦怠的感觉。有的医生觉得自己睡眠时间少、没时间锻炼是因为工作忙，但是认真思考一下，其实多半是自己对睡眠和锻炼的重要性认识不足。美国前总统奥巴马经常会晒出自己早晨健身的照片，就是在向世人表明自己对身体锻炼的重视和毅力，一位国家总统的工作任务之繁重是众所周知的，但也能挤出时间锻炼。因此，对于医生来讲，养成健康睡眠和适时锻炼的习惯也是可以做到的。

2. 合理安排工作时间　一般每周工作大于 70 小时的医生的职业倦怠感最高，这也就意味着，每天工作大于 10 小时的医生非常容易发生职业倦怠，尤其是情感耗竭和去人性化。因此，作为医生，应该有意识地将工作时间安排在合理范围，可以适当地加班，保证每周工作时间在 40～60 小时，但是不能无限透支体力和精力。

3. 提升自身应对压力的能力　在医生职业倦怠的影响因素研究中，人们发现那些心理弹性水平较高的人，应对职业压力的能力强，职业倦怠的发生率也低。心理弹性是指遇到挫折和创伤性事件后的自我复原能力。高心理弹性的医生，更容易适应工作任务，在应激和负性事件发生时能够成功应对、及时恢复并维持正常的功能。而通过自我应对方式的反思和改进，不断提升自身的修养和健全人格，以及寻求专业的心理服务和指导，都有利于提升自己的心理弹性水平，有利于应对职业挫折与突发事件，以避免职业倦怠的发生。

此外，改善自己的应对方式也是非常重要的。应对方式是指人们在出现压力事件的时候采用的行为方式，一般分为积极应对和消极应对。积极应对是指能够采取主动的、解决问题的态度去面对困难，同时又能够积极争取多种资源来解决问题。消极应对一般是指采取防御、回避问题的态度去面对困难，同时不会主动地争取资源和支持。一般来说，采取积极应对方式的人更能够应对职业中的压力、避免出现职业倦怠。因此，作为医生，也可以尝试改善一下自己的应对方式。

4. 面对冲突时善用沟通技术　在中国当今的医疗环境下，经常会因为信息不对称、患者医疗知识缺乏等原因发生一些医患误解。如果医生不注重与患者有效交流，即使医生觉得自己完全是出于对患者的好意而做的决定，仍无法取得患者的信任，甚至可能会激化矛盾，造成医患关系紧张。例如，有位医生给患者开了某种药物，但是药房没有药了，就换了一种疗效相当的药物，可是患者看到药名换了，就认为医生是工作失误，要求医生给予赔偿。而医生觉得自己并没有做错什么，因此就拒不解释，以至于患者更生气，转而投诉医生。

在这种情况下，医生也要反思一下在什么情境下会造成自己的工作不被理解，其原因，也许就是医生没有先站在患者的角度去理解一下，患者为什么不高兴了？这种站在他人角度思考问题的能力，就是人际交往能力中的一个核心的因素，也就是共情能力。

共情，也称为同理心、感同身受，主要是指理解他人和分享他人情感的能力。若医生能够及时站在患者角度来看待问题，就能够充分理解患者的想法和感受，也就容易进行沟通和交流。此外，共情不仅意味着医生要能够理解患者，还意味着医生要有摆脱自我中心的想法、愿意聆听和体会患者情感的真诚态度。在这种情况下，医生更容易与患者建立融洽、相互信任的人际关系，也更容易保持对工作的热情。共情不仅能够帮助医生维护良好人际关系，还能够促进其职业倦怠缓解。有研究显示，缺少共情能力的医护人员更容易表现出倦怠行为，比如回避交流或敷衍了事。共情能力较高的医护人员，则具有较好的职业适应性。

四、工作会给医生带来好的体验吗？

尽管在医疗行业中的人们普遍会认为压力大、人际关系复杂，很多人不同程度上会出现职业倦怠，但是大部分医生还是能安心工作、兢兢业业地为患者服务。那么，究竟医疗工作能带给这些医生哪些良好的体验？以至于医生们甘愿承担巨大的工作压力而乐此不疲呢？

美国心理学家 Csikszentmihalyi 曾经为了调查人们乐于从事某种工作而不厌倦的原因而访谈了不同职业的人群，如国际象棋选手、艺术家、攀岩爱好者、作曲家和运动员等。这些受访者称他们会在工作中体验到一种愉快的感受，这种体验常发生在他们专注于自己的工作的时候，是一种如同"水流"一般的舒适感受，Csikszentmihalyi 称这种情绪体验为"沉浸体验"或"心流体验"（flow experience）。在这种体验过程的强化作用下，人们会更加专注地进行工作，并且享受到持续工作的乐趣。

近年来，随着积极心理学的不断深入，研究者发现沉浸体验是获得职业幸福感的一种重要的心理资本，因此，人们也开始关注医护人员在工作中是否会出现沉浸体验。

医生在工作中的沉浸体验主要有 3 个基本的特征，分别是：专注、享受和内部动机。

专注指一种全神贯注的状态，主要体现在完全专注于工作，会忽视身边的其他事物，并感到时间过得很快。当医生在做手术的时候会经常出现此类感受。

享受是指医生在工作中感到快乐，对于艰苦的体力和脑力付出并不觉得辛苦，反而感到自己的工作有成就感和价值感，对自己的工作过程也是一种积极的体验。

内部动机指从工作中得到的愉悦体验会驱使医生对工作产生持久的兴趣和动力。内部动机是相对于外部动机而言，外部动机是指金钱、名声、地位等外部利益对行为的影响。一般来说，如果医生从工作本身得到了乐趣，会产生参与工作的内部动机，而这种内部动机所唤起的工作参与程度要比金钱、名声等外部动机唤起的职业行为更持久。

五、什么情况下医生会产生沉浸体验？

一般来说，沉浸体验通常发生在高技能和高挑战的平衡状态，也就是说，当医生在诊断、手术等医疗过程中需要运用高水平的知识和技能的时候，或者患者正处于急救、手术或者疑难杂症有待诊断的时候，医生最容易产生沉浸体验。

这似乎也能解释为什么很多年长的医生更愿意做一些高难度的复杂手术或者诊治疑难杂症。对于这些高年资的医生来说，他们基本已经掌握了高水平的知识和技能，而这种内在高技能只有与外在的高水平挑战相匹配时，才会产生令人愉悦的沉浸体验。若医生技能较高而外在挑战水平较低时则不容易产生沉浸体验，反而会产生无聊、厌倦的感受。因此，对于技能水平较高的医生，最好能够匹配相应挑战水平的工作。

不过，当医生的技能水平较低而挑战水平高时，医生不但不容易产生沉浸感，反而会产生更多的焦虑情绪。因此，这时候医生可能会去努力学习，以提升自己的技能水平。而对于技能水平较低的医生，如果从事的工作挑战水平也较低，则也不太容易产生沉浸体验，反而可能会感到缺乏热情，没有成就感。对于这种情况，适度提升工作的挑战性对于唤起医生的兴趣和提升自我的动力则很有帮助。

六、医生如何提升职业满意度?

关于如何提升医生的职业满意度的问题,人们很容易想到的是医疗政策、医院管理或者是社会舆论的责任。固然外在环境很重要,但是作为医生本人,如何在当前社会环境中经过自我的调节来获得职业满意感,甚至是生活幸福感,却是需要身体力行的。因为只想依靠环境改变而改善自己处境的想法,就暗含着一种信念,即"我的幸福是由别人来决定的"。而这种信念会带来一种消极、回避的行为方式,以至于医生没有办法自主地去寻求幸福和快乐。因此,这里所讨论的是医生如何从自身的角度出发,身体力行地去尝试一些改变、坚守一些信念并且调整一些生活方式,以寻找自己向往的或者渴望的幸福生活。

1. 坚守"医者仁心、悬壶济世"的职业使命感　自古以来,医生行业就被社会尊崇为"悬壶济世"的行业,以称颂医者救人于病痛的高尚之举。现实生活中,虽然近年来,医生行业面临工资较低、压力巨大、个人生活空间严重压缩、缺乏支持等问题,甚至各种社会原因导致的医患矛盾问题,这些都可能动摇医生的职业成就感。殊不知,多少生命因为医生的救助而得以存留,多少家庭因为医生的帮助而重归团聚,多少疾病的流行因为医生的英勇奋战而得到遏制。

因此,医生理应为自己的崇高工作而感到自豪,并且用心履行自己的职业承诺。有的医护人员上班的时候,累得快站不住了,但是来了需抢救的患者,照样能跑起来;有的医生多年没有与家人吃顿年夜饭;还有的医生看到经济困难的患者,悄无声息地帮忙垫付医疗费……这些医护人员的所为,都是在体现着医者仁心的责任心和使命感。而作为医生,对自己的使命感和工作的价值认同越多,就越能克服工作中的重重困难,体会到自己的职业幸福。

2. 保持积极的心态　积极的心态是指面对困难和挫折的时候能从积极的角度去思考问题,同时保持心情的平静和开放。这种心态在当下的医疗环境中尤为重要。很多医生面对频发的医疗纠纷、较差的医疗环境时,不免灰心丧气、消极对待,甚至出现心身疾病或者离开本职工作。与之相反的是,积极心态的医生不因政策或者环境问题而自怨自艾、怨天尤人,不因患者的一时误解而悲愤不已、自我贬抑,也不因某些非法分子的恶意闹事而退缩回避,而是能够继续坚守岗位、理性地看待工作中发生的事件,或者通过建设性的、积极的方式去消除误解、化解矛盾,及时地处理工作中的各种问题,这样才有可能最终解决冲突、保证工作的顺畅进行,并且创造出利于医生工作的良好环境。

3. 争取更多的工作掌控机会和自主性　当医生感到工作中的掌控感和自主性越高的时候,工作的满意程度也越多。对于医生来说,一般都是需要独立运用个人的医疗知识和技能去工作,所以大多数时候会有较好的掌控感。不过,由于医疗管理制度的限制很多医生感到在工作中常常受到制约,如对于值班制度、薪酬制度、晋升制度等都缺乏掌控感和一定的自主性,很多医生会因此而产生失望、不满的情绪。但是,也有医生群体敢于从工作中提出自己的看法,不断争取医生自身的权利和建设良好工作环境的机会。如有的医生会积极开展医疗环境的调研,与社会媒体和患者建立良好的互动关系,积极参与医院管理制度的改良等。这些为争取工作掌控感而做出的努力,也会反过来增强医生参与医院管理、参与整个医疗服务工作的积极性和满意感。

4. 通过自身的贡献促进医疗质量的提升　当医生感到自身的努力能够提升医疗服务质量的时候,也会有很高的工作满意度。医生自愿花费很多时间和精力去提升自己的业务水平、科研能力,通过自身的努力治疗患者的疾病、改善患者的健康,甚至为促进整个社会民众的健康做出贡献。每当此时,很多医生的工作成就感会油然而生,体会到职业所带来的幸福和快乐。

5. 丰富自己的休闲体验　休闲体验是指在工作之外的放松类活动,如购物、打牌、朋友聚会、度假、看电影等各种休闲活动。这类活动的最大好处是可以让医生从紧张的工作中放松下来，同时也可以在朋友交往、亲人聚会的过程中宣泄自己的人际压力、获得人际支持。虽然医生的工作很忙，但是越是工作繁忙的时候，越是要重视休闲体验的培养。已有研究显示，休闲体验较多的医护人员，职业倦怠感普遍较低，职业满意度也相对较高。因此，作为医生，要了解休闲体验对自己的身心健康的重要性，不仅要把休闲活动当作一种生活的调剂，而且要当作保持身心健康的必要环节。张弛有度的生活是医生获得职业幸福感的重要前提。

七、总结

医生的职业倦怠感是一个较为普遍的问题，不仅中国医生存在这个现象，其他国家的医生的职业倦怠也较为普遍，其原因主要在于医疗工作负荷过大、人际关系较为复杂。对于中国医生来说，当出现工作中控制感过低、报酬不高、受到不公平的对待以及缺乏价值感等情况的时候，职业倦怠现象会更容易出现。不过，鉴于很多医生在众多压力下仍能够坚守工作岗位、出色地完成医疗工作，并且也能享受到生活的愉快感和幸福感，我们还是应当积极寻求让医生能够避免职业倦怠、享受职业乐趣并且获得职业幸福感的方法。这一点对于每一位医生个体来说尤为重要，因为幸福是掌握在每个人自己的手里面的，只有相信自己的努力能够有效地改变环境或者心境，才有可能让改变真正发生，也才能最终获得职业幸福感。

（官锐园）

[延伸阅读]

1. 契克森米哈赖 . 心流：最优体验心理学 [M]. 张定绮，译 . 北京：中信出版社，2018.
2. 塞利格曼 . 活出最乐观的自己 [M]. 洪兰，译 . 沈阳：万卷出版公司，2010.
3. 塞利格曼 . 认识自己 接纳自己 [M]. 任俊，译 . 沈阳：万卷出版公司，2010.

第3章

医生与患者交往中的基本礼仪

加利福尼亚大学的一项研究表明，个人行为给人的印象中只有 7% 取决于语言沟通，38% 取决于音质，而高达 55% 的因素是行为礼仪。医务人员的基本礼仪更是建立良好医患关系的基础。

中国素来是礼仪之邦，儒家学派创始人孔子教导众人：非礼勿视，非礼勿听，非礼勿言，非礼勿动。这句话的意思，人们早已烂熟于心，不符合礼教的，不能看、不能听、不能说、不能做。"礼"早已成为中华文明的本质内涵与标志。

礼仪是人类为维系社会正常生活而要求人们共同遵守的最起码的行为规范，它在人们的长期共同生活和相互交往中逐渐形成，并且以风俗、习惯和传统等方式固定下来。对一个人来说，礼仪是一个人的思想道德水平、文化修养、交际能力的外在表现，对一个社会来说，礼仪是一个国家社会文明程度、道德风尚和生活习惯的反映。

礼仪作为人际交往的重要行为规范，不能凭空臆造，也不能随心所欲，尤其对于在工作中的职业礼仪更应了解和尊重。

职业礼仪是从业人员最基本的职业素养，是基于提升从业人员的职业形象，为督促其熟练运用人际交往技巧，完善其综合素质，增强其工作能力，提高其工作效率应当遵循的原则。当前医患关系紧张、医患之间缺乏信任，医务人员重视自身礼仪，提升个人职业素养，是建立良好医患关系、取得患者信任的关键。

医务人员良好的职业礼仪需要从仪容仪表、言谈举止、谈话语气等方面加以关注，同时还要注意诸多细节问题。

播客

医生的形象

"张主任，很多患者称赞您耐心细致、举止优雅，您是如何一直保持的？"

"在我还是一名青年医师时，有过一次非常尴尬的经历。有一位患者到医院的医患关系办公室投诉我头皮屑过多，形象拖沓，因此质疑我医疗技术水平，让我幡然醒悟，医务人员的技术水平固然重要，但形象气质是与患者建立良好医患关系的基础，是取得患者信任的关键问题之一。从那时候开始我就很注意形象气质、举止仪表，如今果然受益匪浅。"

——张晓光　某三甲医院骨科副主任医师

一、仪容仪表是建立互信医患关系的基础

生活中人们的仪容仪表非常重要，它能够反映一个人的精神状态和礼仪素养，是人们交往中的名片。有些人气质优雅，但大多不是与生俱来，更重要的是通过不断学习，通过化妆修

饰、发式造型、着装佩饰等手段，弥补和掩盖在容貌、形体等方面的不足，并在视觉上把自身较美的方面展露、衬托和强调出来。

成功的仪表修饰一般应遵循以下的原则：①适体性原则，要求仪表修饰与个体自身的性别、年龄、容貌、肤色、身材、体型、个性、气质及职业身份等相适宜；②协调性原则，要求仪容仪表因时间、地点、场合的变化而相应变化，使仪表与时间、环境氛围、特定场合相协调；③整体性原则，要求仪表修饰先着眼于人的整体，再考虑各个局部的修饰，促成修饰与人自身的诸多因素之间协调一致，使之浑然一体，营造出整体风采；适度性原则，要求仪表修饰无论是修饰程度，还是在饰品数量和修饰技巧上，都应把握分寸，自然适度。

医务人员要给患者留下良好的第一印象，取得患者的信任，从而顺利地展开治疗，良好的仪容仪表是关键所在。仪容即容貌，保持清洁是最基本、最简单、最普遍的要求。仪表即服饰、打扮、姿态等，是一个人个人修养和性格内涵的外在表现。医务人员仪容仪表的基本要求是美观、整洁、卫生、简单和得体。医务人员干净整洁得体的外表是送给患者的第一份礼物，是尊重职业、尊重患者的表现。

（一）注意个人卫生，在工作当中应当做到整洁大方

医疗工作不仅负荷较重，而且要求严格，导致来自多方面的压力较大。医务人员被忙碌的工作困扰，难免会忽略一些细枝末节的问题，比如在连续的夜班、繁忙的工作之余，个人卫生问题就有可能被忽略。但清洁卫生是职业礼仪的关键。一名医务人员，即使长相英俊、学识渊博、技术高超，但若满脸污垢、浑身异味，必然会破坏其给人的整体印象。因此讲究个人卫生，培养良好的卫生习惯，在工作岗位上有良好的精神状态是基本的职业要求，是患者信任的基础，也是对患者的爱护与尊重。

医务人员因职业的特殊性，应当较常人更加注意个人卫生。勤洗澡，勤刷牙，衣领衣袖应干净，指甲应及时修剪，不留长指甲，不涂抹鲜艳的指甲油，保持整洁大方的工作状态。

（二）发型发式的要求

发型是仪容极为重要的组成部分，头发清洁，发型得体是基本要求。整洁大方的发式会给人留下神清气爽的美感。选择发型要考虑自己的年龄、性别、职业、性格、爱好和脸型特点等。医务人员要根据职业特点选择合适的发型，头发要适时梳理、经常清洗，保持头发的干净、卫生，不能有明显的头皮屑，不能有异味，不能有过于夸张的发色、发式。男士要求头发干净整洁，不宜过长，不宜剃光头，头发前部不要遮住眉毛，侧部头发不要盖住耳朵。女士留长发时应适当束发或盘发，以不影响工作为宜，戴帽时应把头发盘于脑后并罩住，发髻高低适中，发式素雅、端庄，前额刘海不遮眉眼，不使用过于鲜艳的发饰。

📺 播客

张大爷的担忧

一位张姓老者，清晨八点就到医患办投诉说："你们昨晚值班的医生实在让人不敢恭维，态度还好，但还是让人无法信任，我要求换个医生重新给我诊疗！"当医患办找到专家重新为老人诊疗后发现前一天医生的诊断治疗都完全符合诊疗常规。那究竟老人家为什么不信任前一天接诊的医生呢？

老人家推心置腹道："那位男医生头发留得太长了，根本不像医生，简直就像个社会上的闲杂人员。您说他给我的诊断我能相信吗？"我们不能责怪这位老人家以貌取人，医务人员的形象确实是其留给患者重要的第一印象，是获得患者信任的基础。

（三）面容要求

医务人员要注意面部清洁和适当修饰。健康、积极、自然的淡妆，会给患者以美的感受，增进患者的亲近和信任感。

面部要求包括及时清除眼睛的分泌物，戴眼镜的职工应随时对眼镜进行揩拭和清洗，保持眼部清洁；经常清洗耳部，注意清除耳垢，避免当众掏耳。注意保持鼻腔清洁，不要在公众场合擤鼻涕、挖鼻孔。保持牙齿洁白、口腔无味等。不得有多数耳钉、舌钉、唇钉等不符合职业特征的装饰。皮肤不宜文身，至少不应将纹身显露在外。

女士上班应当化淡妆，不宜浓妆艳抹。上班时间不应佩戴耳环、手镯等影响正常工作或不适宜的饰物。尤其在特殊岗位，如手术室、抢救室，不宜佩戴任何饰件。男士应剃净胡须或保持胡须整洁，并注意诸如鼻毛等细节问题。

（四）服装服饰的要求

仪表就是指人的外表，包括穿着打扮，姿态风度等。人们会用"仪表不凡""仪表堂堂"来夸赞一个人外表端正，举止大方。作为医务人员，庄重的仪表很重要的一点就是关于服装服饰的要求。

医务人员在岗期间，必须按规定统一着装。根据不同的岗位穿戴相应的制服。醒目的制服不仅是对患者的尊重，也便于相互辨认和交流。

制服一般都有既定的款式和固定的搭配，在穿着时要注意整齐、清洁、大方、规范。穿制服要佩戴工牌，这样可使医务人员更积极主动地为患者服务，认真约束自己的言行，同时也便于患者辨认。

医务人员穿着的制服，应当保持清洁、平整，衣扣要扣齐（不可粘胶布、别大头针），衣领、腰带、袖口、衣边平伏整齐。同时要求工服穿着适体，无血渍、油渍、尘污等。要求内衣不外露，裤脚略低于鞋跟，裙子长度不超过工作服下摆 5 厘米等。

对于医务人员的穿着还有一些细节的要求，比如：制服内不应穿帽衫，更不可把帽衫的帽子翻到制服的领子外面，否则会给患者不够职业和庄重的感觉；男同志不宜穿短裤上班。医务人员穿着中应注意腿脚修饰，工作时间不允许赤脚穿鞋，不穿露出脚趾或脚后跟的凉鞋或拖鞋，不穿高跟鞋、响底鞋，护士应统一穿工作鞋，戴护士帽。离开工作岗位后，不穿岗位服装去食堂就餐、外出办事等。

请阅读微信公众号《健康报文化频道》（2015-08-18）文章：《鲍日新：医务人员，你的"礼"到了吗？》，谈谈日常工作中如何做到礼仪待人。

二、医务人员应当有恰当的仪态与举止

哲学家培根说："相貌的美高于色泽的美，而秀雅合适动作的美又高于相貌的美。这是美的精华。"

艺术家达·芬奇说："从仪态知觉人的内心世界，把握人的本来面目，往往具有相当的准确性和可靠性。"

在人际交往中，优雅的仪态可以表现出良好的礼仪修养，是良好沟通的基础，是人际交往的"通行证"。仪态，是人际交往过程中所表现出的表情、姿态、举止和动作等。仪态是一种不说话的"语言"，可以反映出一个人的品质、修养、学问。在医患沟通过程中，医务人员有恰当的仪态举止，有助于树立良好的自我形象，得到患者由衷的尊重和信任。

（一）体态语言

体态语言是人们运用身体姿态传递信息的一种方式，包括眼神、表情、手势等很多方面。医务人员应当注重医患沟通中的体态语言。一个鼓励的眼神、一个温柔的微笑、一个亲切的手势，瞬间就会拉近彼此之间的距离，缓解患者的紧张情绪。而医务人员如果在医患沟通过程中表现出神情傲慢、漫不经心，就可能会伤害患者的自尊，使患者心情压抑或者过于拘谨，导致沟通不畅。

博客

目光的交流

"您说大夫没看您一眼就为您开具了处方，您觉得看您一眼很重要吗？"

"当然很重要。我耐心等待了 3 个小时终于见到了医生。但他一直看着他面前的电脑显示器，不仅没有给我做身体检查，而且都没正眼看我。给患者看病难道不需要看看患者的脸色、状态，才能准确地给出治疗方案吗？我真的没法相信这位医生会给出正确的诊断！"

——刘玲玲　一名内分泌科患者

1. 眼神交流的礼仪　眼睛是心灵的窗户，最能有效地传递和表达情意。医务人员在医患沟通中，眼神运用一定要符合礼仪规范。眼神运用不当，会被患方视为无礼，给人留下不良印象，影响甚至破坏沟通效果。

（1）对眼神交流的基本要求：医患沟通过程中，医务人员要关注患者的情绪。在眼神交流中，首先应当做到尊重对方。医务人员在内心深处能够尊重患者，目光才会亲切友好。其次，要学会稳住目光。与患方沟通交流过程中，不要肆无忌惮地上下打量对方或者眼珠不停地乱转。上下打量意味着挑剔和审视，会让对方反感甚至产生对立情绪。眼珠不停乱转会让对方感觉缺乏诚意或者试图掩盖某种事实。第三，目光与表情以及正在表达的内容应当统一。比如安抚患者紧张情绪时，语言要亲切，眼神要温柔，而在阐述手术可能发生的风险时，表情应略显严肃，眼神应充满鼓励。

（2）不同民族对眼神的礼仪要求：世界各族民众，往往用特定眼神来表示一定的礼节或礼貌。地方不同，民族不同，注视的礼节和要求也不尽相同。

注视礼：阿拉伯人在倾听尊长或宾朋谈话时，两眼总要直直地注视着对方，以示敬重。日本人相谈时，往往恭恭敬敬地注视着对方的颈部，以示礼貌。

远视礼：南美洲的一些印第安人，当同亲友或贵客谈话时，目光总要向着远方，似东张西望状。如果对三位以上的亲朋讲话，则要背向听众，看着远方，以示尊敬之礼。

眯目礼：在波兰的亚斯沃等地区，当已婚女子同丈夫的兄长相谈时，女方总要始终眯着双眼，以示谦恭之礼。

眨眼礼：安哥拉的基母崩杜人，当贵宾光临时，总要不断地眨着左眼，以示欢迎之礼。来宾则要眨着右眼，以表答礼。

挤眼礼：澳大利亚人路遇熟人时，除说"Hello"或"Hi"以示礼遇之外，有时要行挤眼礼，即挤一下左眼，以示礼节性招呼。

（3）对注视部位的礼仪要求：世界各地，眼神礼仪、注视部位的习惯差别很大。因此，医务人员应当熟知，按照中国的礼仪习惯，与患者沟通交流过程中应当注视何种部位。

第一，公务注视：一般用于商务谈判、布置任务等比较严肃的场合，注视的位置在对方的双眼与额头之间的三角区域。医务人员在与患者谈论比较严肃的事情时可以使用公务注视。公务注视对方的时间，应为整个交谈时间的 1/3～2/3，这能够友好地表达自己对对方的尊重。但如果超出 2/3，即不论对方说什么，你都直直地盯着对方看，势必会形成"逼视"，具有不友好之嫌。相反，如果注视时间少于 1/3，对方也会明显感到你对他的话语不感兴趣，从而不利于公务开展。

第二，社交注视：在一般的社交场合，比如医务人员在和患者平等地交流时，就应当使用社交注视。如果眼神使用不当，长时间盯着对方看难免尴尬，正确的眼神礼仪是：眼睛看对方眼睛到嘴巴的"三角区"，标准注视时间是交谈时间的 30%～60%，这是恰当的"社交注视"。医务人员应当灵活运用眼神，采用友善的目光，有目光的对视，但注视一两秒钟后，自然地闪开，然后交谈过程中再对视。既能够让对方感受到医务人员对患者的重视和尊重，又不至于因为眼神过于专注引发对方不适。

第三，亲密注视：一般在亲人之间、恋人之间、家庭成员等亲近人员之间使用，注视的位置在对方的双眼、双唇和胸部等比较敏感的位置。比如四目相对，含情脉脉的时候，长时间凝视，更能表达亲密的情感。因此，亲密注视绝不可运用于医患沟通之中，医务人员在与患方沟通时切不可凝视患者的敏感部位，避免被患方误解。

（4）眼神交流的角度

第一，正视对方：在注视他人的时候，与之正面相向，同时还须将身体前部朝向对方。正视对方是交往中的一种基本礼貌，其含义表示重视对方。因此，医务人员在与患者谈话时，应注意正视的同时身体略微朝向对方以示重视。

第二，平视对方：在注视他人的时候，目光与对方相比处于相似的高度。在医务人员与患者沟通与交流过程中平视患方可以表现出双方地位平等和不卑不亢的精神面貌。

第三，仰视对方：在注视他人的时候，本人所处的位置比对方低，就需要抬头向上仰望对方。在仰视对方的状况下，往往可以给对方留下信任、重视的感觉。

第四，俯视对方：在注视他人时居高临下，让对方感觉到不适及压力。医务人员切忌俯视患者。对于卧床患者，医务人员在查房及诊疗过程中，应当屈身与患者保持同样高度，或者坐在病床旁，在同等高度平视对方，避免给患者带来心理不适。

（5）避免两种错误的眼神：医务人员与患者交流过程当中，相互第一个接触就是通过眼神。正确地运用眼神会让医患关系和谐顺畅，否则就会适得其反。

第一，避免"盯视"：正确的眼神运用是直视对方，但不能总盯着对方。盯视，常常传递着一种不礼貌的语言。如果死死地盯视一个人，特别是盯视他的眼睛，不管有意无意，都显示着一种非礼，对方会感到不舒服，像是你在打他的什么主意。因为，人们在盯视对方时，自己内心肯定会有心理活动，而对方也会有较强烈的心理反应。盯视，在某些特定场合，是作为心理战的招数使用的。医患双方是平等友善的关系，不需要心理战，如果医务人员直勾勾地盯视，便容易造成误会，让对方有受到侮辱甚至挑衅的感觉。

第二，避免"睨视"："睨视"，反映出的并不是太友好的语言，它除了给人有睥睨与傲视的感觉外，至少也是一种漠然的姿态。眼睛的语言，其实透露着一个人的品质与修养。在与患方沟通过程中，即使遇到沟通不畅的情况，对患方心存不满，医务人员也要注意保持良好的职业操守，不要对患方使用鄙夷或不屑一顾的眼神，避免矛盾产生。

2. 微笑的礼仪　笑是一种心理状态的表达，一般情况下笑更多地用来表达喜悦和快乐。心理学认为，笑是人类间最古老的交流方式之一。而微笑是现代社会人际交往中最重要也是最基本的礼仪。

微笑不仅在外观上给人美的感受，而且能够带给人们愉快的信息和友善的情感，有效地减少医患之间的陌生感。微笑是医务人员最基本的礼仪要求和一种基本职业修养。

（1）微笑的作用：微笑是一种令人愉悦的表情，它可以缩短人与人之间的心理距离，为深入沟通与交往创造温馨和谐的氛围。因此有人把微笑比作人际交往的润滑剂。在笑容中，微笑最自然大方，最真诚友善。世界各民族普遍认同微笑是基本笑容或常规表情。在人际交往中，保持微笑，至少有以下几个方面的作用。

第一，表现心境良好。面露平和欢愉的微笑，说明心情愉快，充实满足，乐观向上，善待人生，这样的人才会产生吸引别人的魅力。医务人员的微笑会带给患者正面情绪，促使其正确看待疾病，共同抵抗疾病。

第二，表现充满自信。面带微笑，表明对自己的能力有充分的信心，以不卑不亢的态度与人交往，使人产生信任感，容易被别人真正地接受。医患沟通过程中，医务人员自信的微笑，会让患者对治疗放松心态，充满信任。

第三，表现真诚友善。微笑反映自己心底坦荡，善良友好，待人真心实意，而非虚情假意，使人在与其交往中自然放松，不知不觉地缩短了心理距离。医务人员在与患者沟通中保持真诚的微笑，会让患者感受到医务人员真挚的关心和爱护，彼此之间会配合更默契。

第四，表现乐业敬业。工作岗位上保持微笑，说明热爱本职工作，乐于恪尽职守。如在服务岗位，微笑更是可以创造一种和谐融洽的气氛，让服务对象倍感愉快和温暖。

真正的微笑应发自内心，由内而外。毫无矫揉造作的微笑才有感染力。

（2）医患沟通中如何运用微笑礼仪

第一，微笑应当规范得体。虽然微笑是人际交往中最有吸引力、最有价值的表情，但也不能随心所欲。应综合考虑自身所处环境、面对的对象、正在谈话的内容等，自然大方，规范得体地露出笑容。尤其是医务人员在与患方交流时，一定要考虑患者的病情、患者的心情、患者面临的困难与处境，如果患者病情危重，或者治疗预后会不理想，这时最好收起笑容，体谅患者的心情与感受，用自己的关切与爱护同患者产生感同身受的共鸣。因此，医务人员的微笑礼仪与其他行业不同，有更高的要求。我们用微笑取得患者信任，用微笑鼓励患者战胜疾病，更要设身处地为患方着想，当笑则笑，不要让不恰当的微笑引发尴尬或者不满。因此，微笑要得体、适度，才能充分表达友善、真诚、关心、爱护、鼓励、融洽等美好的情感。

播客

我喜欢的护士姐姐

"我特别喜欢这位爱笑的护士姐姐，每次她来给我打针，只要看到她甜美的笑脸，温柔的语言，我觉得打针一点都不疼！我害怕那位严肃的护士阿姨，她其实也挺好的，就是从来不对我们笑，像老师一样命令我，我就觉得特别紧张……"

儿科患者　田妞妞　7岁

第二，学会主动微笑。微笑是一种习惯，是一种心态，是一种胸怀，更是一种积极主动的人生态度。医务人员在与患者交流询问病情时，面对忧心忡忡的患者，能主动露出一个热情温暖的微笑，就会创造一种和谐友好的氛围，在沟通中亦会占据主动。而且，还要记住一点，如果对方首先给我们一个礼貌的微笑，我们必须马上还以一个真诚的微笑。

第三，学会控制微笑的时间。微笑固然重要，可以表达亲切友好的感情，缩短彼此的距离，但不可一味地笑。微笑时间过长，会让对方感觉不适，会给人傻笑的感觉，反而达不到微笑的目的。因此要恰当控制微笑时间，在沟通中灵活运用微笑。

第四，注意微笑场合。医患沟通中，微笑虽然是打开心灵之门的金钥匙，但在具体运用时，必须注意沟通的场合和患者的具体情况。患者来到医院，大都存在不同的痛苦。在气氛庄严的场所面对患者，当患者满面哀愁时、患者有某种的生理缺陷时，或患者出了洋相而感到极度尴尬时，特别是在急诊、ICU 等场所，危重症患者异常痛苦或是积极抢救时，不能露出不恰当的微笑，更要表现出主动关心、急患者所急的心情和表情。

微笑是一种国际礼仪，是个人气质和修养的表现，在实际工作中如何运用好微笑，一方面要靠必要的礼貌修养，另一方面还要靠技巧和训练，才能把最美的微笑奉献给患者。

3. 身姿仪态的礼仪

（1）正确的站姿：站立是人们生活中最基本的举止。优美的站姿能够衬托出一个人的气质，能够使一个人更加自信，能够在社交活动中给对方留下美好的印象，因此每个人都要注意自己的站姿。

第一，正确站姿的要求。每个人生活习惯不同，站立习惯也不尽相同。有的人站在人们面前会让人感到高大挺拔、英姿飒爽，而有的人站在那里会给人萎靡不振甚至猥琐之感。因此掌握正确站姿至关重要。

站姿正确要做到：①头正，抬头，双目平视前方，嘴微闭，表情自然，面带微笑，微收下颌，精神饱满；②肩平，双肩放松、微向后下压，人体有向上的感觉；③臂垂，两肩平正，双臂自然下垂于身体两侧，虎口向前、手指自然弯曲；④躯挺，躯干挺直，挺胸收腹立腰，臀部向内向上收紧，身体重心应在两腿中间，防止重心偏左或偏右；⑤腿并，两腿绷直、双膝用力并拢，保持身体正直，脚后跟要靠紧，两脚呈"V"字形，两脚间角度呈 40°～60°；⑥找准重心，身体重心主要支撑在脚掌、脚弓上；⑦侧看成一条垂线，从侧面看，上体与下肢应在一条垂直线上。

第二，几种基本站姿。

女士站姿：①身体立直，抬头挺胸，下颌微收，双目平视，嘴唇微闭，面带微笑，双手自然垂于身体两侧，双膝并拢，两腿绷直，脚跟靠紧，脚尖分开呈"V"字形；②身体立直，抬头挺胸，下颌微收，双目平视，嘴唇微闭，面带微笑，两脚尖略分开，右脚在前，将右脚跟靠在左脚脚弓处，两脚尖呈"V"字形，双手自然并拢，右手搭在左手上，轻贴于腹前，身体重心可放在两脚上，也可放在一脚上，并通过重心的移动减轻疲劳。

男士站姿：①身体立直，抬头挺胸，下颌微收，双目平视，嘴唇微闭，双手自然垂于身体两侧，双膝并拢，两腿绷直，脚跟靠紧，脚尖分开呈"V"字形；②身体立直，抬头挺胸，下颌微收，双目平视，嘴唇微闭，双脚平行分开，两脚之间距离不超过肩宽，一般以 20 cm 为宜，双手手指自然并拢，右手搭在左手上，轻贴于腹部，不要挺腹或者后仰；③身体立直，抬头挺胸，下颌微收，双目平视，嘴唇微闭，双脚平行分开，两脚之间距离不超过肩宽，一般以 20 cm 为宜，双手在身后交叉，右手搭在左手上，贴于臀部。

医务人员在工作中要注意规范的站姿，在站立时要面带微笑，使规范的站立姿态与热情的微笑相结合并融合在自身的仪态举止中，养成习惯。这样才能运用自如，分寸得当使人感到既有教养又不造作。

第三，避免不雅站姿。通过站姿亦能体现一个人的性格、修养和当时的精神心理状态。背脊挺直、胸部挺起、双目平视的站立，说明有充分的自信，给人以"气宇轩昂""心情乐观愉快"的印象；弯腰曲背、略现佝偻状的站立，属封闭型，表现出自我防卫、闭锁、消沉的倾向，同时，也表明精神上处于劣势，有惶惑不安或自我抑制的心情；两手叉腰而立，是具有自信心和精神上优势的表现，属于开放型动作；别腿交叉而立，表示一种保留态度或轻微拒绝的意思，也是感到拘束和缺乏自信心的表示；将双手插入口袋而立，具有不坦露心思、暗中策划、盘算的倾向，若同时配合有弯腰曲背的姿势，则是心情沮丧或苦恼的反映；靠墙壁而站立，有这种习惯者多是失意者，通常比较坦白；背手站立者，多半是自信力很强的人，喜欢把握局势，控制一切，一个人若采用这种姿势处于人面前，说明他怀有居高临下的心理。

医务人员在与患者沟通时，需要注意避免一些不当的站姿。比如在与患方谈话时，医务人员无精打采，懒散地依靠在墙上或者桌子上就让对方感受到不够尊重；比如两腿交叉站立，身体倾斜一侧，会让对方感觉不礼貌；如果站立谈话时双手叉腰、双手交叉抱在胸前或者把手插在裤袋里面都会让对方产生距离感，从而影响沟通效果。

（2）端庄的坐姿：坐的姿势，一般称为坐姿。它所指的是，人在就座以后身体所保持的一种姿势。标准坐姿是人们将自己的臀部置于椅子、凳子、沙发或其他物体之上，以支持自己身体重量，双脚则需放在地上。从根本上看，坐姿应当算是一种静态的姿势。作为医务人员，不论是工作还是休息，坐姿都是其经常采用的姿势之一。坐姿是静态的，但也有美与不美、优雅与粗俗之分。端庄优养的坐姿会给人以稳重、自然大方的美感，反之则会让人感觉无礼甚至粗俗。

第一，坐姿的基本要领。入座时要稳、要轻。就座时要不紧不慢，大大方方地从坐椅的侧后方走到座位前，轻稳地坐下。若是裙装，应用手将裙稍稍拢一下，不要坐下来后再站起来整理衣服；坐稳后应面带笑容，双目平视，嘴唇微闭，微收下额；双肩放松平正，两肘自然弯曲放于椅子或沙发扶手上；坐在椅子上，要立腰、挺胸，上体自然挺直，同时双膝自然并拢。双腿正放或侧放，双脚平放或交叠。还应注意，与患者交流时坐在椅子上，不能满座，也不能只坐一点点边，应当坐满椅子的三分之二，脊背轻靠椅背。

第二，几种常用坐姿。

女士坐姿：女子就座时，双腿并拢，以斜放一侧为宜，双脚可稍有前后之差，即若两腿斜向左方，则右脚放在左脚之后；若两腿斜向右方，则左脚放置右脚之后。这样人正面看来双脚交成一点，可延长腿的长度，也显得颇为娴雅。女士分腿而坐显得不够雅观，腿部倒"V"字式也是不提倡的，女士若穿裙装应有抚裙的动作。一般来说，在正式社交场合，要求女性两腿并拢无空隙。两腿自然弯曲。两脚平落地面，不宜前伸。在日常交往场合，女性大腿并拢，小腿交叉，但不宜向前伸直。

男士坐姿：男子就座时，双脚可平踏于地，双膝亦可略微分开，双手可分置左右膝盖之上，男士穿西装时应解开上衣纽扣。一般正式场合。要求男性两腿之间可有一拳的距离。在日常交往场合，男性可以跷腿，但不可跷得过高或抖动。

第三，避免错误的坐姿。

随意架腿：坐下之后架起腿来未必不可，但正确的做法应当是两条大腿相架，并且不留空隙。如果架起"二郎腿"来，即把一条小腿架在另外一条大腿上，并且大大地留有空隙，会让人感到不礼貌没修养。

腿部抖动摇晃：在别人面前就座时，切勿反复抖动或是摇晃自己的腿部，免得令人心烦意乱，或者给人以不够安稳的感觉。

双腿直伸出去：在坐下之后不要把双腿直挺挺地伸向前方。身前有桌子的话，则要防止把双腿伸到其外面来。不然不但损害坐姿的美感，而且还会有碍于人。

腿部高跷蹬踩：为了贪图舒适，将腿部高高跷起，架上、蹬上、踩踏身边的桌椅，或者盘在本人所坐的坐椅上，都是不妥的。

脚尖指向他人：坐后一定要使自己的脚尖避免直指别人，跷脚之时，尤其忌讳这一动作。令脚尖垂向地面，或斜向左、右两侧，才是得体的。

双腿过度叉开：面对别人时，双腿过度地叉开，是极不文明的。不管是过度地叉开大腿还是过度地叉开小腿，都是失礼的表现。

在面向患者时要注意坐姿礼仪，避免以上不雅坐姿，充分尊重患者的切身感受。

（3）优雅的蹲姿：蹲姿是人处于静态时的一种特殊体位。医务人员在为患者诊疗过程中，比如患者站立状态时医务人员为其进行下肢检查，或者患者坐在轮椅上，医务人员低下身与其交流时都会需要下蹲。优雅的蹲姿亦是医务人员良好职业素养的体现。

第一，蹲姿基本分类。

高低式蹲姿：下蹲时右腿在前，左腿稍后，两腿靠紧向下蹲。右腿全脚着地，小腿基本垂直于地面，左腿脚跟提起，脚掌着地。左膝低于右膝，左膝内侧靠于右小腿内侧，形成右膝高左膝低的姿态，臀部向下，基本上以左腿支撑身体。

交叉式蹲姿：在实际生活中常常会用到蹲姿，如集体合影前排需要蹲下时，女士可采用交叉式蹲姿，下蹲时右脚在前，左脚在后，右小腿垂直于地面，全脚着地。左膝由后面伸向右侧，左脚跟抬起，脚掌着地。两腿靠紧，合力支撑身体。臀部向下，上身稍前倾。

半蹲式蹲姿：多用于行进之中临时采用。在下蹲时，上身稍许弯下，但不能与下肢构成直角或者锐角，身体的中心放到一条腿上。

半跪式蹲姿：多用于下蹲时间较长，或为了方便时。下蹲时一腿单膝点地，并脚尖着地，另一条腿则应全脚着地，小腿垂直于地面，双膝应同时向前，双腿尽力靠拢。

第二，蹲姿的注意事项。医务人员在工作中难免会遇到需要下蹲的动作，注意蹲的时候，速度勿过快，下蹲时与人保持一定的距离。在他人身边下蹲时，最好与之侧身相向。正对或背对都是不礼貌的。尤其是身着裙装的女性，一定要避免个人隐私部位暴露在外。同时注意，下蹲时臀部切不可向后撅起，这是非常不礼貌也非常不雅的姿态。

（4）端庄的走姿：走姿是人体所呈现出的一种动态，是站姿的延续。走姿文雅端庄，不仅给人以沉着、冷静、稳重的感觉，而且也展示着自身的魅力与修养。

第一，正确的走姿。医务人员在工作中行进，要注意走姿正确。应做到：头正，双目平视，收下颌，表情自然平和，面带微笑。肩平，两肩平稳，防止上下前后摇摆。双臂前后自然摆动，前后摆幅在 $30°\sim40°$，两手自然弯曲，在摆动中离开双腿不超过一拳的距离；躯挺，上身挺直，收腹立腰，重心稍前倾。步位直，两脚尖略开，脚跟先着地，两脚内侧落地，走出的轨迹要在一条直线上。步幅适当，行走中两脚落地的距离大约为一个脚长，即前脚的脚跟距后脚的脚尖相距一个脚的长度为宜。不过不同的性别、不同的身高、不同的着装，都会有些差异。步速平稳，行进的速度应当保持均匀、平稳，不要忽快忽慢。在正常情况下，步速应自然舒缓，显得成熟、自信。

第二，行走中的注意事项。如果是两个人一起行走，行走的规则是以右为尊，以前为尊。例如与客户或上司一同行走的时候，就应该站在他们的左侧，以示尊重。如果是一位男士和一位女士同行，那么就应该遵照男左女右的原则。如果三人同行，都是男性或都是女性，那么以中间的位置为尊，右边次之，然后是左边。如果是一位男士和两位女士同行，那么男士应该在最左边的位置。如果是一位女士和两位男士同行，则女士在中间。很多人一起行走时，以前为尊，按照此原则向后排序。

医务人员在与患者同行时，尤其是年长的患者，应当对患者充分尊重。如果在室外行走，应该请受尊重的人走在马路的里侧。如果道路比较拥挤狭窄，应该注意观察周围情形，照顾好同行的人。同时要保持良好的仪态，不能因为在户外就左顾右盼、四处张望或是推搡拉扯。如果人群拥挤不小心碰到他人、踩到他人或绊倒其他人的时候，要及时道歉，并给予必要的帮助。如果别人无意识地碰到自己或妨碍到自己，应小心提醒并予以体谅。医务人员在诊疗区域内行走时，还应注意：几人同行时，不要大声嬉笑或并排行走，以免影响患者通行；狭窄处、楼梯、弯角处主动为患者让道，不可抢行。

4. 注意手势的应用　医疗工作中，手势的运用非常普遍。手是人类最灵巧的肢体器官，不仅用于劳动，还能表达出细微的感情。

（1）常用手势

第一，"请"的手势。"请"的手势是医务人员在工作中经常用到的手势。比如请患者配合做某些检查，去往某些地点时。做"请"的手势时，要在标准站姿的基础上，将手从体侧提至小腹前，优雅地划向指示方向。这时应五指并拢，掌心向上，大臂与上体的夹角在30°左右，手肘的夹角在90°～120°。同时，最好用亲切柔和的目光注视患者，并说些"有请"的话。

第二，指引手势。患者在诊疗过程中难免会遇到一些问题需要医务人员指引，无论是指引道路还是指引诊疗过程，医务人员都要注意自己的手势。在指引的过程中要用手掌，并且要求掌心向上，因为掌心向上的手势有诚恳、尊重他人的含义。同时记住，无论是指人还是指物，都不能用示指指点。

三、如何提升自身的气质与修养

美国心理学家威廉·詹姆士学士曾经说过："播下一个行动，收获一种习惯，播下一种习惯，收获一种性格，播下一种性格，收获一种命运"。而好的礼仪习惯，代表了一个人的修养和与人交往的方式。礼仪是教养，是维系社会正常生活而要求人们共同遵守的最起码的行为规范。对一个人来说，礼仪是一个人的思想道德水平、文化修养和为人处世的能力。因此，礼仪不仅仅是简单的坐立行走，更重要的是培养自身发自内心的气质与修养。

（一）气质的概念与养成

1. 气质的概念　气质是指人的生理、心理等素质，是一种稳定的心理状态和个性特点，也指人的风度、模样。气质在社会人际交往中所表现的是一个人由内到外的人格魅力。

气质是一个古老的心理学问题，早在公元前5世纪，古希腊著名医生希波克拉底就提出四种体液的气质学说。他认为人体内有四种液体：血液、黏液、黄胆汁和黑胆汁。四种体液协调，人就健康。四种体液失调，人就生病。希波克拉底曾根据哪一种体液在人体内占优势把气质分为四种基本类型：多血质、黏液质、胆汁质和抑郁质。

多血质灵活性高，易于适应环境变化，善于交际，在工作、学习中精力充沛而且效率高；黏液质反应比较缓慢，坚持而稳健地辛勤工作，动作缓慢而沉着，能克制冲动；胆汁质情绪易激动，反应迅速，行动敏捷，暴躁而有力，有一种强烈而迅速的热情，不能自制；抑郁质则有高度的情绪易感性，主观上把很弱的刺激当作强作用来感受，常为微不足道的原因动情，行动迟缓，有些孤僻。

其实与生俱来的气质无好坏之分，但每个人应当了解自己的气质特点，从而培养自身良好的气质。

2. 气质的养成　气质最主要的特点是由内而外，气质的培养是最为漫长的过程，需要的是平时不断的自我提升。有这样一句话：你的气质里，藏着你读过的书，走过的路，爱过的人。因此，气质培养是由内而外的提升。

笔者认为，培养良好气质，需要养成读书的习惯，拥有积极乐观的人生态度，在平凡的事物中学会真善美，学会忍耐与宽容，以及拥有健康的身体。

气质不仅仅是一个人的长相，还包括一个人的谈吐和举手投足。如果说读书改变不了一个人的相貌，它一定会改变他的谈吐，改变他对这个世界的看法。"读一本好书，就是和许多高尚的人谈话"，这就是说读书使人向善；"各种蠢事，在每天阅读好书的影响下，仿佛烤在火上一样渐渐熔化"，这就是说读书使人避恶。爱读书的人，对这个世界，对世界上的人会有更深的理解，会逐渐有一种悲天悯人的情怀。

俗话说：积极的人像太阳，照到哪里哪里亮；消极的人像月亮，初一十五两个样。虽然有很多东西我们无法去改变，然而有些东西是可以通过自己的不懈追求而获得的，比如幸福。消极的人总是拿自己的短处和别人去比，久而久之，变得自卑起来，觉得自己的人生是残缺的，没有幸福感，就像初一的月亮；或者拿自己的长处和别人的短处比，沾沾自喜，故步自封。然而积极的人能够直面自己的短处，知道如何取长补短，在工作、学习中更好地发挥自己的长处，从每个细节中发现幸福和美好，并用自己的幸福感影响周围的人。因此，我们在工作和学习中，应该有一双善于发现美的眼睛，用自身行动努力去追求幸福。

其实，在我们的工作生活与社会活动中，都存在着美好的事物。发现生活中的美，本身就是发现感动。感动能带给我们积极向上的正能量。当我们看到夕阳西下的时候就不会有"断肠人在天涯"的伤感，而是会想，又过了愉快的一天。当我们看见大漠孤烟的时候，我们就不会再感叹人生的荒凉，而是会想，这是多么壮观的一幕啊！当我们看见春花谢幕的时候，就不会感叹春光如此短暂，而是会想快要收获啦！积极是人生的一种态度，决定生命颜色的态度，这态度来源于对美的洞悉。

（二）修养是礼仪的升华

1. 什么是修养　个人修养就是人在心灵深处经历自我认识、自我解剖、自我教育和自我提高的过程后所达到的境界。个人修养作为一种无形的力量，约束着我们的行为，指导着人际间的沟通和交流。一个具有良好个人修养的人，才会得到他人的尊重，同时也会懂得尊重他人。

修养是文明礼貌，是知识文化，是清风明月，是精神之美。修养是一个高贵的词语，是一个人的综合素质，是一个人的精神长相。

一个人的修养不仅表现在外表的美丽，更是心灵美与外在美的完美结合。一个有修养的人在待人接物过程中会表现出大度友爱，为他人着想的风度；当面对不速之客时也会淡然处之，表现出沉默与宽容。修养包括品格的修养与文化艺术的修养。品格的修养，是一个人的最根本修养，它能从内在提高一个人的品味。如果一个人的品格高尚、正直、正义、宽容、有爱心、有责任感、进取、勤奋、豁达等等，那么这个人所表现出来的品味自然充满正能量。在注重品格修养的同时还要注重文学艺术修养的提高。我们在文学方面有一定的修养，谈吐就有内涵，语句就会文明优雅；在美术方面有一定的研究，就会懂得色彩搭配，提高审美情趣。在医疗实践中我们不难发现，一位有修养、有品味、有气质的医务人员发自内心对患者进行照护就会形成良好的医患氛围。医患沟通自然也会顺畅。

2. 医务人员的修养　医学源于对生命的爱，每一位医务人员都应当重视自身修养的提升，体会患者的疾苦与病痛，多学习多思考，在复杂的医患关系中获得患者的信任与理解。医务人员在与患者沟通中要做到有分寸、有礼节、有教养、有学识。

（1）有分寸是指与患者沟通张弛有度：中国人干任何事情，都讲究一个"度"字，还有"过犹不及"的说法。医务人员在与患者沟通过程中把握和拿捏好的这个"度"，就是分寸。既不能对患者过于冷漠，漠不关心，也不能逾越医患关系过于亲密，让对方无所适从。在交代病情和治疗方案时要注意患者的心情与接受程度，用适合的语言和宽慰的态度让患者接受，而不能只顾一味表达，不顾对方感受，导致患者对疾病产生恐惧或者不满。

（2）有礼节是对他人尊重与友好的行为规范：医疗工作当前已不再是简单的看病治病，而是尽可能减轻患者的痛苦，包括精神上和心理上的痛苦。一般患者在诊疗过程中有两种需求，一个是物质需求，另一个是精神需求。医务人员良好的礼节能满足患者的精神需求或称心理需求，使其不但疾病得到有效治疗，而且还要心情舒畅、满意。

（3）教养体现一个人的文化品德修养：医学是关于人的生命和健康的科学，而不仅仅是关于疾病的科学，医务人员不仅要提升技术水平，还应不断提升医德修养。应当在工作中尽职尽责，平等对待每一位病患，在与患者沟通中谨言慎行，注意保护患者的隐私等各项权益，同时不断提升自己的文化修养，能够换位思考，设身处地从患者的角度考虑问题。

（4）医务人员应具备丰富的学识：学识即学问，是指学术上的知识和修养以及对事物的准确判断能力。医务人员拥有丰富的临床经验和专业的学识，技艺上精益求精，才能获得患者的信任与尊敬。

四、总结

礼仪是一门综合性较强的行为科学，医疗行业的严谨性和规范性决定了规范接待的必要性，因此医务人员应当熟知工作中的基本礼仪，不仅要在言谈举止中注意基本礼仪，同时应当不断提升自身的气质与风度，自觉尊重患者，有根植于内心的修养、无需提醒的自觉、以约束为前提的自由、为他人着想的善良，用规范的言行取得患者的信任。

（陈 伟 赵 双）

[延伸阅读]

1. 鲍德瑞奇 . 礼仪书 [M]. 修文乔，韩卉，译 . 北京：中国人民大学出版社，2012.
2. 黄槟杰 . 哈佛大学礼仪公开课：提升形象的艺术 [M]. 北京：北京工业大学出版社，2018.

第4章

医患沟通的目的

早在 20 世纪 70 年代，美国"以患者为中心"医学研究所就提出了医患沟通的四项基本原则，即维护患者尊严、与患者共享医疗信息、鼓励并支持患者及其家属参与到治疗中心以及虚心接受患者意见，这与医患沟通的目的不谋而合。

 播客

她终于向我敞开心扉

"嗯，其实在临床工作中经常会遇到这样的情况，患者会出于某种原因或者某种目的向医生隐瞒病情，如果医生不能及时了解患者的真实情况，就会造成漏诊。这位女士丧偶后一直独身，她自述是骑自行车摔伤，但经过外科检查怀疑是异位妊娠，所以转诊到妇产科。起初，她坚决否认有性生活，但我并没有急着询问或者斥责她，而是慢慢告诉她如果是异位妊娠，会有哪些症状，会有什么严重的后果，同时我向她保证会保护她的隐私权。经过有效的沟通，她终于向我敞开心扉。因为及时有效的治疗，避免了误诊的发生。"

樊红　妇产科主治医师

一、医患沟通的概念

医患沟通，就是医患双方为了治疗患者的疾病，满足患者的健康需求，在诊治疾病过程中进行的一种交流。医患之间的沟通不同于一般的人际沟通。患者就诊时，特别渴望医护人员的关爱、温暖和体贴，因而对医护人员的语言、表情、动作姿态、行为方式更为关注，更加敏感。这就要求，医务人员必须以心换心，以情换真，站在病患的立场上思考和处理问题。

医患沟通，是指在医疗卫生和保健工作中，医患双方围绕伤病、诊疗、健康及相关因素等主题，以医方为主导，通过各种有特征的、全方位的、多途径的信息交流，科学地指引患者的诊疗，使医患双方达成共识并建立信任合作关系，以达到维护人类健康、促进医学发展和社会进步的目的。

医患沟通不仅包括沟通患者的病情，还包括给患者安慰和帮助等医学人文关怀的内容。古人云：医者父母心。这句话告诉大家，医务人员对待患者要像父母对待子女那样充满爱心。但有医务人员抱怨：我像对待亲人一样对待患者，但人家根本不买账。其实，只要我们认真思考就不难发现，孩子也有对父母不买账的情况。因为每一个人都有自己的想法，并且希望对方能够按照自己的想法处理问题。而在与患者沟通的过程中，医务人员认为是对于患者最合适、最有效的治疗方法，患方未必认可和接受。这是因为医务人员往往重视疾病本身，而忽略患者疾病之外的内心感受，包括对疾病的困惑、担忧、恐惧。甚至在有些情况下，患者的不适症状虽并不严重，但自身感受很痛苦，这时医患沟通就显得更为重要，医务人员需通过安抚患者紧张情绪达到缓解患者痛苦的目的。

医务人员不仅要学会用医疗技术治疗患者的疾病，还要学会用医患沟通技能减轻患者的痛苦。只有这样，才能令治疗更顺畅，医患关系更和谐。

二、医患沟通的目的

医患沟通要求医务人员及时了解并满足患者被理解、受重视和受尊重的需求，对及时有序服务和感觉舒适环境的需求等，同时也应掌握患者对医疗服务的期望、具体的需求、每个医疗环节中的疑虑、对医疗服务的感觉以及医疗服务需求的关键点等，了解患者对医疗服务和疾病治疗效果的满意度，从而保障医院提供患者急需、适宜的医疗和相关服务。

（一）医患沟通是医患之间不可缺少的交流

我们生活在一个人与人交往的社会，我们处在一个人与人沟通的世界。没有沟通，我们将无法生存。沟通是建立医患关系的桥梁。医患之间缺少沟通与互动，医患关系就会处在僵硬、隔阂、冷漠的状态。医疗机构是治病救人的场所，医患沟通是医疗机构的医务人员在诊疗活动中与患者及其家属在信息方面、情感方面的交流，无时不在，无处不有。没有沟通，正常的治疗就无法开展。

各种沟通实实在在地发生于临床工作中的每个细节。例如，从临床医生接诊患者到患者住院、出院，医患之间一直在进行着沟通。医务人员要向患者讲清楚为什么要进行辅助检查、为什么要用药、可能的疗程是多长时间、最终的预后是什么、平时的预防措施又是什么；患者会询问医生治疗的注意事项以及可能发生的不良后果。

在医患沟通中，医务人员应该起到主导作用。医务人员的态度、仪表、精神状态、语调等因素，都会给患者带来不同的感受，都会直接影响患者的情绪。医生良好的形象、热情周到的服务、温馨体贴的语言、文雅端庄的举止，都能够增加患者对医院、对科室、对医务人员的信任感，可以使患者充分感受到被尊重、被呵护，有利于患者康复。而对患者进行告知时，不仅要明确目的，亦应预见医疗过程中可能出现的不良后果，以及针对这些不良后果所采取的医疗对策。

因此，医务人员应当重视沟通，医患之间只有顺畅地沟通，才能真正达到相互理解的目的。

📖 播客

我终于体会到了医生的辛苦

"我是一名记者，在今年'医患相约守护'体验中，我选择了去门诊，体会一位专家的出诊经历。从早上 8：00 到中午 12：50，主任终于看完了全部挂号和加号的患者，其间未喝过一口水，未去过一趟卫生间。主任说，不愿意喝水是怕上卫生间耽误时间。大多数患者尊重医生，遵守秩序，但不乏不遵守秩序、加塞、不挂号、提无理要求、对医务人员不尊重的患者。无论遇到什么样的患者，主任全都认真接待，耐心细致地解答问题。我终于体会到了医务人员的辛苦，也了解到了医学的局限性。我想我以后会更加尊重医生，也希望在我的工作中，多开展一些健康宣教工作，为医疗工作做点贡献。"

——思瑞　某报社记者

（二）医患沟通有助于患者疾病的诊断和治疗

1. 充分的医患沟通有助于正确的诊疗　研究表明，来自患者的回答对诊断的帮助多于广泛的实验室检查。疾病诊断的前提是对患者疾病起因、发展过程的了解，病史采集和体格检查就是与患者沟通和交流的过程。这一过程的质量决定了病史采集的可靠度和体格检查的可信度，在一定意义上也决定了疾病诊断的正确与否。医生与患者主动沟通，首先是为了收集患者尽可能多的疾病相关信息，并进行分析、研究，最后才能作出诊断报告。沟通越多，获得的信息就越全面，医生作出的诊断就越准确。对于患者体质上的特殊情况，只有患者自己最清楚，而有些特殊情况医务人员可能检查不出来。如患者的药物过敏情况，如果医务人员在询问病史时没有深入地了解，而使用了不应该使用的药物，发生了过敏反应，则会引起不当的医疗后果。

治疗方案的准确执行、医护活动的顺利进行，是提高医疗质量的最基本要素。而患者及其家属的信任、理解、配合及合理的依从性是顺利完成治疗计划、保证医疗质量的前提条件。这就需要医生与患者就疾病的诊断、检查、治疗方案、可能的并发症及风险、预后及费用等进行交流沟通，争取他们的理解、配合。但是，目前我国有许多医生往往忽视了病史采集和体格检查，仅仅依靠检验报告就作出诊断，这不仅是对患者的不负责任，更增加了患者的经济负担，也为以后发生纠纷埋下了隐患。

2. 加强沟通可避免误诊、漏诊　医疗行业是高风险行业，发生误诊在所难免。发生误诊的原因非常复杂，有的是因为患者生理的特殊性或者疾病的复杂性；有的是因为医生的经验和技术水平不足；有的是因为检查设备的误差；还有的是因为患者提供疾病状况的准确性不够。虽然误诊在所难免，但减少误诊率却是提高医疗质量的重中之重。医务人员应当意识到，减少误诊率的关键在医方，尤其应主动加强与患者的交流，清楚了解患者的病史及感受，充分倾听患者阐述的自身不适和希望达到的治疗效果，而后全面分析，才能得出相对准确的判断。

医务人员应当意识到医疗活动必须由医患双方共同参与完成，有效和高质量的服务必须建立在良好的医患沟通的基础上。医务人员在进行医疗服务时，带有鲜明的个人医学经验和认识，有义务将自己对疾病的看法以及治疗中的要求通过各种形式传输给患者，患者也应将对这种医疗信号的理解、治疗过程中的心理感受和生理反应反馈给医生。这种传输与反馈循环贯穿于整个医疗活动。正是因为有这种反馈循环的存在，医生才能正确、无误地把握患者不断变化的病情。

一些患者的特殊疾病史，如过敏史、慢性病史、遗传病史等，只有通过仔细询问，充分与患者交流沟通，才能深入地了解，才能有助于患者疾病的诊治；反之，与患者沟通不够，了解不细，则可能会出现误诊、误治，甚至发生医疗纠纷。因此，医护人员需要随时与患者及家属沟通，掌握准确的病情信息，不断修正诊断并调整治疗方案，避免误诊、漏诊。

3. 顺畅沟通提高患者依从性　医学具有专业性强的显著特点。很多医务人员在与患者讲述专业问题时，患者由于不理解治疗的风险和医学的局限，而不遵守医嘱、不信任医生的诊断和治疗，这种情况时有发生。

其实，在整个就医过程中，患者及其家属往往处于被动或不完全知情的状态下，治疗疾病过程中依赖医务人员的专业技术服务和专业指导，在其不完全理解专业技术方法的目的的时候，依从性就会较差，而依从性差会影响疾病的治疗效果。

依从性，通俗来讲就是患者是否按照医嘱进行治疗。患者依从性差不外乎以下原因：专业知识匮乏、对疾病认识不足、治疗未达到效果时产生怀疑、没有养成良好的生活习惯等。

加强患者依从性教育，需要医务人员掌握顺畅有效的沟通方法。第一，从患者角度出发，简化诊疗方案，从而提高患者的依从性。第二，加强健康宣教，传播医学知识。医生在与患者沟通交流过程中不仅可以通过口头交流，还可通过书面沟通的方式，将患者应当注意的事项和遵守的医嘱写清楚，便于患者回家复习查找。第三，规范患者行为，通过了解患者遵守医嘱的状况，有针对性地告知患者应如何服药、何时复查等，让患者了解医嘱的针对性。第四，医务人员应当随时与患者进行充分的交流并取得患者的信任。医生不但要告诉患者要遵守医嘱，还要了解患者在遵守医嘱过程中的感受和困难，不断鼓励和安慰，确保治疗顺畅进行。第五，医务人员在与患者沟通时还应放弃对患者的偏见，让患者充分阐述自身的感受和要求，避免遗漏重要信息。

希波克拉底曾坦言："了解患者比了解疾病本身更重要。"若单单了解此种疾病但对患者知之甚少，医疗活动必然无法顺利进行；反之，如果对患者的情况了如指掌，无论是对上级医生交代病情，亦或给患者下达医嘱，都会进行得比较顺利。因此，医生需要与患者进行有效的沟通，全面了解患者的相关信息，既包括医疗信息也包括家庭信息等。这样才能充分取得患者和家属的信任，提高患者依从性，保障医疗质量。

请阅读微信公众号《医师报》（2017-08-31）文章：《医患沟通，我们还可以做得更好》，探讨医患沟通在治疗当中的重要作用。

（三）医患沟通可以满足患者对医疗信息的需要

医患双方在诊疗过程中的地位和作用有一定的不平等性，医务人员掌握医学知识和技能，在医患关系中处于主导地位。患者相对于医务人员来讲，缺少医学知识，主要是在医务人员的安排下接受治疗，解除自身的病痛，所以处于一定的被动和服从地位。

但随着法律法规的不断健全和患方维权意识的不断增加，患者越来越强调自身在诊疗过程中的各项合法权益，尤其是患方的知情同意权越来越受到重视。

知情同意权由知情权和同意权两个密切相关的权利组成，知情权是同意权得以存在的前提和基础，同意权又是知情权的价值体现。强调患者的知情同意权，主要目的在于通过赋予医疗机构及其医务人员相应的告知义务，使患者在了解自己将面临的风险、付出的代价和可能取得的收益的基础上自由做出选择，从而维护患者的利益，改变患者相对弱势地位。

医务人员应明确知晓，知情同意权是患者的基本权利之一，医务人员有责任和义务向患者提供其在诊疗活动中作出诊疗决定所必需的足够信息，包括病情、诊疗方案、预后以及可能发生的风险、并发症等，让患者有充分的时间认真思考并作出是否同意医务人员诊疗方案的决定。医务人员只有重视沟通，认真告知，才能满足患者对医疗信息的需要。

（四）医患沟通可以拉近医患关系

医患关系是人际关系中最密切的一种，只有双方密切配合才能最大限度地化解风险。

1. 加强医患沟通，取得患者信任　患者为了身体的健康而寻求医疗帮助，来到一个陌生的医疗机构，需要了解许多有关疾病和治疗的信息。医患之间如果没有沟通，缺乏真正的互相信赖，医方与患者或者家属之间发生误解和纠纷就在所难免。医务人员只有从患者角度出发，想患者之所想，才能取得患者信任，进行有效的沟通，促进医患关系的和谐。

📺 播客

信还是不信？（1）

医生：您的情况，可能需要手术。

患者：医生，我听您的。

医生：手术可能会产生并发症。

患者：没事，医生，您只要尽力就好。

医生：术后的生活质量也可能会较术前有所下降。

患者：没事，医生，无论什么结果，我都会接受的。

医生：您的家人知道您需要手术吗？

患者：都知道了，他们都让我听医生的。

医生：好，那我们就决定手术了。您放心，我和我的团队一定会尽全力，尽量避免并发症的发生。

患者：医生，我已经做好准备了。

播客

信还是不信？（2）

医生："您的情况，可能需要手术。"

患者："什么？需要手术？医生，你不是要赚我的手术费吧？我百度了一下，吃点药就可以了。"

医生："您的情况，光吃药的话，可能控制不了。"

患者："我的一个朋友，也是医生，说是只要吃某某药就好了。"

医生："如果您不放心，也可以咨询其他专家。"

患者："那个朋友不在这里。医生，这种手术你做过多少？有没有并发症？能保证我的手术一定成功吗？"

医生："这种手术我们做过很多例，虽然不能百分百地保证手术效果，但请您放心，我们一定会尽全力的。"

患者："什么？都不能保证，你还要做手术？"

医生："抱歉，我实在没有足够的把握，要不您再找其他医生看看吧。"

---

2. 加强医患沟通可提高患者满意度　患者满意度是指人们由于健康、疾病、生命质量等方面的要求而对医疗保健服务产生某种期望，然后对所经历的医疗保健服务进行比较，而后形成的情感状态的反映。患者满意度是评价医患关系的重要指标，而医患的有效沟通是决定患者满意度的关键因素之一。

很多情况下患者对医院、对医务人员是否满意，不仅在于医生所给予的诊断和治疗是否合理，还在于医生是否耐心、是否认真、是否有同情心、是否有融洽的医患关系，而这些都要通过医患之间的沟通来体现。有调查显示，临床发生的医疗纠纷80%是因为沟通不充分造成的，医患沟通不足、沟通障碍现象相当普遍，是引起医患矛盾甚至医疗事故争议的重要原因。

医患沟通可以有效减少医患矛盾，从而提高患者满意度。具有专业的技术水平是医生所必须具备的技能，但学会如何与患者沟通更是对医生技术的一种肯定与升华。在实际的医患交往中，会沟通的医生往往更能收获患者的赞美与表扬，而在这方面做得比较差的医生很多时候得到的是患者的抱怨，例如"大夫技术是挺好，但是怎么态度这样啊""我绝对相信大夫的水平，但是他的态度让我很生气"，等等。

3. 医患沟通是减少纠纷的需要　加强医患沟通是减少医疗纠纷的有效途径之一。随着社会的进步和法制的健全，患者就医的思维模式已经发生了改变，患者自身权益保护意识越来越强，因此患者更加注意维护自身的权利，医疗纠纷与投诉日趋增多。相当一部分的医疗纠纷不是医疗技术服务的原因引起的，而往往是由于医患之间的沟通不畅或是交流质量不高造成的。由于医患相互交流不足和沟通不够，患者对医疗服务内容和方式的理解与医务人员不一致，进而对医务人员的信任感下降，导致医疗纠纷。

医患沟通可以增加患者对医务人员的信任。信任是人际沟通的基础，然而现在这种基础却摇摇欲坠。医患之间的信任危机是导致医患关系不和谐的主要因素之一，而信任危机又源于双方沟通的不融洽、不到位，使得二者之间缺乏理解与尊重。目前各路媒体广泛报道医疗不良事件，导致患者对医生一直持怀疑态度，而医生也把患者当做潜在的投诉者。如此恶性循环，愈演愈烈。因此，加强医患沟通势在必行。医生对患者所提的问题应耐心解释，并主动向其告知相关信息，保障患者的知情权。

医患沟通可以增强患者的医疗知识，减少由于信息不对称造成的纠纷。医学是一个具有专业性、特殊性的行业，广大的患者未经过医学院长时间的教育培养，对大多数医学知识都无法掌握。这就导致医学信息的不对称，患方很容易成为医疗活动中的弱势群体。若医患之间达不成有效的沟通交流，知识匮乏的患方很容易通过臆想形成不合理的结论，从而与医方发生纠纷。在医疗活动中，医务人员如果把即将进行的医疗行为的效果、可能发生的并发症、医疗措施的局限性、疾病转归和可能出现的危险性等，在实施医疗行为以前与患者或者家属进行沟通，让他们在了解正确的医疗信息后，才作出关系到治疗成效和回避风险的决定，就可以在出现意外和并发症时得到患方的理解和正确对待。

（五）医患沟通是医学发展的需要

医学是为了减轻人类的痛苦并以治愈患者的疾病为目标和愿望而诞生的。每个历史时期，其医学发展水平有所不同，社会环境和条件迥异，医患之间的沟通交往情况必然不同。

随着现代医学科技特别是现代医疗仪器工业的高速发展，医疗仪器在医疗活动中的作用越来越大，有些临床医生对仪器的依赖性也就越来越大，诊疗过程中的科学分析、逻辑思维和推理归纳能力却有所下降。医生与患者的接触越来越多地被患者与仪器接触所替代，少了温暖，多了冰冷；少了贴近，多了距离。

随着生理－心理－社会医学模式的建立和发展，医学的新模式使医患沟通比以往任何时候都显得更为重要。但是有不少患者抱怨，来医院看病，医生只看了五分钟就让去做检查，检查结果拿回来医生又用五分钟下诊断、开药，医生看病的时间还不如做检查的时间长。这种现象十分普遍，很多医生更乐意于开单子、看报告，而不愿亲自对患者进行查体，以此避免因查体的不确定性而给自己带来不必要的麻烦。

人类的医学发展已经度过经验医学时代、生物医学时代。经验医学时代的医学知识主要是人在与自然界斗争过程中，不断积累总结而形成的宝贵经验。随着科学进步，生物医学取代了经验医学的主导地位，医学从宏观走向微观，医疗水平突飞猛进，但仍有很多疾病无法治愈。医学不是纯科学，医学是人学，过度强调科学化，就会忽略了人文性。仅仅从科学角度出发，忽略患者的感受，研究人类健康这项复杂的工程势必会遭遇瓶颈。同时，由于人文精神缺失、医患沟通障碍等现象，导致防御性医疗日趋严重，尤其对于重大、疑难、复杂的手术和治疗，愿意问津医患沟通的医务人员越来越少，直接影响了医学的发展。

因此，加强医患沟通，提升医务人员的医学人文情怀是医学发展的关键问题之一。

而长期以来，医患沟通的最大障碍是医学的科学精神与人文精神的分离。从医学院的教育开始，医务人员所重视的是医学知识的获取和技术水平的提高，对于医学伦理和医德教育的关注一直处于次要状态，甚至部分医学生选择逃掉医学伦理学课或者在课上干别的事情。这种情况导致许多医生缺乏人文知识和沟通能力，不能及时感受患者的内心需求，或对患者的情感变化表现为漠视、不够关心。医生并非缺失医德，而是由于语言表述、行为方式有偏差，或者不善于沟通和表达，解释不耐心、不具体、不到位，使患者产生误解，造成医患之间的隔阂，以至关系紧张。

钟南山院士曾说："人文精神是医者的品质和社会责任，无论置身于怎样的环境都不能放弃爱心、责任心和进取心。"医患沟通体现了医疗活动中浓浓的人文情愫，有助于避免医患关系的简单化、唯技术化、医学目的功利化以及只追求医学价值利润最大化的弊端。通过有效的医患沟通，可以使患者感受到医生的爱心和关注，将医生的责任心和同理心通过交谈一点一滴地渗入患者内心。此外，医患交流可以有效保证人与人之间的平等以及医疗服务的公正性和公平性，最大化地满足患者的自主性要求。

三、总结

相互尊重、平等相待是医患沟通的基础。医务人员通过与患者的沟通交流，学会尊重患者的权利。在给予他们良好服务的同时，让患者看到、感受到医务人员对他们的帮助与关爱，使患方与社会亦更加尊重、理解、信任医务人员。医务人员通过医患沟通这种实践，学会更多做人的道理，提高与人交往的技巧和综合素质，减少或避免在医疗活动过程中形成的医患矛盾，使自己不仅成为一名良医，还成为一个成功的社会人士。

请阅读微信公众号《健康报文化频道》（2016-05-21）文章:《医患沟通：面对情绪恼怒的患者，这些方法医生必须知道！》，学习沟通技巧、辨别沟通中潜在的危机。

（陈　伟　赵　双）

第 5 章 知情同意与医患共同决策

与其讨厌学习型患者，不如培养学习型患者。

患者不仅仅是医疗服务的对象，还应当成为医疗服务团队中的一员。

纵观国外医事法研究书籍，有两个内容可谓核心内容：知情同意与注意义务。前者对于国人而言并不陌生，但是我们在临床工作中一直存在误读。这也是这些年大量诉讼案件的一个成因。医患原本应当是社会上最和谐的社会关系，但却由于医疗卫生制度的改革滞后，医学人文精神沦落，互相信任的医患关系基石崩解。而另外一个方面，我国这些年推行"知情同意"制度，却将制度重心放在了"同意"上，导致"签个字吧"已经成为我国目前临床上的口头语。而且还错误地认为"知情同意"制度可以免除医院的所有责任，于是我们的知情同意书写得酷似"生死状"，从第一条到最后一条几乎都是免责条款，让毫无医学知识的患者经常望而却步，不敢签字。实际上，从西方社会引入的"知情同意"制度，其价值重心应当是"知情"而非"同意"，因为不知情、不理解的同意，即使签了字，在法律上也是无效的。

一、知情同意与医患共同决策概述

（一）知情同意的概念及源起

知情同意（informed consent），是指患者在取得医师提供其所必需的足够信息的基础上作出医疗同意的过程。知情同意权是患者自己决定权的最重要的体现。"知情同意"的概念来源于第二次世界大战后的纽伦堡审判，审判中揭露了纳粹医师强迫受试者接受不人道的野蛮实验的大量事实。在审判后通过的《纽伦堡法典》中规定，人类受试者的自愿同意是绝对必要的，应该使他能够行使自由选择的权利，而没有任何暴力、欺骗、欺诈、强迫、哄骗以及其他隐蔽形式的强制或强迫等因素的干涉；应该使他对所涉及的问题有充分的知识和理解，以便能够作出明智的决定。这要求在受试者作出决定前，使他知道实验的性质、持续时间和目的；进行实验的方法和手段；可能发生的不方便和危害，他的参与对他的健康和个人可能产生的影响。纽伦堡审判后，知情同意逐渐成为医患关系中最受人注意的原则之一。

知情同意的概念在普通法历史上是"加害行为"（battery）的逻辑产物。20世纪初期，加害行为被定义为"不经同意的不法接触"（unlawful，nonconsensual touching）医师即使是为了治疗，不经患者的同意，也没有接触患者的特权。一段时期以后，医师应告知信息成为更普遍的义务，其前提是因医患双方处于不平等地位，医师有专业医学知识，处于优势，患者不懂医学，处于劣势，故医师有照顾患者的义务，照顾义务必然包括告知并取得同意的义务。医师应告知患者其建议的检查和治疗的性质与后果，取得患者的同意。医师未尽此义务则构成民事上的"过失行为"（negligence），而不是刑事上的"加害行为"（assaulted battery）。

过失理论取代加害理论使医师面临更多的法律责任。例如：一个医师如果没有告诉患者放弃某种治疗的危险，不会构成"加害"，因为在医师和患者之间没有接触或接触的威胁，就不构成"加害"，但这样的医师却有潜在的过失责任。医师没有告知患者其作医疗决定所需要的信息就违反了他的义务。到 20 世纪 50 年代后期，医师告知的范围进一步扩大：医师不仅应告知患者被推荐检查或治疗的信息，还应告知其他可供选择的治疗方案的信息。患者只有在清楚了各种治疗方案的益处和危险之后才能作出同意的决定，这一思想已得到法律承认。在美国，"知情同意"最早出现在 1957 年加利福尼亚州上诉法院对 Salgo 事件的判决中，法官一方面首次导入了"知情同意"这一词汇，另一方面，也承认医师在告知的范围、程度上有很大的裁量权。Solgo 事件三年后，堪萨斯州地方法院对 Natanson 诉 Kline 案的判决及密苏里州地方法院对 Mitchell 诉 Robinson 案的判决，都以知情同意理论，即以没有履行说明治疗风险为由，否定了形式上存在的患者的同意效力。由此，知情同意理论在判例法上得到了确立。

（二）医患共同决策

从新医学模式观念看，单纯以医生为主导已不能适应现代医疗环境下的医疗服务，医患共同决策的模式正在成为医疗决策的主流。医患共同决策的内涵是医生运用医学专业知识，与患者在充分讨论治疗选择、获益与损伤等各种可能的情况下，并考虑到患者的价值观、倾向性及处境后，由医生与患者共同参与作出、最适合患者个体的健康决策的过程。

1. 医患共同决策的首次提出　1972 年，Veatch 在《变革年代的医学伦理学模式：什么样的医生 - 患者角色最符合伦理学的关系？》一文中首次提出了医患共同决策的概念。1982 年，美国医学、生物学和行为研究伦理学问题总统委员会，在《进行医疗决策》的报告中指出，知情同意的伦理学基础可提升患者福祉与自主性，因此进行知情同意是基于相互尊重和参与的医患共同决策过程。该调查证实，56% 的医生以及 64% 的社会公众认为，增加患者在医疗决策中的参与有助于改善治疗质量、提高患者的依从性与合作意愿。

2. 医患共同决策的关键特点确认　1997 年，Charles 等在文章中进一步澄清了医患共同决策的概念，并确认了该模式的关键特点：至少有医生与患者双方参与、双方共同分享信息、双方均表达了治疗的倾向性、双方最终就即将开展的治疗达成了一致。自此，以医患共同决策为关键词的文章越来越多地发表于专业杂志。以 2000 年为例，共 95 篇英文文献使用了该关键词；2013 年增加至 581 篇。Stacey 等在其 2017 年更新的系统综述中，纳入了决策辅助系统与临床常规干预比较的随机对照临床试验，共 105 个研究、31 043 例患者符合入选条件，结果发现：与常规治疗相比，使用决策辅助系统进行医患共同决策，患者可获得更多知识、对病情和自我价值观的认识更清晰、对治疗风险的理解更精确，进而在决策过程中承担更为积极的角色；决策辅助系统有助于促进与患者价值观一致的选择，对医疗结局或患者满意度无不良影响。

3. 医患共同决策的实施

（1）医生告知患者要进行决策，且患者的观点是重要的。患者可能希望医生对倾向采取的治疗非常清晰，但事实上，很多健康问题的治疗并不一定有足够明确的证据，同时，所提供的选择在结局指标不同的情况下也会有所变化。因此，对这些结局指标的选择很大程度上有赖于患者的价值观以及由此产生的利弊权衡。在这种情况下，可以把这种状态定位成"均衡"状态；在良好的信息提供后，观察性等待、积极监测有时也可成为倾向性选择。

（2）医生向患者解释可能的选择及每种选择的优点与缺点。医生采用中性的态度向患者解释每种选择的获益和风险程度。对以下问题进行思考非常重要：什么信息与决策相关？患者此前了解了什么信息、完整吗？信息是如何传递的？患者能否理解上述信息？

（3）医生与患者讨论其偏好，并在患者思考过程中提供支持。在开始时患者并无偏好，偏好是在与医生共同经过深思熟虑后而形成的。在权衡利弊的过程中，将与结局相关的事项明确地呈现给患者非常必要。

（4）医生与患者讨论与决策有关的偏好，进行决策并安排可能的随访。经过深思熟虑，患者的偏好得以形成后即可进展到真正的决策阶段。如果患者需要时间思考或与人进行讨论，则需安排随访；如果患者个人能进行决策或医生与患者就治疗可达成一致，则需安排实施这一决策，如处方药物、安排转诊、计划下次随访等。

4. 实例演示 以 Seaburg 等 2014 年发表于 *Circulation* 杂志上的文章为例，演示在治疗过程中如何实施医患共同决策。

患者男性，69 岁，因气短、心慌到急诊就诊，发现心房颤动，心率 140 次 / 分，予地尔硫卓静脉滴注，遂转为窦性心律。既往有高血压病史，目前服用噻嗪类利尿剂。有消化道出血的家族史。过去的 2～3 年曾有过数次心慌发作，通常时间很短，可自愈。心电图、超声心动图、甲状腺功能、电解质检查均正常，CHADS2 评分 1 分，CHA2DS2-Vasc 评分 2 分。

患者对服用降压药的同时服用其他药物存在顾虑。目前何种房颤治疗方案更优尚无定论，非常适合进行医患共同决策。在房颤治疗中的医患共同决策访谈见表 5-1。

表5-1　在房颤治疗中的医患共同决策访谈

核心内容	举例
至少有医患双方参与	医生：为降低房颤所致的卒中风险，有几个不同的治疗选择，我愿意与你讨论这些选择，并与你一起探讨哪种方式最适合你
双方共同分享信息	医生：让我来告诉你可选择的治疗及其不良反应，以及每种治疗的风险与收益。也请你告诉我对这些治疗，你关注哪些问题
双方均表达了治疗的倾向性	医生：我倾向于首先使用 β 受体阻滞剂，因为它相当安全且有效 患者：但是你告诉我该药会导致疲乏，并有性功能障碍的副作用。我对此很关注，我更愿意选择钙离子通道拮抗剂，因为它也足够安全、经济 医生：该药会降低你的心率，但在安全范围。它会与你的降脂药有交互作用，因此我将调整你的降脂药。你认为可以吗？ 患者：可以，如果必须要调整，药物只要在医保报销范围就可以了
双方最终就即将开展的治疗达成一致	医生：我们就使用钙离子通道拮抗剂达成了一致，如果无效的话，我们将重新评估，并考虑使用其他控制心率的药物、抗心律失常药以及射频消融术 患者：好的

二、医师的说明义务

患者知情同意的前提是患者从医师处获知有关疾病病情、可选择治疗方案以及每一治疗方案的利弊后果这三方面信息。对这些信息进行扩展一般应当包括：疾病的状况、建议治疗程序的性质和可能伴随的危险、成功的可能性、如不采取治疗的后果、其他可选择的治疗方案的利处及限制，还应包括有关医护人员的背景、治疗费用、饮食限制、监管要求、对生活和工作可能产生的影响等具体内容。如果医师给患者建议一种新的药物，应告知患者这种新药为什么是必要的、为什么要更改处方、可能的副作用、可选择的手术或非手术的其他治疗方案的可行性及利处。患者应知悉治疗的信息，对患者来说是权利，对医师而言则是医师的充分说明的义务。患者应知情的信息，至少应当包括如下内容：

（1）患者有权知道医疗机构的名称及如何就诊，因此，医疗机构应将其执业许可证、诊疗时间、诊疗规则等悬挂在明显处所。以医疗规则来说，如挂号程序、候诊、就诊、检验、领药与办理住院出院等规定，宜公告周知，由患者参照办理。又如遇空袭、火灾、地震或暴徒入侵时，如何避难逃亡等紧急应变措施，亦需让患者知道，以备不时之需。

（2）患者有权知道医师的姓名、职称，以为建立信任的凭借，故医师需佩带名牌或服务证，除可当通行证外，亦可作为患者认识医师的基本资料。

（3）患者有权知道医药收费标准的明细，以判断费用是否合理。如为超收，则可要求退费。故医疗机构收取医疗费用，应依患者要求，制给收费明细表及收据，并应备置收费标准明细表供患者查阅，医疗机构最好将收费标准明细表进行公告，让患者一目了然，既可做缴费的心理准备，又可做判断收费是否合理的标准，以减少不必要的纠纷。

（4）患者有权知道疾病名称、病情、治疗方案、预后情形。医师解说病情时，应使用浅显易知的口语、生活用语，不可用艰深难懂的学术用语，以增进沟通的效果。

（5）患者有权知道手术原因、手术成功率或可能发生的并发症及危险，医师有说明的义务。例如患者接受颈部脊椎病手术前，对病况、今后可能的进展、改善的可能性、手术的有效性、可能造成上下肢完全麻痹等危险，医师均应一一说明，让患者了解详情后，再决定是否接受手术。

（6）患者有权要求说明用药的方法、有关用药的疗效、不良反应以及产生不良反应时如何应对、用药禁忌等，医师宜一并告知。

（7）患者接受人体试验时，医院应向受试者或其法定代理人说明如下事项：①试验目的及方法；②可能产生的不良反应及危险；③预期试验效果；④其他可能的治疗方法及说明；⑤接受试验者可随时在开始试验前撤回同意，或试验进行中撤销同意，不会因此承担不利的法律后果。

三、患者的同意

患者在知情的基础上作出的同意，是患者自己决定权的重要体现。同意是医师获得合法授权的合意结果，因此其意思表示必须真实。同意在医患关系中发挥着两种不同的作用：一是法律上的作用，它为医疗提供了合法的理由，没有这种同意的治疗是不法行为。二是临床上的作用，它能获得患者的信任与合作。同意作为医疗合法的理由，有时与传统的伦理原则相矛盾。例如，患者出于宗教信仰拒绝输血、肢体生蛆的患者宁愿死也不同意截肢、患有不宜怀孕疾病的患者坚持保胎等。在此种情形下，即使在医师看来患者的选择是不明智的，甚至会危及患者的生命，不经患者同意也不能对患者进行输血、截肢、流产的治疗。

（一）同意的能力

就患者而言，只有具备同意的能力（competence capacity），他所作的同意才可能有效。关于患者同意的能力，或称自己决定的能力，各国的法律都没有一个精确的标准来衡量，它取决于患者理解治疗的性质（nature）和目的（purpose）的能力，包括如接受治疗将对身体所作的处置、不治疗的可能后果、理解医师对其说明的各种危险及不良反应等。理解的水平必须与所作决定的重要性呈适当的比例，决定的重要性越大，能力应越高。所以，必须根据个案的具体情况来具体分析。一般认为，精神状况健全的成年患者有自己决定的能力，但这并不等于头脑不健全的成年人和未成年人都没有自己作出医疗决定的能力。

一般情况下，对病情、治疗充分理解的未成年人有作出医疗决定的能力。美国的大多数州都规定不满 14 周岁的未成年人没有能力对医疗行为作出知情同意，而 14 周岁以上的青少年，有能力理解治疗方案的，包括它的风险、利处、可选择的其他方案等，有权不经其父母同意而决定接受治疗。这类青少年常被称为"成熟的未成年人"（mature minors）。在部队服役的未成年人、离家自己谋生的未成年人都有权自己作出医疗同意。此外，某几类医疗无论未成年人的状况如何，都不需其父母的同意。这些例外在各州的医疗自主法规中有明确规定，最典型的是未成年人有权同意接受有关怀孕、避孕、性病的治疗及酒精、药物滥用的治疗。有的州还允许未成年人不经父母同意接受精神健康治疗。

（二）同意有效的条件

就患者而言，必须具备以下条件，所作的同意方为有效：其一，具有同意的能力；其二，理解知情同意的内容；其三，自愿地作出同意。患者具有同意的能力，如前所述，指患者必须有能力理解治疗的性质、目的和效果。这种能力在不同的场合有不同的要求。一般而言，精神健全的成年人、对治疗有理解能力的未成年人、对治疗有理解能力的精神不健全的成年人，都被认为有同意的能力。不具有同意能力的患者作出的同意无效。

如果患者未能真正理解被告知的信息内容则同意无效。这一方面要求医师履行告知义务时，应全面、真实地向患者说明信息，不能出于恶意故意隐瞒信息或对建议治疗的性质作出不实描述。另一方面，也要求医师应用患者理解的语言说明信息内容，如果医师用复杂难懂的语言向文化程度不高的患者解释医学概念，或向说西班牙语的患者讲英语，患者就不会完全理解信息的内容，所作的同意无效。

（三）代替的同意

当患者没有作出医疗同意的能力时，法律允许患者的亲属或监护人为他作出同意，这就是代替的同意（substituted consent）。

美国的多数涉及代替的同意的法律都产生于父母子女关系。在很多州，没有决定能力的未成年人的医疗决定权通常由其父母或监护人行使。通常，父母更适合于为没有能力的孩子作出医疗选择，当然父母必须精神健全，有作出同意的能力。父母代替的同意应符合孩子的最佳利益。

（四）医师治疗特权

在通常情况下，医师的一般权利常服从于患者的权利，是实现患者自由、自治的基本要求。但在一些极其特殊的情况下，需要限制患者的自主权利，实现医师职业（profession）对患者应尽的义务和对患者根本权益负责之目的，这种权利就被称为治疗特权（therapeutic privilege），或称为医师治疗豁免权、医疗干预权。

1993 年的 Korman 诉 Mallina 案件中，美国阿拉斯加州最高法院的 Moore 法官在判决中明确了治疗特权的适用情形：①对可行的替代疗法和其结果进行完全、彻底的披露，会对患者的生理、心理健康产生不利影响（detrimental effect）时；②患者因精神失常或是未成年人（mental disability or infancy），缺乏意思表示能力，无法作出同意表示时；③医师的告知义务因某种特大或紧急情况的出现受到阻却（suspended），此时获得患者的同意是不切合实际的。

四、我国现行法律关于知情同意的规定

（一）知情同意的一般性法律规定

早在 1994 年《医疗机构管理条例》就规定：医疗机构必须将《医疗机构执业许可证》、治疗科目、诊疗时间和收费标准悬挂在医院的明显之处；医疗机构工作人员上岗工作必须佩带有本人姓名、职务或者职称的标牌。

（二）手术、特殊检查和特殊治疗知情同意的法律规定

1994 年的《医疗机构管理条例》规定，医疗机构施行手术、特殊检查或者特殊治疗时，必须征得患者同意，并应当取得其家属或者关系人同意并签字。《医疗机构管理条例实施细则》将特殊检查、特殊治疗，界定为下列情形之一的诊断、治疗活动：①有一定危险性，可能产生不良后果的诊疗；②由于患者体质特殊或者病情危笃，可能对患者产生不良后果和危险的检查和治疗；③临床试验性检查和治疗；④收费可能对患者造成较大经济负担的检查和治疗。

当然在临床医学实践中，医疗机构往往对下列诊疗活动也会充分告知、征得患者或患者家属的同意：①构成对躯体侵袭性伤害的治疗方法与手段；②需要患者承担痛苦的检查项目；③使用药物的毒副作用和个体素质反应差异性较大；④需要患者暴露隐私部位；⑤从事医学科研和教学活动的；⑥需要对患者实施行为有限制的。

但是，纵观我国现行法律文件，关于知情同意的规定散在于《中华人民共和国侵权责任法》（以下简称《侵权责任法》）、《中华人民共和国执业医师法》《医疗机构管理条例》《医疗事故处理条例》和《医疗机构管理条例实施细则》《病历书写基本规范》等法律、行政法规和部门规章。由于上述立法存在历史沿革，所以从文字上就会发现关于手术、特殊检查和特殊治

疗方面的规定似乎存在冲突，例如：

1. 法律中关于手术、特殊检查和特殊治疗知情同意的规定　《侵权责任法》第五十五条规定："医务人员在诊疗活动中应当向患者说明病情和医疗措施。需要实施手术、特殊检查、特殊治疗的，医务人员应当及时向患者说明医疗风险、替代医疗方案等情况，并取得其书面同意；不宜向患者说明的，应当向患者的近亲属说明，并取得其书面同意。医务人员未尽到前款义务，造成患者损害的，医疗机构应当承担赔偿责任。"第五十六条："因抢救生命垂危的患者等紧急情况，不能取得患者或者其近亲属意见的，经医疗机构负责人或者授权的负责人批准，可以立即实施相应的医疗措施。"

《最高人民法院关于审理医疗损害责任纠纷案件适用法律若干问题的解释》第五条："患者依据《侵权责任法》第五十五条规定主张医疗机构承担赔偿责任的，应当按照前条第一款规定提交证据。实施手术、特殊检查、特殊治疗的，医疗机构应当承担说明义务并取得患者或者患者近亲属书面同意，但属于《侵权责任法》第五十六条规定情形的除外。医疗机构提交患者或者患者近亲属书面同意证据的，人民法院可以认定医疗机构尽到说明义务，但患者有相反证据足以反驳的除外。"第十八条："因抢救生命垂危的患者等紧急情况且不能取得患者意见时，下列情形可以认定为《侵权责任法》第五十六条规定的不能取得患者近亲属意见：（一）近亲属不明的；（二）不能及时联系到近亲属的；（三）近亲属拒绝发表意见的；（四）近亲属达不成一致意见的；（五）法律、法规规定的其他情形。前款情形，医务人员经医疗机构负责人或者授权的负责人批准立即实施相应医疗措施，患者因此请求医疗机构承担赔偿责任的，不予支持；医疗机构及其医务人员怠于实施相应医疗措施造成损害，患者请求医疗机构承担赔偿责任的，应予支持。"

《中华人民共和国执业医师法》第二十六条规定："医师应当如实向患者或者其家属介绍病情，但应注意避免对患者产生不利后果。"

2. 行政法规中关于手术、特殊检查和特殊治疗知情同意的规定　《医疗事故处理条例》第十一条规定："在医疗活动中，医疗机构及其医务人员应当将患者的病情、医疗措施、医疗风险等如实告知患者，及时解答其咨询；但是，应当避免对患者产生不利后果。"

《医疗机构管理条例》第三十三条规定："医疗机构施行手术、特殊检查或者特殊治疗时，必须征得患者同意，并应当取得其家属或者关系人同意并签字；无法取得患者意见时，应当取得家属或者关系人同意并签字；无法取得患者意见又无家属或者关系人在场，或者遇到其他特殊情况时，主治医师应当提出医疗处置方案，在取得医疗机构负责人或者被授权负责人员的批准后实施。"

3. 部门规章中关于手术、特殊检查和特殊治疗知情同意的规定　《病历书写基本规范》第十条规定："对需取得患者书面同意方可进行的医疗活动，应当由患者本人签署知情同意书。患者不具备完全民事行为能力时，应当由其法定代理人签字；患者因病无法签字时，应当由其授权的人员签字；为抢救患者，在法定代理人或被授权人无法及时签字的情况下，可由医疗机构负责人或者授权的负责人签字。因实施保护性医疗措施不宜向患者说明情况的，应当将有关情况告知患者近亲属，由患者近亲属签署知情同意书，并及时记录。患者无近亲属的或者患者近亲属无法签署同意书的，由患者的法定代理人或者关系人签署同意书。"

综合上述法律条款之规定，我国目前关于手术、特殊检查和特殊治疗知情同意的规定可以概括为以下三种情况：

第一种情况：患者本人的同意。在一般情况下，医务人员在诊疗活动中应当向患者说明病情、医疗措施。需要实施手术、特殊检查、特殊治疗的，医务人员应当及时向患者说明医疗风险、替代医疗方案等情况，并取得其书面同意。

第二种情况：患者近亲属、患者法定代理人或被授权人的代替同意。患者如果意识不清由患者近亲属代替同意；患者不具备完全民事行为能力时，应当由其法定代理人签字；患者如果意识清醒时通过委托授权书作出过医学指令，明确了具体被委托授权人，则其因病意识不清无法签字时，应当由其授权的被委托授权人签字。

第三种情况：医疗机构负责人或者授权的负责人的代替同意。为抢救患者，在法定代理人或被授权人无法及时签字的情况下，可由医疗机构负责人或者授权的负责人签字。

五、意识不清患者紧急救治代理人制度的流变与展望

（一）意识不清患者紧急救治代理人制度的意义

法治社会应当是"自由""自治"的社会。一般而言，自由与否的判定标准就是——"就与他人无关的事情，自己有决定权。仅仅对自己有害的行为，由自己承担责任"。自主决定权，就是自己的事情由自己决定之权利。患者自主决定权，则泛指患者自己的事情由自己决定之权利，本文重点只是分析在紧急救治中的治疗措施选择权。患者本人意识清楚，当然应当征求患者意见，但是一旦患者意识不清，且处于紧急救治中，法律就应当考虑建立一套完善的代理人制度，从患者最大利益出发，代理人行使自主决定权，以期尽量接近患者本人之真实意愿。

人们往往认为，"有利原则"应当成为意识不清患者紧急救治代理人制度的首要原则。但是，随着人们对生命质量、死亡质量等观念的改变，何为"有利"自然成为争论焦点，所以我们应当用"尊重原则"取代之，即应当尽量作出接近患者本人真实意愿的代理行为，尽管这种行为可能在其他人看来并不是最有利于患者的。本文希望撇开绝症或治愈机会极小及患者濒死前的治疗措施选择问题，因为如果将其和有抢救希望患者混同讨论，很容易影响我们的判断，对于前者本人并不赞成医疗机构和医务人员的干预，而可以遵循其近亲属意愿。紧急救治往往无法像平诊或择期手术一样有充分的时间与近亲属沟通、交流甚至于宣教。所以法律应当以保护患者生命安全利益为首要出发点。这是医学原有的"父权主义"传统，即由医师为了患者生命安全利益作出医疗决定，而不考虑患者的意愿。由于人类治疗措施选择问题在历史上经历了从"父权主义"的医师决定到现代患者自治自决的患者决定，因此，如果医疗机构或医务人员干预了患者近亲属的决定，很容易引发社会担忧，担心医方滥用此特权侵犯患者自主决定权。

（二）我国意识不清患者紧急救治代理人制度的流变

1."家属或机关、关系人代理"时代 1982年，卫生部颁布的《医院工作制度》在其手术室工作制度中有关于手术签字的规定，但是并没有规定患者有自主决定权，而恰恰相反地规定，手术实施前必须经患者家属或患者单位签字同意。在紧急手术的情形下，如果医务人员来不及征求家属或机关同意时，可由患者的主治医师签字，经科主任或院长、业务副院长批准执行。

国务院1994年颁布的《医疗机构管理条例》第三十三条实际上在上述规定基础上进行了细化和完善，把手术、特殊检查和特殊治疗的决定权分成三种情况加以规定：第一种情况，如果患者意识清醒，必须征得患者同意，并应取得其家属或者关系人同意并签字；第二种情形，如果无法取得患者意见时，应当取得家属或者关系人同意并签字；第三种情形，如果无法取得患者意见又无家属或者关系人在场，或者遇到其他特殊情况时，主治医师应当提出医疗处置方案，在取得医疗机构负责人或者被授权负责人员的批准后实施。

这个时代笔者将其概括为"家属或机关、关系人代理"时代，也就是说患者自主决定权并没有在我国法律法规中予以确立，而是要求除了患者同意之外，也要征得患者家属或关系人（例如单位）的同意。这显然是有悖患者自治自决的基本精神。但是在那个"单位人"的时代这种规定虽然不尽如人意，但也有其无奈之处。

2."家属代理"时代 1999年，全国人大常委会颁布的《中华人民共和国执业医师法》

（以下简称《执业医师法》）第 26 条规定医师应当如实向患者或者其家属介绍病情。尽管文字上使用了"患者或者其家属"的描述，但是这才是我国第一次在立法上真正确立了患者自主决定权的法律地位。根据全国人大常委会法工委国家室、原卫生部政策法规司和原卫生部医政司联合编写的《〈中华人民共和国执业医师法〉释解》的解释，在医疗活动中，医师和患者都是具有独立人格的人，但医患双方由于自身所掌握的医学知识水平不同，对疾病诊治的决策和理解接受能力存在明显的差异，医师占有主动的优势，而患者则往往处于被动接受的地位，医师对患者的健康状况掌握主动权，应当为解除患者病痛作出最佳选择，但患者并不因此而丧失其独立自主的地位，医师应在不影响治疗的前提下，尊重患者的意愿，在疾病诊治过程当中，将病情如实地告诉患者，使患者及时了解有关诊断、治疗、预后等方面的信息，以行使本人对疾病诊治的相应权利。只有当患者本人失去行为能力或不具有行为能力时，才应当向其家属如实介绍病情，视为患者本人独立自主决定能力的延伸。但立法者还是具有较强的"善良家父"情节，例如其强调在患者知情同意的前提下，纯粹技术性的决定一般应以医师的意见为主，但涉及个人生活方式和观念方面的问题则应尊重患者的意愿。

2002 年，国务院颁布的《医疗事故处理条例》实际上延续了《执业医师法》的规定，即医务人员应当将患者的病情、医疗措施、医疗风险等如实告知患者本人，并及时解答其咨询，关于意识不清患者紧急救治代理人则延续了《医疗机构管理条例》第 33 条的规定。

3. "近亲属代理"时代　《侵权责任法》第 55 条和第 56 条的规定，标志着我国患者自主决定权法律制度从"患者家属代理"时代演进到了"患者近亲属代理"时代。首先，《侵权责任法》废弃了"家属"的使用。实际上"家属"不属于严谨的法律术语，泛指家庭内本人以外的家庭成员，其外延非常模糊不清，在实践中容易引发理解与认识上的分歧。其次，《侵权责任法》在法律术语中选择了"近亲属"。在常用的法律术语中，"直系血亲""旁系血亲"和"近亲属"都是使用的。例如我国《婚姻法》上就使用"直系血亲"和三代以内"旁系血亲"。但显然"直系血亲"和"旁系血亲"的外延或窄或宽，都不适合临床实际使用，所以《侵权责任法》最终确定使用了"近亲属"。在我国不同法律部门中，"近亲属"的涵义有所不同。民事和行政立法中使用的"近亲属"涵义一致，均指配偶、父母、子女、兄弟姐妹、祖父母、外祖父母、孙子女、外孙子女；而刑事诉讼立法中的"近亲属"范围要小，只包括夫、妻、父、母、子、女、同胞兄弟姐妹。另外，《侵权责任法》和相关司法解释均未对近亲属的顺位进行界定，也没有赋予第一顺位近亲属以表达救治意见的优先权。

（三）意识不清患者紧急救治代理人制度中医疗机构地位始终没有改变

从《医院工作制度》到《医疗机构管理条例》，再到《侵权责任法》，虽然在意识不清患者紧急救治代理人制度中的"首选代理人"有所改变，从最早的"家属或机关、关系人"到后来的"家属"，再到最终的"近亲属"，但为紧急救治中的特殊情形下意识不清患者代理人设定的"兜底代理人"是始终没有变化的，就是医疗机构。这里所指的"兜底代理人"，是指紧急救治中意识不清患者如果存在特殊情况（例如家属、关系人或近亲属联系不上等等），法律指定某单位或个人来代理患者自主决定权，以期作出最有利于患者的临床决定。但是，法律并未明确相关负责人同意意思表示的形式要件，例如应当明确要求相关负责人在病历中签字并留存。

（四）司法解释中关于意识不清患者紧急救治代理人制度的遗憾

虽然《医疗机构管理条例》第 33 条早就设定了我国意识不清患者紧急救治代理人制度，但是主治医师应当提出医疗处置方案，在取得医疗机构负责人或者被授权负责人员的批准后实施救治的"其他特殊情况"一直未能细化。《侵权责任法》颁布后，针对第 56 条规定的"不能取得患者或者其近亲属意见"中的"不能"究竟仅指客观上不能取得患者或其近亲属意见的，即患者本人无法表达意志而一时又无法查明患者的近亲属或联系其近亲属，还是包括患者近亲属拒绝同意或无法达成一致意见等主观上不能取得患者或其近亲属意见的情形，一直存在学术争鸣。根据是否赞成"不能"包括"患者或者其近亲属明确表示拒绝采取医疗措施的情况"，学界大概可以分为"赞成说"和"反对说"。

1. 赞成说　反对说认为，在患者、医疗机构和患者的近亲属三角关系之间，不能过高地设定患者近亲属的主体地位和决定权。如果不能取得患者的意见，只能取得其近亲属的意见，医疗机构如何采取紧急救治措施应有一定的判断余地。在患者近亲属的意见重大且明显地损害患者利益时，医疗机构应当拒绝接受患者近亲属意见。杨立新教授则将其归为伦理性过失。认为因抢救危急患者等紧急情况，如果难以取得患者或其近亲属同意的，可以经医疗机构负责人批准，立即实施相应的医疗措施。违反上述救助义务，构成医疗过失。张新宝教授也认为卫生部 2010 年颁布的《病历书写基本规范》第十条，赋予了医疗机构负责人在患者近亲属无法签字的情况下，以抢救患者为目的，签字准许实施抢救措施，以避免在危及患者生命的紧急情况下，能决定患者生死的抢救行为不得不受制于不懂医学的患者家属的无奈情形发生。当然，此说也同意作为患方对自身权利的处置，在不违反强行法和社会基本伦理观念的前提下，应当得到法律的尊重和保护。

2. 反对说　根据全国人大常委会法工委的立法说明，早在 2008 年 12 月，《侵权责任法（草案）》提请全国人大常委会二审时，这一条款的规定是："因抢救生命垂危的患者等紧急情况，难以取得患者或者其近亲属同意的，经医疗机构负责人批准可以立即实施相应的医疗措施。"这里的"难以"的表述易被理解为包括了"患者或者其近亲属明确表示不同意的情况"。后来，根据各方面意见对修改为"不能"，考虑到虽然"患者或者其近亲属明确不同意治疗的情况"在实践中确有发生，但对于如何处理认识上不一致，分歧较大，待今后条件成熟时再作明确规定。所以认为，"不能取得患者或者其近亲属意见"，是指患者不能表达意志，也无近亲属陪伴，又联系不到近亲属的情况，不包括患者或者其近亲属明确表示拒绝采取医疗措施的情况。

也有学者支持上述观点认为，《侵权责任法》的立法本意在于将不能取得患者或者其近亲属意见的情形限制在客观不能，即近亲属不明或者无联系方式的，或者有联系方式但联系不到近亲属的。例如，交通事故的受害人处于昏迷当中，身上又没有任何能够证明其身份的资料，也无法联络其近亲属。至于患者本人能够表达意志而明确拒绝同意，或患者无法表达意志但近亲属明确拒绝或达不成一致意见，或近亲属的决定明显不利于患者的情形，不适用《侵权责任法》第 56 条，患者也不能因此而要求医疗机构承担责任。因患者近亲属拒绝签字导致的损害后果，依据《侵权责任法》第 60 条第 1 款第 1 项，由其自行承担。理由有二：首先，在近亲属拒绝发表意见或达不成一致意见或明知决定对患者不利依然作出此等决定的时候，让医疗机构介入到患者与近亲属之间矛盾中，难谓妥当。这样甚至为患者或其近亲属事后拒绝支付相应的费用，无理取闹要求医机构承担责任提供了口实。其次，当患者的近亲属在现场都对患者的死活不闻不问，甚至迟迟不能达成一致的时候，处于昏迷中的患者只能自认倒霉，必须自行承担有如此恶劣、绝情的亲属之风险。

3. 司法解释在两派观点间艰难抉择　《最高人民法院关于审理医疗损害责任纠纷案件适用法律若干问题的解释（征求意见稿）》（以下简称《征求意见稿》）第 20 条规定了紧急救治的情形与法律责任，并细化规定：下列情形，患者生命垂危且不能表达意见，经医疗机构负责人或者授权的负责人批准，为挽救患者生命，可以立即实施相应的医疗措施：（一）近亲属不明或者无联系方式的；（二）有联系方式但联系不到近亲属的；（三）近亲属拒绝发表意见的；（四）近亲属的意见不一致且形不成多数意见的；（五）近亲属的意见明显不利于患者利益的；（六）法律、法规规定的其他情形。前款情形下，医疗机构及其医务人员怠于立即实施相应的医疗措施造成患者损害，患者请求医疗机构承担赔偿责任的，人民法院应予支持。该《征求意见稿》尚未正式通过颁布，2015 年广州市中级人民法院率先借鉴了《征求意见稿》第 20 条之规定，在其颁布的《医疗损害责任纠纷案件审理指引》第 36 条做出了完全相同的规定。

但是，非常遗憾的是《征求意见稿》在各方反复讨论过程中，最具争议的就是"（五）近亲属的意见明显不利于患者利益的"最终还是被删除了。实际上主要反对将其纳入司法解释的是医方代表，因为担心这一规定在临床实践中难以把握。鉴于有关医事法律法规以及诊疗规范并结合具体案件情况进行判断，这一方面涉及对医患利益的平衡保护问题，也涉及医学伦理问题，应当审慎把握，比如对于不能表达自己意见的危重患者，且存在上述不能取得近亲属意见情形的，进行必要救治，这属于《执业医师法》明确规定的内容，但救治到什么程度，其中的诊疗风险多大，这首先要尊重医疗机构的专业判断，也要审慎考虑"好死"与"赖活着"这一重大医学伦理关系问题，对此确实还有必要在实践中进一步探索。

但起草者也在对该条兜底条款［（五）法律、法规规定的其他情形］的解释中指出，虽然有意见认为，本条不必写明兜底条款。但是经研究，考虑到社会生活的复杂性，这一法律法规规定的其他情形有保留的必要。这不仅能保持司法解释本身适用的开放性，更能针对患者病情紧急程度，将来不及征求患者近亲属意见的情形包含在其中。当然，来不及征求患者近亲属意见的情形如何认定，也是一个专业判断问题，对此既要尊重诊治过程中医务人员的专业判断，又要在事后纠纷处理中尊重有关的专业意见。

4. 三种特殊情形，医务人员必须给予干预，适用《最高人民法院关于审理医疗损害责任纠纷案件适用法律若干问题的解释》（以下简称《正式稿》）第 18 条的兜底条款　《侵权责任法》第 56 条规定的"不能取得患者或者其近亲属意见"中的"不能"是否包括"患者或者其近亲属明确表示拒绝采取医疗措施的情况"应视具体情况而定。笔者还是比较赞成《征求意见稿》中的表达方式［将（五）近亲属的意见明显不利于患者利益的作为一种特殊情形］。根据民法理论，亲权人和监护人如果实施明显不利于行为能力欠缺人的行为时，该民事行为当属无效。首先，如果是绝症或治愈机会极小的患者濒死前近亲属明确表示拒绝采取医疗措施，医务人员应当尊重其近亲属的意愿。如前文所述，这种情况实际上并不属于"近亲属的意见明显不利于患者利益的"，应当首先剔除，避免混淆视听。

但是有以下三种常见情形，医务人员不应听从近亲属拒绝医疗措施的意见：其一，由于医患双方知识不对称，而造成患者近亲属重大误解医务人员告知内容，拒绝对有抢救希望患者的救治；其二，患者近亲属对医务人员告知内容不存在重大误解，但是存在伤害患者生命安全之恶意；其三，患者本人轻生自杀，近亲属拒绝对有抢救希望患者的救治。主要理由有三：其一，由于临床紧急救治往往时间紧迫，如果真正了解医学情况就会发现，医务人员面对缺乏医学背景又往往缺乏足够信任基础的近亲属，很难在短暂时间内达到法律上要求的"知情同意"、让近亲属"充分理解"并获得近亲属的"真实意思表示"，所以近亲属产生"重大误解"现象不足为奇；其二，当患者或近亲属存在上述三种情形时，医务人员必须给予干预，因为这不是"伦理"问题，而是"法律"问题，因为患者步入医疗机构已经与医疗机构之间形成了法律关系，而非社会关系；其三，民事行为具有法律效力的前提是"真实意思表示"且与公序良俗不悖。在上述三种情形中，第一种是近亲属意思表示明显存在重大误解，非真实意思表示（此种情形往往表现为近亲属一边拒绝医务人员建议的某种救治措施，另一方面却又同时要求一定要救治患者生命。这一点非常重要，很多学者将"拒绝治疗"和"拒绝医生给出的治疗措施"混为一谈，极易引发误判），后两种情形则是有悖公序良俗，故医务人员必须干预。虽然有学者引用美国耶和华见证人案例佐证尊重患者或近亲属意思自治，而这种案例无法为医务人员的行为辩护。此案案件在美国之所以法官要求医务人员尊重患者的意愿，是因为在法律所保护的利益之中，生命要让位于信仰，即当我们权衡生命权与信仰自由权利时，我们要意识到，有虔诚信仰的人，是可能舍弃生命而捍卫信仰的，是可能因为违背信仰而生不如死的。且本人为了信仰愿意放弃抢救是"真实意思表示"，完全有别于患者在紧急情况下，由于"重大误解"做出"明显不利于患者的意思"。鉴于"（五）近亲属的意见明显不利于患者利益的"已经在《正式稿》中被删除，所以建议利用兜底条款，将此种情形涵盖进去，否则我们表面上看是严格遵守了法律法规，而在实质上却是在违反法律法规。

（五）意识不清患者紧急救治代理人制度流变趋势与展望

1. 从"医生中心主义"向"患者中心主义"　我们可以用以下图形（图 5-1）代表意识不清患者紧急救治代理人制度所经历的三个时代，图形非常明显地呈现出我国患者自主决定权立法的流变趋势，笔者将其趋势概括为从"医生中心主义"向"患者中心主义"的变化。《医院工作制度》和《医疗机构管理条例》并没有明确患者自主决定权，而是规定必须还要征得患者家属或单位（关系人）同意并签字。这种立法考量除了与当时社会历史背景有关外，在患者意识不清的情况下，对患者最大利益的代理人范围越大，对医生的工作越便利，所以可以称之为"医生中心主义"。而 1999 年从《执业医师法》开始，我国才真正确立了患者自主决定权制度，不再允许患者单位（关系人）作为患者最大利益的代理人；进而到了 2010 年患者最大利益的代理人从家属缩小到了近亲属，对医生的工作可能会带来不便，但是代理人范围的缩小无疑更有益于代理人的意见接近患者本人的意思表示，所以可以称之为"患者中心主义"。

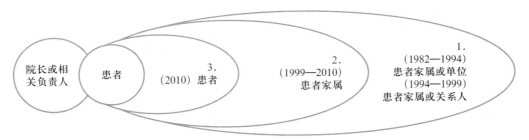

1."家属或机关、关系人代理"时代；2."家属代理"时代；3."近亲属代理"时代

图 5-1　意识不清患者紧急救治代理人制度所经历的三个时代

2. 从"条文主义"向"个案主义"　如上文所述，虽然删除了"（五）近亲属的意见明显不利于患者利益的"是《正式稿》第 18 条的最大遗憾，但是目前的兜底条款"（五）法律、法规规定的其他情形"也可以为日后复杂的临床具体情况预留回旋的余地和空间。由于临床情况纷繁复杂，所以我们实际上很难通过"法律条文"逐一将各种患者的具体情形枚举。在我国意识不清患者紧急救治代理人制度中，法律应当为患者利益设定特殊情形下的"兜底代理人"。这个代理人可以通过具体个案审查和讨论做出最终临床决策意见。目前我国法律所规定的"兜底代理人"是医疗机构负责人或授权负责人。临床实践中，很多医疗机构通过内部规章制度将履行者明确为医务处负责人和行政值班人员。但在医疗机构逐步去行政化的背景下，应通过立法要求医疗机构均应成立"临床伦理委员会"，由其充当"兜底代理人"。

3. 从"法定主义"向"意定主义"　一些发达国家的法律规定，患者在有决定能力时可事先为自己患病失去决定能力后，对治疗做出具体的医学预嘱、医学指令或指定代理人，以保证患者一旦失去决定能力仍能按自己的意愿进行治疗。此外，在很多国家选择安乐死的权利也被视为患者自己决定权的内容。虽然我国法律已经设定了意识不清患者紧急救治代理人制度，但是这是一种兜底性质的保护制度，而医疗行业应当大力推行医学预嘱、医学指令或指定代理人。让患者在本人意识尚清楚时，做出自己的预先指令或意向授权。这无疑是更人性化的，也是更人文的。有学者提出，除了患者表示同意之外，实务中知情同意权还有两种特殊的行使方式，《侵权责任法》没有明文规定，未来司法解释应当予以规定。第一种是授权他人行使。第二种则是授权医疗机构决定。例如我国一些尊严死民间组织在这方面已经开始做出一定努力，客观上推动了尊严死的发展。如 2009 年 5 月，"选择与尊严"公益网站，发布了首个建议在中国大陆地区使用的民间文本《我的五个愿望》。通过推广《我的五个愿望》，让更多人了解什么是"生前预嘱"，以及如何运用"生前预嘱"对自己临终时可能遇到的风险进行预先处置。

七、中外知情同意书比较分析给我们的启发

综合比较中外关于手术、特殊检查、特殊治疗方面的知情同意书，总的一种感觉就是，国外将更多的精力放在"知情"上，极力去让患者理解医生告知的专业性信息，"患者的种种权利"被放置在知情同意书成为最醒目的文字，而我们国内目前所使用的知情同意书，则是将更多的精力放在如何"免责"上，所以通篇最醒目的文字就是各种并发症的罗列。

实际上仅仅看这些知情同意书的文字是无法完整了解国外的知情同意流程的。因为在临床实践工作中，医务人员进行告知的规则和技巧与这些文字表格共同构成了完善的知情同意流程。我仅就自己觉得国内医院亟待完善和改进的几个方面谈一谈，希望我们能够从国外同行处借鉴经验促进我们和患者间的知情同意流程趋向完善和合理：

（一）国内知情同意书也应当给患者一份副本

我国目前医疗机构所使用的知情同意书都仅由医患双方签署一份，并保留在医院中。而国外的知情同意书往往要给患者一份副本，这也遵循了法律文书签署者有权保留文书（或副本）之基本惯例。回想国内很多医疗纠纷案件，医患双方往往就是针对知情同意书上的文字真实性争执不下。如果我们向国外医院的做法一样，我想这些没有必要的争执自然会成为历史。

（二）国内知情同意书应补充"患者权利声明"的内容

纵观国外知情同意书往往会有"患者权利声明"（"患者声明"）的内容，这至少应包括以下项目：

（1）对于你的医生来说，你已经了解和知情同意采取医生向你说明过的或可能实施的治疗方法这点十分重要。你可能会需要采用任何或全部必需的手术方法。

（2）医生向我解释了我的治疗情况，对治疗提出了建议，并向我介绍了该治疗的风险。我了解这些风险的含义，以及治疗可能的结果。

（3）医生也介绍了其他相关的治疗选择（替代治疗方案）和它们的风险。我了解治疗方案的预后和不进行此治疗的风险。

（4）我有能力就我的健康状况、建议的试验及其风险，以及其他治疗选择向医生提出问题和我的担心。医生与我讨论了我的问题和担心，我得到了满意的答案。

（5）我了解此项治疗可能包括输血。

（6）我清楚非顾问外科医师将为我做手术，他可能是一个正在接受培训的医生。我同意_____医生、_____医生、_____医生和（或）他们的助手对本人进行手术和修复，如果需要的话。

（7）我清楚手术过程中切除的器官或组织将被保留一段时间供其他检验使用，之后将由医院妥善处置。

（8）若试验过程中发生紧急的危及生命的情况，医生会做出相应的处理。

（9）我了解我的手术过程可能被拍照或摄像，照片和录像将用于医学教学。（照片或录像中不会出现可识别特征）

（10）我清楚这项手术不能保证能改善或加重我的病情。

（11）我得到了可以保留的知情同意书副本。

（12）如有手术人员受伤接触到我的血液或体液，我同意医院采集我的血液样本做血液传播疾病检验，如乙型肝炎、艾滋病。

（13）在签署这份同意书前十二个小时内，我没有服用任何改变心情或意识的药物。

（三）医生应当尽量直接与患者进行沟通和交流

我们都知道在信息的传递中，每发生一次信息的转述，信息往往就会被歪曲或篡改，导致

误解或不理解。所以我们应当提倡尽量直接与患者进行沟通和交流。如前文所述我们应当对保护性医疗措施有新的认识，尽量限制适用保护性医疗措施。1993 年，WHO 提出了以下的告知策略：①医师应预先有一个计划；②告知病情时应留有余地，让患者有一个逐步接受现实的机会；③分多次告知；④在告知病情的同时，应尽可能给患者以希望；⑤不欺骗患者；⑥告知过程中，应让患者有充分宣泄情绪的机会，并及时给予支持；⑦告知病情后，应与患者共同制订未来的生活和治疗计划以及进一步保持密切的医患接触。可见，"不欺骗患者"与传统的治疗特权形成冲突。应当推行生前预嘱，以便让每个人自决是否被告知真实的病情。

（四）医生应当尽量用患者的语言与之进行沟通和交流

我国的知情同意书中对专业术语的描述往往很少甚至于没有，这就导致患者手术前并没有真实理解医生的告知。医生应当记住"医生永远要用患者的语言与患者交流"，所以在知情同意书中要尽量用通俗语言对专业术语进行定义、描述，更不能允许医生在知情同意书中使用英文、拉丁语或缩略语。

例如在《胸廓切开及肺切除手术知情同意书》（所有知情同意书参见附录，下同）中，医生将手术通俗且具体的描述为："切开胸廓，切除一侧肺部。在全身麻醉条件下进行膀胱插管，将胸廓沿肋间切开，从腋下延伸至后背中部。将肋骨分开，切除一侧肺部及淋巴结。缝合相连的呼吸道，置入塑料管引流并保证另一侧肺部不错位。缝合胸壁，引流管数日后移除。"

再如在《食管切除术知情同意书》中将手术描述为："切除患处全部食管组织及胃上部，将胃下部与保留的食管重新连接。在全身麻醉的条件下，医生将胸腔下部和上腹部沿中间或偏左侧切开，查看病灶是否有扩散。将食管下部、胃及其供血系统从周围组织中分离，切除适当长度的食管，将胃上部重建成管状后与食管下端吻合，止血放置引流管后缝合切口。"（并辅以图像说明）

再如《激光视力矫正手术知情同意书》中，医生是这样描述手术的："激光视力矫正手术将会永久性的改变角膜的形状，手术的实施将要进行局部麻醉（滴眼液形式麻醉）。本疗法需要翻开一层较薄的角膜组织（角膜瓣），并且使用准分子激光管线移除一层较薄的角膜组织。在移除之后，上述的瓣（角膜瓣）将被复原到原来位置，在无缝线的情况下连接到原有位置。移除一层较薄的角膜组织后，近视患者的角膜中心变平，远视患者角膜中心位置变凸，散光患者的角膜变得更加圆滑，并以此来矫正角膜的聚光能力。虽然激光视力矫正手术的目的在于增强视力以达到不需要佩戴眼镜或隐形眼镜，或只需佩戴低度眼镜的程度，但是结果并不能被保证。"

再如在《潜毛性囊肿手术知情同意书》中，医生的书面告知几乎可以用大白话来形容："潜毛性囊肿手术从定义上来说不是一种大型手术，因此没有大型手术具有的高风险。虽然潜毛性囊肿手术在定义上来说是小手术，但相对来讲，它可大可小。手术越大、越复杂，风险就会越高。"

（五）国内知情同意书应补充"替代医疗方案"的内容

《中华人民共和国侵权责任法》第五十五条规定，需要实施手术、特殊检查、特殊治疗的，医务人员应当及时向患者说明医疗风险、替代医疗方案等情况，并取得其书面同意。可见，从 2010 年 7 月 1 日该法实施开始，国内知情同意书应效仿国外知情同意书，补充"替代医疗方案"的内容。例如在《男子女性型乳房症手术知情同意书》中明确载明替代医疗方案："替代疗法的形式包括不进行外科手术或穿着内衣来帮助掩饰变大的乳房。一些患者使用吸脂手术来缩小乳房。替代疗法也存在风险和潜在的并发症。"

（六）并发症的告知应力争客观、准确

例如在《硬膜外脊麻知情同意书》中，为了让患者更准确地理解手术可能发生的各类风险，医院的知情同意书中将并发症进行了分类，即"一般副作用及并发症""偶见副作用及并

发症""罕见副作用",这比我们目前往往将所有并发症不加区分的混为一谈的做法要好。在《支气管激发试验知情同意书》中,常见副作用与并发症界定为发生概率 >5%,罕见副作用与并发症界定为发生概率 <1%。更值得借鉴的是,在美国、澳大利亚和新西兰等国部分信息化水平较高的医疗机构中,其医院的计算机系统已经可以将并发症与本院历史数据进行关联,这样患者可以获得一个更加客观、准确的告知。

再如在《激光视力矫正手术知情同意书》中,医生仅就一项并发症——干眼症,就作出了这样详尽的描述:"干眼症。许多采用了激光视力矫正手术的患者已经出现了干眼症,特别是那些不能佩戴隐形眼镜和 35 岁以上的患者。在一些患者中,本手术可能会暂时加剧干眼症。在这些案例中,患者眼睛在几个月内恢复到了手术前的状况。在部分案例中,干眼症的加剧可能是永久性的,并且需要进行泪小点膜闭术和(或)永久使用人造眼泪。"

(七)风险的告知必须体现职业者的高度预见性

《中华人民共和国侵权责任法》第五十七条规定:"医务人员在诊疗活动中未尽到与当时的医疗水平相应的诊疗义务,造成患者损害的,医疗机构应当承担赔偿责任。"实际上,这里判断医疗过错的标准是一种"客观行为标准"即"当时的医疗水平相应的诊疗义务",其具体考量应当是一种高于《中华人民共和国侵权责任法》其他章节要求的一般性注意义务(Duty of Care),类似于第九章第七十五条所提及的"高度注意义务",因为其系一种职业者的注意义务。所以,这就要求医务人员对风险必须尽到充分的预见义务和避免义务。在知情同意书中风险告知必须体现职业者的高度预见性。例如在《男子女性型乳房症手术知情同意书》中医生要前瞻性地预见吸烟甚至于二手烟暴露可能对患者产生的影响:"使用尼古丁产品(片剂、口香糖、鼻吸式喷雾剂):正在吸烟,使用烟草制品或者尼古丁制品患者(片剂、口香糖、鼻吸式喷雾剂)都会有更多的概率发生皮肤坏死,愈合缓慢,疤痕大等外科手术并发症。由于尼古丁暴露,暴露于二手烟的患者也面临着相似的潜在风险。另外,吸烟者所面临的麻醉副作用更大,麻醉后恢复时间更长,并可能带有咳嗽和更多的出血;而不暴露于烟草或含尼古丁的产品的患者发生此类并发症的可能性较低。请根据下列问题表明你现在的状况:我不吸烟并且不使用尼古丁产品;我了解二手烟暴露所导致的手术并发症;我吸烟或使用烟草 / 尼古丁产品;我了解了吸烟或使用尼古丁产品所带来的手术并发症风险。手术前至少 6 周内暂停吸烟,这一点很重要,如果想恢复吸烟,请在医师认为安全后再吸烟。"

(八)医生应当采取双向沟通和交流方式

我们目前国内的临床实践中,往往是医生单方面的告知,待告知履行完毕后遂询问患者是否听懂和理解,如果患者没有问题,遂签署知情同意书。但是在不少的案例中,患者却在手术或治疗后起诉医院,理由是当时医生的告知自己并未真正理解,而是发生了不理解(或称误解)。如何避免此类事件的发生,最好且简单的方法便是采取双向沟通和交流方式,在医生告知患者的过程中,要让患者复述或针对医生的问题回答,以判断其是否真正理解了自己的告知。

(九)国内重要手术的知情同意书应补充"常见问题"或"患者理解测试"内容

实际上,对于手术术式较为固定的治疗,患者往往会有类似的问题,医生完全可以设定较为固定的"常见问题"或"患者理解测试"内容,这样一方面可以节约医生的时间,更为重要的是有益于患者的充分理解。例如在《隆胸手术知情同意书》中,医生设定了若干"常见问题":"今后我是否必要将我隆胸手术信息告知其他医生?是的,每当你需要提供你的病史的时候,切记要通知你的医生有关隆胸手术的信息,就如同你会告诉他 / 她你所接受的其他手术一样。我需要经常做乳房 X 线照片么?对于接受了隆胸手术的女性,如果她的年龄正好处于建议进行常规乳房 X 线照片的年龄范围内,那么应该继续按照推荐时间表进行这种检查。以下关于隆胸手术风险的部分讨论了填充物破裂 / 泄漏以及侦测方法。"

而在《激光视力矫正手术知情同意书》中，医生则是设定了一些容易混淆且非常重要的问题进行"患者理解测试"："医生已经向我解释老花眼现象，并且我对解释很满意，我认识到40岁之后我可能需要佩戴老花镜"。

（十）医生应当给重大择期手术患者"后悔期"

我们都有过类似的经验，即面临人生重大决策时往往会左顾右盼，犹豫不决。这是人之常情。重大择期手术往往会对患者的生理、心理乃至社会关系产生重大改变，所以应当给予患者一个充分理解、消化医生告知的时间，并允许患者在治疗方案和替代治疗方案间进行抉择，即所谓的"后悔期"。例如在《牙科麻醉及植入手术知情同意书》中，医生明确书面载明："请把本说明说书带回家仔细阅读。将有关15段中提及内容的问题记下，并在下次预约见面时带回我事务所，并在在第三页签字前与医生一同探讨您的问题。"

（十一）医生应当培养"学习型的患者"

可以说，伴随着互联网技术的兴起和普及，医生对医学专业知识垄断的时代已经结束，越来越多的患者在咨询医生之前或之后多会自己通过互联网寻找答案或相关知识。这也往往是医生不适应，甚至于非常反感的患者。与其抵触这样的患者不如接纳和引导这样的患者，并将其培养成为"学习型的患者"。在重要的手术、特殊检查和特殊治疗前，医生可以在与患者进行重要谈话前先行给与患者一些自己审查、筛选后的"学习资料"，其目的是让患者先对手术治疗相关的知识有所了解和认知，这样会更有利于与患者的交流和沟通，而且会节约医生的很多时间，让患者更容易理解医学专业问题。

（十二）医生应树立三维医学模式下的临床告知意识

例如在《局部麻醉知情同意书》明确载明："为了您自身安全，请询问主治医师是否可以：骑自行车、开车或驾驶其他交通工具；操作机器，包括烹饪器材；饮酒、服用其他精神类药物或吸烟。此类物质可能与麻醉剂发生反应。"

再比如在《男子女性型乳房症手术知情同意书》中明确预见性的告知了手术后相关心理与社会可能对手术的影响或带来的风险："术后亲密关系：手术包含了血管开口的血液凝固，过多的活动可能会导致这些开口的破裂从而导致出血，血肿；过多的活动还有可能加快心率和脉搏导致额外的损伤、水肿进而需要以手术控制出血。在医生认为性行为安全之前，约束性行为是明智之举。精神失常和选择性手术：我们希望患者选择进行选择性手术是为了改善而不是达到完美。并发症和不完美的结果有时是无法避免的，这些都可能需要进行额外的手术，但通常会带来很大压力。请务必在手术前和你的医生坦率的探讨你以前患有过的严重的精神抑郁或精神失常。虽然选择性手术的结果可能会给患者带来心理上的好处，但是对于精神健康的影响却是不可预测的。"

（十三）医生应当尤其关注围手术期的风险和联络方式

例如在《硬膜外脊麻知情同意书》中，医生明确告诉患者围手术期可能发生的风险："麻木和无力将持续数小时。若需在此期间走动需他人搀扶。实施麻醉两周内若感觉麻木、无力、头痛或强烈背痛，须联系麻醉师。"

（十四）国内的知情同意书应补充关于健保和费用的内容

伴随着我国医疗卫生体制改革的深入，以及全民健保计划的推进和展开，我国的知情同意书也应效法国外做法，补充关于健保和费用的内容。例如在《男子女性型乳房症手术知情同意书》中医生就将健保和费用的情况进行了详尽的书面阐述："健康保险：大多数的保险公司并不对男子女性型乳房症手术这样的美容手术或者在手术中发生的并发症进行担保。因此，请仔细阅读保险签订者手册。大多数保险不涵盖二次手术及修复手术的康复费用。财务责任：手术的费用包含了手术所提供的各项服务的收费。总花费包括医师费用、手术用品、麻醉药品、实验室检测费用，也许还包括门诊费用，此项费用决定于在何处进行手术。根据手术费用是否在保险范围内，你可能需要与保险公司一同支付手术费用，并自行支付免配额和保险不涵盖的部分。所支付的费用将不包括用于美化或完成手术结果的额外手术的费用。如果手术发生并发症则或需要额外的花费。后续手术以及医院当日手术费用将由患者负责支付。签署本手术 / 疗法的知情同意书时，患者必须承认已经被告知手术的所有结果和风险，承担手术决定的责任和后续治疗的费用。"

（王　岳）

［ 延伸阅读 ］

1. 朱伟 . 生命伦理中的知情同意 ［M］. 上海：复旦大学出版社，2009.
2. 王岳，邓虹 . 外国医事法研究 ［M］. 北京：法律出版社，2014.

第6章

医生的说与听

"语言、药物、手术刀是医生的三大法宝。"

——希波克拉底

📖 播客

巧妙的回答

患者质问："医生，我和我媳妇同一天拔牙，我已经痊愈了，为什么我媳妇现在都没恢复？是不是你没有好好给我媳妇拔啊？是不是有什么猫腻？"

医生："您和您爱人虽然都是拔牙，但拔的不是一种情况的牙，您拔的是一般牙齿，您爱人拔的是阻生牙。您爱人的病情比您严重，所以愈合的时间也比您久。

"就像您和您爱人在同一所大学上学，但读的是不同专业，你读经济学，学制四年，您爱人学的是医学，要五年。四年到了，您已经完成学业，难道要去找校长投诉老师没好好教您爱人吗？放心吧，很快就会恢复的。"

患者："哈哈哈，那肯定不会，您这么说我就明白了，谢谢您！"

从古至今，人类用以沟通的工具和手段多种多样，如语言、文字、音乐、舞蹈等，其中应用最多、使用人数最多、表达内容最丰富的自然是语言。俗话说"良言一句三冬暖，恶语伤人六月寒"，这句朴实的俗语更道出了巧用语言的魅力所在。

医务人员应当善于运用语言沟通艺术，耐心倾听患者倾诉，达到有效沟通，使患者能够积极配合治疗，早日康复。

一、会说话是学问更是艺术

如何说话是有很多学问的，同样的事情，同样的话，同样的含义，颠倒一下次序，调整一下语气，或者换个场合，都会达到不同的效果。因此，谈话是艺术，沟通是学问。医务人员更要了解医患沟通中应当注意的问题。

（一）注重声音的表现力

在物理学中，声音是通过介质（空气或固体、液体）传播并能被人或动物听觉器官感知的波动现象，人们可通过声音感知对方的情感状态。在人际交往中，声音是沟通的途径和方式之一，直接表现着沟通者的情感与态度，影响着双方谈话的发展进程。一个人声音的状态决定着对方和你交谈的心情，好的声音是有吸引力的，让对方愿意倾听，愿意亲近，而不好的声音可能会直接把对方"拒之千里"。

声音的表现力体现在语音上，语音则包括音调、语速、音量以及控制情绪四个方面。

1. 音调　长时间使用一个音调会让人昏昏欲睡，但不停地从一个极端音调切换到另一个极端音调也会让人听起来不舒服。上扬的声调会使我们听起来不确定、缺乏自信。下降的声调听起来会更具权威性。所以在不同场合和不同环境下要使用不同的音调。

2. 语速　语速过快，就如同一堆词汇堆砌在一起，让人难以理解。而语速过慢，又会使人失去耐心，串接不起所讲的内容。语速与下列因素有关：

一是主题。例如，对于一个复杂的主题，我们需要给予听众更多的时间来消化所讲的内容，所以语速要慢。

二是听者。比如对年龄大的听众语速要慢；对于青年人要使用快慢结合的方式，让你的讲话更加活跃有效。

三是为了清晰而强调。为了使我们的表述更加清晰而强调时，我们可以放慢语速，有时甚至可以留白，即突然停止不说，让听者思考，这样会让我们的表述更加清晰。

在与患者的沟通交流中，声音扮演着举足轻重的角色，因此医生需要注意合理正确地运用声音，从而避免一些不必要的医患矛盾。

首先，医生需要通过声音准确传递医疗信息。准确清晰的发音是保证患者正确接收信息的前提和基础，通过声音将患者的病情诊断、检查说明、用药事项等信息传递给患者的过程，实际上是对信息的编码过程，而患者的倾听就是在解码。要想正确解码，就需要编码过程的清晰无误。面对大量患者的反复提问，许多医生在回答患者问题时会出现语速快、说话含糊的情况，而患者往往不能得到满意的答案，进而会要求医生重复回答，或直接认为医生的服务态度不好。因此，患者会气愤地选择投诉或在心中暗暗埋下不满的种子。

其次，医生最好保持不快不慢的语速。太快和太慢的语速都会给患者各种负面感觉。说话太快，患者不仅会认为医生敷衍了事，而且还不能准确把握诊疗信息；说话太慢，患者会对医生不耐烦，也会对医生的技术水平产生怀疑。

3. 音量　保持适中的音量会大大增加患者对医生的满意度。如果医生的音量微弱，患者听不清医生在说什么，医患之间的距离会被拉远；相反，如果医生的声音太大，除了让人耳感到不适外，患者会自然认为医生的服务态度不好，影响二者的进一步沟通。

4. 控制情绪　有数据表明，38% 的信息获取来源于说话的声调，55% 的信息来源于肢体语言，而只有 7% 的理解来源于语言本身。由此可以看出，语言往往掩饰我们的真正意图，而声音却不会撒谎。在面对患者时，不要求医生表现出热情与激昂，但可以通过声音的抑扬顿挫表现出自信以及对患者的关注，从而增加医患之间的信任感。一个温和、友好、坦诚的声音会使患者感到放松、亲切，减少彼此之间的距离。因此，医生应适时调整自己的不良情绪，用自己的责任心、精良的专业知识以及美好的声音形象来迎接每一位就诊的患者，真正做到为患者服务、使患者放心。

（二）语言沟通的原则

语言是交流的工具，是建立良好医患关系的重要载体。医护人员必须善于运用语言艺术，达到有效沟通，使患者能积极配合治疗。在语言沟通中，我们需要注意以下几个原则：

1. 掌握说话的时机　说话不论多少，掌握说话时机至关重要。孔子云："言未及之而言谓之躁，言及之而不言谓之隐，未见颜色而言谓之瞽。"这句话的意思是：话还没说到那，就急于发表意见，这叫毛毛躁躁；到了该说话的时候却吞吞吐吐、遮遮掩掩，这叫隐瞒；不看别人脸色，上来就说话，这叫做"睁眼瞎"。因此，要学会"挑对说话的时机"，每当你要表达意见之前，都必须先确定对方已经准备好，愿意听你说话。否则你只会浪费力气，白白错过了让别人接受你的意见的大好机会。既然我们得选择良好的时机，那什么时候开口才是最好的呢？其实要遇到最好的时机很困难，但是要遇到适于交谈的时机却不是难事。

📖 **播客**

创造谈话的好时机

医生："看病之前，我想知道一些您的个人情况。"

患者："您的意思是什么，大夫？"

医生："噢，比如您住在哪里？谁是您生活中的重要人物？您做何种工作？闲暇时喜欢做些什么？您知道吗？这些对了解您从而更好地治疗您的疾病很重要。"

医务人员在与患者谈话前，如果能够建立密切的信任关系，沟通就会达到事半功倍的效果。因此，在谈话的开始阶段，用一点儿时间询问一些患者的社会情况，可能会拉近你与患者之间的关系，而这时便是医患谈话的最佳时机。

2. 经常性赞美　生活中我们经常要赞美别人。真诚的赞美，于人于己都有重要意义，对患者尤其如此，要有悦纳的态度。能否熟练应用赞美的艺术，已经是衡量一个医务人员职业素质的标志之一。要注意实事求是，措辞得当。学会用第三者的口吻赞美他人。必须学会发现别人的优点，用最生活化的语言去赞美别人。用赞美代替鼓励，帮助患者树立自尊和自信。

3. 对不同的人说不同的话　每一位患者的文化背景、生活习惯、性格特点不尽相同，因此同样的病情，同样的诊断和治疗，针对不同的对象、不同的事情、在不同的时机，说话的方式也会不一样。

📖 **播客**

说者无心

一位来自农村的老年性白内障患者，眼睛一点儿都看不见了，在家属的陪伴下要求进行手术治疗，从而使视力有所恢复，达到生活自理、提高生活质量的目的。我对患者家属交代完病情，准备签署手术协议书时，这样提醒了一句："你们家老人的眼睛现在一点也看不见了，通过做白内障手术，起码能生活自理，比如上上厕所、吃吃饭……"就是这么一句话，说者无心，听者却有意，差点惹恼了患者家属。患者家属当时十分恼火地说："谁是上厕所吃饭的？都这么大的人了，你怎么说话的？"我十分内疚，赶忙道歉："对不起，我真的不是有意的！很抱歉没有说清楚。"事后，我与患者家属再次进行了沟通，取得了他们的谅解。俗话说，满嘴饭好吃，满嘴话不好说。由此可见，与患者沟通时，说话的次序甚至语调、语气不同，面部表情不同，都会产生不同的效果。

——张大勇　某医院眼科主任医师

（三）运用合理的称呼语

称呼语是医患交往的起点。称呼得体会给患者以良好的第一印象，为以后的交往打下互相尊重、互相信任的基础。

医护人员称呼患者的原则是：

1. 要根据患者身份、职业、年龄等具体情况因人而异，力求得当，若难以确定，也可征求一下对方的意见。

2. 不可用床号取代称谓。这种现象在目前国内的医院里非常普遍。由于患者周转很快，医务人员记忆名字确实有困难，但如医务人员对服务的对象姓名都难以说清，更何谈尊重对方。首先要避免直呼其名，尤其是初次见面呼名唤姓更不礼貌；其次要避免庸俗化称呼，如"老板""小姐"等；最后也不要使用歧视性绰号，如"胖子""瘦子"等。

3. 要注意上下、亲疏有别。在医患交流过程中，一般应运用正式场合称呼语，多使用尊称、泛尊称，如"张处长""李科长""孙先生""刘女士"等；当医患之间熟悉之后，可适当使用非正式称呼语，如"老王""小李"等。在医患交流中一般不提倡用辈分称呼，因为那样会对医生的权威性造成消极的影响。

4. 与患者谈及其配偶或家属时，适当用敬称，以示尊重。这种主动对患者示好的举动常常会非常容易得到患者的好感，令其感受到你的涵养、尊重你的言行。

5. 注意地域与文化背景。我国幅员辽阔，民族众多，同一称呼在不同地区含义会大不相同，要注意区别对待。例如，"老"在我国是尊称，对于年长的人冠以"魏老""张老"的称谓是非常尊重的。但是一些外国人却忌说"老"字，不服老，更不愿别人说自己老了。

请阅读微信公众号《医师报》文章（2014-11-28）《医患沟通中的语言艺术》，学习如何与患者沟通交流，掌握语言的艺术。

（四）交替使用开放式提问与封闭式提问

与患者交谈的目的之一就是获取与患者的疾病有关的信息。这些信息必须尽量准确、完整、与疾病相关。获得信息最明显、最直接的方式就是提问。开放式提问是心理咨询中使用的一种技术，是指提出比较概括、广泛、范围较大的问题，对回答的内容限制不严格，给对方以充分自由发挥的余地。反之，封闭式提问是指提问者提出的问题带有预设的答案，回答者的回答不需要展开，从而使提问者可以明确某些问题。

开放式提问能帮助医生获得大量信息，也能让患者讲他们自己的故事。应该尽量使用开放性问题，特别是在谈话开始的时候。例如"最近几天你感觉怎么样？"而封闭式提问让患者的回答方式没有什么选择，患者通常会回答"是"或者"不是"。例如"你今天感觉不舒服吗？"

开放式提问相较于封闭式提问具有很多优势。首先，医生可以在有限的时间内获得更多有关的信息；其次，患者会感到更主动，因此会更乐于与医生沟通交流；最后，患者可以说出他们对疾病的所有担心和忧虑，从而有助于医生的诊断。但是从另一个角度来说，开放式提问的方式也有不足之处，例如谈话时间长、谈话内容难以控制、患者可能谈一些无关信息以及记录患者的回答可能更困难等。

封闭式提问的不足在于医生获得的信息局限于所问的问题、谈话由医生控制而患者没有机会表达自己关心的问题和感受等。但是在某些特殊情况下，当患者没有告诉医生一些有必要获得的信息，或者患者因为害羞、内向、遗忘而不轻易说时，封闭式提问的价值就有所体现了。例如，一患者摔倒受伤后表现为一侧胳膊疼痛，医生就需要使用封闭式提问尽快弄清疼痛的位置以及胳膊是否能活动。

总而言之，在与患者交往时，主要采取开放式谈话方式，适时采用封闭式谈话。开放式提问使患者有主动、自由表达自己的可能，便于全面了解患者的思想情感。封闭式提问只允许患者回答是与否，这便于医务人员对关键的信息有较肯定的答案，有利于疾病的鉴别诊断。交流过程中可根据谈话内容酌情交替使用这两种方式。

年轻妈妈的抱怨

一位即将分娩的产妇，由于恐惧，加上宫缩阵痛、其他待产妇的呻吟，心情坏到了极点，痛不欲生。一位年轻的护士熟视无睹地走来走去，还不时地训斥道："叫什么叫？！还生不生了？生孩子还怕疼啊！"而一位年纪大的护士径直走来，轻轻地抚摸着这位待产妇隆起的肚子，同情地说："再忍一忍，过了这一关，做了妈妈就好了。"

正如这位即将分娩的产妇所说："当时我多么需要一句安慰的话啊，哪怕是一个同情的目光。可是护士的训斥使我烦透了这些同样是女人、同样要生孩子的'白大褂'，而那位年纪大的护士所说的话和她那同情的眼神却让我感动万分，让我记一辈子。"

——贾晓云　待产妇

（五）多用礼貌性语言，忌用生冷性语言

在医患交往中，使用礼貌性语言有助于保持良好的医患关系，使诊疗在平和的氛围中顺利进行，避免发生误解或引起诊疗的失败。使用礼貌性语言会让患者感到亲切愉快，而使用生冷性语言则让患者感到不舒服、难以接受，甚至反感气愤，引发矛盾。医护人员是使用礼貌性语言还是生冷性语言，不仅会对患者产生截然相反的结果，影响医患、护患之间的沟通，而且也反映了医务人员综合素质和思想道德水平的高低。

在医疗过程中，医患双方人格上是平等的。因此，在与患者接触中，要用尊重患者人格的礼貌性语言，切忌用严厉的、刺激的、凶狠的甚至侮辱性的语言与患者交流。例如，对病房护士普遍存在的不叫患者的名字而是"3号""4号"地叫床号的现象，大多数患者是敢怨而不敢言；临床实践证明，代之以"某某大爷""某某老师""某某女士"等礼貌性用语，医患关系则会融洽许多，而且对患者的治疗极为有利。广大患者到医院求医，不仅希望医生能治好生理上的疾病，也应该得到医务人员的尊重。说话态度上，应真挚诚恳，彬彬有礼，落落大方；语词选用上，要多用"请""您""谢谢""对不起""没关系"等礼貌性语言。俗话说"良言一句三冬暖，恶语伤人六月寒"，其实医务人员一句体贴安慰的话，来时一句"请坐"，走时一句"请慢走"，只言片语，开口之劳，都会使患者产生极大的信任和安全感，发挥最佳的医疗效果。

（六）多用安慰性语言，忌用训斥性语言

特鲁多的经典名言告诉我们：有时去治愈，常常去帮助，总是去安慰。安慰是医务人员在工作中必备的一项沟通技巧。医务人员对患者在病痛之中的安慰，其温暖是沁人肺腑的，所以医务人员应当学会讲安慰性语言，不仅会使人听了心情愉快，而且还有治疗疾病的作用。例如，对于刚进医院的患者，医生应当主动自我介绍："我姓王，是您的主管大夫，我的上面还有张主任，我们将一起负责您的治疗，有什么情况尽管找我，我解决不了，我会及时请教张主任。"护士也应该主动对患者说："我是您的责任护士，我姓张，有事情就叫我，不必客气。"医生在早晨见到刚起床的患者也可以说："您昨晚睡得怎么样？看您今天气色不错。"话虽简短，但患者听到后感到亲切愉快，这可能会使他这一天的心情都很好。

对不同的患者，要寻找不同的安慰语言。对牵挂丈夫、孩子的女患者，可安慰她："要安心养病，他们会照料好自己的。有不少孩子，当大人不在的时候会学得更加懂事。"对事业心很强的中年人或青年人，可对他们说："留得青山在，不怕没柴烧。"对于病程较长的患者，可对他们说："既来之，则安之，吃好，睡好，心宽，病会慢慢好起来的。"对于较长时间无人来看望的老年患者，一方面通知家属亲友来看望，另一方面对患者说："您住进了医院，有医护人员的帮助，您的家人们就放心了。现在社会竞争压力很大，他们工作也忙，过两天会来看您的。"

这些温暖的、亲切美好的安慰性语言，不仅能患者得到心理上的满足，消除疾病带来的焦虑、恐惧等，而且能增加他们对医务人员的信赖和战胜疾病的信心及力量，强化治疗效果。假若医务人员缺乏情感，冷若冰霜，动辄训斥患者，只会使患者心情更紧张、郁闷、悲观失望，加重病情。

（七）慎用保护性语言，忌用刺激性语言

保护性语言主要是对一些预后不良的患者采取适当隐瞒性的做法。在整个医疗过程中，医护人员要注意有技巧地使用保护性语言，避免语言不当引起不良的心理刺激。对不良预后，在患者没有心理准备的情况下，不宜直接向患者透露，以减少患者的恐惧，可以先与家属沟通。有时为了得到患者的配合，告知预后实属必需，也应得到家属同意和配合，并注意方式和方法。刺激性语言会给人以伤害刺激，从而通过皮质与内脏相关的机制扰乱躯体的生理平衡。如果这种刺激过强或持续时间过久，甚至可引起或加重病情。

虽然医学理论和技术发展迅速，但目前尚不能治愈或完全治愈的疾病依然有很多，为使患者在有限的生命中愉快地度过一生，使他们心存希望是一个重要的因素。正如一位名医所说："面对不确定时，希望没有什么不好。只要心存希望，你就是那唯一的幸存者。"因此，酌情向患者保守病情秘密，给患者生的希望，是医务人员的神圣职责。保护性语言就是要"假话真说"，说得患者心服口服。目的是避免患者受到不良刺激，提高治疗信心，增加对医务人员的信任，以配合对疾病的治疗。刺激性语言，或者医务人员语言不慎，用语夸张，过度渲染患者的病情，都有可能增加患者的惧病心理，导致医源性疾病，使语言行为充当了道德失衡的工具，这是医德所不允许的。

医疗语言要审慎，这是医务人员所必备的医学伦理素质和不可缺少的道德修养。现代医学模式下，医学行为不仅包含着对医疗技术的审慎选择，还包含着言语交流的审慎使用，而且保护性语言本身就承担了心理辅导与治疗的部分功能。当然，保护性语言的使用应依不同的情境，因人而异。这就要求医务人员在与患者交谈时，务必审慎地使用医疗语言，以尊重患者人格、保护患者、促进全面健康为基本道德原则，给患者以温暖和信任。

二、学会倾听，让沟通更顺畅

沟通分为两个部分，一部分是讲话，另一部分是倾听。这两部分看似有些对立，实际却是相辅相成，当我们在讲话的时候，就没办法倾听，当我们在倾听的时候，讲话就不合适。因此，在实际沟通中，倾听与讲话同样重要，甚至倾听更加重要。古希腊哲学家德谟克利特曾经指出："只愿说而不愿听，是贪婪的表现。"

倾听，是医患之间有效沟通的必要组成，以求医患双方思想达成一致，诊疗顺利进行。医务人员应当学会成为倾听者，作为患者真挚的听众，虚心、耐心、细心、诚心地为诉说者解开心中困惑。

📖 播客

啰嗦的王老师

某三甲医院医患办接到了这样的一封表扬信。患者是某高校的一位中年女老师，姓王，住在神经内科病房，某一天晚上王老师突然感到焦虑、烦躁。她走到医生办公室，怯生生地询问大夫是否有时间看看自己的情况。一位年轻的医生马上给王老师进行一系列的检查，确认身体没有什么问题后，耐心询问王老师的心理感受。王老师像抓住了救命稻草般不停地向该医生诉说自己内心的焦虑，该医生不仅耐心倾听，还向王老师提出自己的看法，尽全力消除她的顾虑。一眨眼 2 小时过去了，王老师心中的烦闷消解了一大半，她不好意思

地对医生说："我真是太啰嗦了，但是你能听我讲这么多，我真的特别感动，我现在心里感觉好多了，太感谢你了。"王老师在表扬信中这样写道："医生的耐心倾听能够给患者极大的安慰，能够不断拉近医患之间的距离"。

（一）倾听的重要性

倾听是沟通过程中最重要的一个环节，是一个视觉、听觉并用的过程，是思想、情感、信息兼收并蓄的过程。倾听不仅仅是听，它必须以听为基础。首先，倾听必须是人主动参与的。在倾听的过程中，人一定要对倾听的内容有所思考和理解，并能够给予相应反馈。其次，倾听一定要有视觉器官的参与。闭上眼睛的听，或者目光不聚集在对方身上的听都属于无效的听，并不能算作倾听。因此，我们可以认为倾听是：在对方讲话的过程中，听者通过视觉和听觉的同时作用，接受和理解对方思想、信息及情感的过程。

在沟通的四大媒介（听、说、读、写）中，花费时间最多的是听别人说话。有人统计：工作中每天有 3/4 的时间花在言语沟通上，其中有一半以上的时间是用来倾听的。由此可见倾听在人际交往中扮演着十分重要的角色。

第一，在医患交流中，倾听可以使医生获得重要的信息。通过倾听患者的主诉，可以更好地了解患者的病情发展史、家庭情况、遗传史、患病的感受等，从而帮助医生对患者做出及时、准确的诊断。此外，在沟通中，有许多有价值的信息往往是患者无意间说出的，但是对于医生来说却很有可能成为诊断的突破口。若没有通过认真倾听抓住这些重要信息，很有可能造成医生错误判断。因此，有时听比说更重要。

第二，认真倾听可以了解患者的真实想法。在医生的实际接诊中，难免会遇到害羞或内向的患者，不愿主动说出重要病情，时刻处于医患关系的被动状态。面对这类患者，更需要医生学会倾听。通过倾听患者叙述时的语音、语调，仔细观察患者的面部表情、肢体动作，对患者循循善诱，从而挖掘患者想要隐藏的重要病情信息，为进一步的诊断打下基础。

第三，倾听有助于获得解决问题的重要方法。医生可以通过倾听找到更适合患者的治疗方法，避免到处碰壁，延误病情。此外，随着社会压力的不断增大，患者"心病"愈发严重，包括退休在家的独居老人，这类患者往往不需要具体的治疗方案，却有实际的病情表现。面对这种情况，认真倾听患者叙述的医生更容易解决患者的实际问题。因为这类患者大多数情况下需要的只是一个认真的倾听者，当他们诉说出内心的不满与痛苦，问题便随之解决。

第四，倾听是融洽人际关系的一种有效方法。心理研究显示：人们喜欢善听者甚于善说者。实际上，每个人都喜欢表达自己胜于欣赏别人。因此，如果你能给对方一个发表意见的机会，让其尽情地抒发自己的感情，他们会立即觉得你是一个值得亲近、可以信赖的人，人与人的关系便是这样拉近的。反之，如果你在听别人说话时东张西望、心不在焉，或急于表达自己的见解，必然不会成为一个受对方欢迎的人。

第五，认真倾听可以激发对方的谈话欲。卡耐基曾说："专心听别人讲话，是我们给予他的最大尊重、呵护与赞美。"倾听是我们对别人最好的尊敬，很少会有人拒绝接受专心倾听所包含的赞许。正因为如此，被倾听者才能够更有兴趣地继续自己的话题。在医患沟通中，只有善于倾听的医生才能更加全面地了解患者的情况。

（二）倾听的原则

倾听有以下七大原则：

（1）倾听时一定要凝视说话者，但眼睛不能长时间直视对方。

（2）和对方谈话时，应当稍稍向对方前倾。

（3）向对方表示你关心他说话的所有内容。

（4）专注对方所讲的话题，不能心不在焉。

（5）不要中途打断对方，让其把话说完。

（6）配合对方的语气，提出自己的意见。

（7）掌握时机提出问题。

（三）有效倾听的方法

1. 刻意少说多听　苏格拉底说过，上天赐给每个人两只耳朵，一张嘴，就是要求人们多听少说。费斯诺定理中也强调，人应该多听少说，说得多了，就成了做的障碍。少说话不是不说话，只是我们很多人，在需要用心倾听别人的讲话时，仍然说了太多的话。基于此，我们要控制住自己，避免自私地抢夺话语权，或者强行转换话题，说自己想说的内容。医务人员在与患者沟通时，耐心倾听患者的主诉以及对于治疗的期望值，可有效判断患者病情，从而制订更有针对性的治疗方案。

2. 排除外界干扰　医务人员与患者沟通的场合大多在公共区域，诸如门诊、病房或者是病房的医生办公室等地。由于在公共场合，因此环境大多嘈杂，会影响谈话内容、谈话情绪和沟通效果。医务人员在与患者谈话时一定要克服外界对自己的干扰，全身心地投入到交流之中。比如应当找相对安静的环境，同时将手机调整到静音等，从而摆脱导致注意力分散的因素，更好地做一名倾听者。

3. 不要随意评论　一个优秀的倾听者善于在恰到好处的时机做出反馈，这就要求我们不要不合时宜地插话。我们都知道，随意打断别人的说话很不礼貌，同样的，随意地评论别人也会很不礼貌。尤其是在别人还没把事情全部讲完的时候，千万不要过早地点评，只有当我们听明白了对方所讲的全部意思之后，才可去评论。这样一方面不会出差错，另一方面也会更加公正客观。

（四）学会倾听的小窍门

1. 听出重点　现实生活中，有许多人讲话比较随意、缺少条理，也有一些人讲话的时候重点不够突出、喜欢随意发挥，因此，在听这些人讲话时，就需要我们在自己的脑海里对其所讲的内容进行快速梳理，以便从中发现其讲话的重点内容，并加以关注和记忆，做出及时、必要的反应。

首先，要学会从讲话者的表情变化中看出重点。如果讲话者的表情变得严肃、凝重，那么他可能要开始讲一些重要的话了。

其次，要学会从其他听众的身上看出重点。如果大家都开始做记录、都突然认真地在听，这时你就要对讲话者的话语格外关注了。

最后，要从讲话者的语气、停顿和节奏中发现重点。一般情况下，讲话人在讲到重点内容时，都会使用较重的语气、较长时间的停顿、较慢的节奏，有些人还会多次重复。

比如患者在讲述自己病患不适的时候，可能会对全身的不适症状都做出描述。

2. 听出弦外之音　当有些话不好意思直接说出口的时候，人们讲话就会绕来绕去，此时，我们就需要从他的话语中去体会他的真实意思。也有一些人习惯用比较委婉的方式与人沟通，这种人不论讲什么事情都不喜欢直来直去、有一说一，这也需要我们听出他们的话外之音。

中国人有一段典型的对话：

"咦，你今天怎么有空到我家里来了？"

"这不好长时间没见你了，来随便坐坐。"

听到这些话的时候，你就应该知道对方很大可能都不是没事随便来坐坐的。在医疗纠纷中，很多患者会说："我不是来要钱的，这根本就不是钱的事，我就是想要个说法。"

如果有人讲话的时候停顿较多、语气词和感叹词较多、字斟句酌，这可能说明他没有讲出自己心里想说的话，他现在对你说的十有八九与他心里想的是不一致的。例如：

"李师傅，我想向您征求一下您对我个人的意见。"

"嗯，这个嘛，我觉得吧，嗯，你这个人虽然来单位的时间不长，但各方面吧，还真的是表现得不错，我个人呢，对你是真没什么意见。"

3. 听完整 只有完整地听完对方所讲的话，我们才有可能正确地理解对方的意思，也才能够进行正确的判断并做出正确的反应。

医务人员在给患者诊疗的过程中，不仅要通过客观检查资料判断患者疾病，更要结合患者的临床症状。如果医务人员贸然打断患者的陈述，不能完整倾听患者的讲述，就有可能对患者的病情了解不够全面，甚至造成漏诊或者误诊。因此，充分倾听患者的完整表达，才能对疾病做出正确的判断。

4. 给对方良好的感觉 "倾听"是指倾尽全力听，要给人一种"倾尽全力"的感觉，单靠耳朵是不可能完成的，因此，"倾听"是全身性的一种表现，要通过你的态度、表情、体态等来告诉对方你正在认真地听他讲话，只有这样，你才会让对方产生与你谈话的愉悦感。

（1）合理地变换表情：在倾听时，倾听者的心情要随着倾诉者心情的变化而变化。当患者诉说忧伤时，医生的表情要严肃深沉，表示正在分担患者的痛苦；当患者情绪高涨时，医生应报以微笑。

（2）适时地插言：如果在倾听过程中，有未听清的地方或者不明白的地方，亦或需要得到更多的信息，都可以在合理的时机打断患者，询问清楚。如此一来，不仅可以使患者知道医生的确在认真听他讲话，而且还有利于医生有效地进行倾听。

（3）用合理的行为回应对方：在倾听时，医生要多使用短促的目光接触。一般而言，目光接触次数多少、时间长短及目光转移等，都能反映双方对会谈的兴趣、关系、情绪等许多方面的问题。在临床上，一般需要医生对患者使用短促的目光接触。此外，也需要医生多展现赞许性点头或少许的肢体接触，从而使患者感到医生的关注。

（4）要表现出适当的体态：医生在倾听患者诉说时，最好能够上身前倾，表示认真倾听。不要背靠椅背，也切勿双手交叉于胸前，这类动作会使患者认为医生不愿意倾听或时刻准备打断话语。

请阅读微信公众号《健康中国》（2015-04-21）文章：《医患沟通心理学——倾听与信任》，学习倾听技巧。

三、医生不该说的话

早在 1989 年，世界医学教育联合会发布《福冈宣言》指出："所有医生都必须学会交流和人际关系的技能。缺少共情（同理心）应该看作与技术不够一样，是无能的表现。"而传统医学教育都希望将医生培训成为绝对理性、冷静干练，甚至于准军事化的特殊职业群体。所以，在传统的医学教育过程中，老师往往要求医学生必须与患者保持"职业距离"，防止和避免发生"移情"。这些年各大医学院校纷纷开设了"医患沟通"方面的课程，可见这一落后观点在中国今天的临床医学教育中已经引起重视。其实绝大多数医患纠纷是由沟通不当造成，其中一个突出的现象就是医生们"不会说话"，不擅长了解和捕捉患者"需求"。在此我们建议医生不该说这么 10 句话，从改变习惯用语做起：

1. 啥事？（哪儿不舒服？）

[反面举例]

医生："啥事？（哪儿不舒服？）"

患者："……"

[分析解释]

医生在门诊见到患者往往喜欢以啥事？（哪儿不舒服？）开场，这是非常不礼貌的做法。当我把患者叫进来之后，我通常会用一个开放式问题开场。如果是初次见面，医生应该先做自我介绍并请患者坐下，一般会问："我能帮你什么？"最有效的一个技巧，就是不打断患者，让他们先讲够 1～2 分钟，即使你觉得自己时间非常紧张。

[正面建议]

医生："我是内科的王某某医生，我能帮你什么吗？"

患者："……"

2. 不知道。（没有办法。）

[反面举例]

患者："医生啊，我什么时候可以住院？"

医生："不知道。"

患者："这个检查能快点吗？"

医生："没有办法。"

[分析解释]

"不知道""没有办法""不可能""做不到"等等此类用语都应该成为医生的"禁语"。因为一句"不知道"或"做不到"，让患者感觉的是医生对自己的冷漠和漠不关心。患者对医生的信任感荡然无存，实际上医生在给自己与患者日后的交往制造麻烦。

[正面建议]

患者："医生啊，我什么时候可以住院？"

医生："我帮你了解一下。"

患者："这个检查能快点吗？"

医生："我看看能不能帮您尽量加快些。"

3. 这事不归我管，你问别人吧。

[反面举例]

患者："医生，你看我这个化验单该在哪里检查呀？"

医生："我不管这事，你问别人吧。"

患者家属："医生，你看我爸是不是该换药了？"

医生："我不管你爸，你问你自己的医生。"

[分析解释] 可能由于医生的一句"这不是我管的事"，患者就要跑很多冤枉路，这看似是一件小事，却会严重影响患者或家属的就医体验和感受，而这些琐事引发的气愤可能会积蓄下来，最终发泄给医务人员。所以，医务人员要有"帮助患者"的意识，要有团结互助的团队意识，切不可"事不关己高高挂起"。

[正面建议]

患者："医生，你看我这个化验单该在哪里检查呀？"

医生："我帮您看下啊……"

患者家属："医生，你看我爸是不是该换药了？"

医生："我帮您问下负责医生，他更了解你爸爸的情况。"

4. 你没看到我正忙着呢，在外面等着。

[反面举例]

患者："医生，我想问下……"

医生："你没看到我正忙着呢，在外面等着。"

[分析解释]

希波克拉底告诫，医生应像尊敬自己的父母一样，尊敬那些传授行医之术的老师——患者。可见两千余年前，西方医学之父就告诉我们"尊重"对于医患关系是何等重要。只有学会去尊重患者在先，我们才可能赢得患者对我们的尊重与信任。医务人员也应当建议医院管理者通过叫号系统、遥控碰锁、免打扰提示牌等技术手段减少此类事件的发生。

[正面建议]

患者："医生，我想问下……"

医生："抱歉，您先在外面等一下，我先给这位患者看完病好吗？谢谢。"

5. 你是医生还是我是医生？你要不信我，就不要找我看。

[反面举例]

患者："医生，我听说是不是用激素治疗不好啊？"

医生："你是医生还是我是医生？你要不信我，就不要找我看。"

[分析解释]

传统"家父式医患关系"，医生基于身份与患者之间形成信任，所以医生的身份使其具有不可撼动的绝对权威。然而，随着社会的发展与进步，随着患者受教育水平的不断提升，特别是互联网技术的普遍应用，医务人员对专业知识垄断的时代结束了。如果想构建和谐的医患关系，不能再靠"身份"维系信任，而必须靠"尊重"，并通过与"学习型患者"分享专业知识，充分互动沟通，在共同参与下形成最终临床决策。

[正面建议]

患者："医生，我听说是不是用激素治疗不好啊？"

医生："你说的很对，激素使用确实会有副作用。其实，所有药物都是有副作用的。我会权衡你的病情，严格把激素的使用剂量控制在合理范围内的。"

6. 这手术非常简单，我保证术后会比现在好。

[反面举例]

患者："医生，这手术有啥风险吗？术后效果会怎样？"

医生："这手术非常简单，我保证术后会比现在好。"

[分析解释]

医疗行为从法律上被称为"手段行为"而非"结果行为"，也就是说医生永远不能对医疗行为的结果做出承诺，而仅能对医疗行为的手段做出承诺。所以，哪怕是再简单的手术，医生也不能对治疗结果做出保证和承诺的，否则一旦治疗结果不佳，很容易被患者或家属认为"被欺骗"了，非常容易激化医患矛盾，引发纠纷。

[正面建议]

患者："医生，这手术有啥风险吗？术后效果会怎样？"

医生："这手术确实不属于高难度手术，我们科也开展很多年了。但任何手术都是存在一定风险的，因为医生以外的很多因素都会影响最终手术效果，所以医生是不能保证手术最终结果的。当然，我们一定会尽全力的，让我们一起努力争取一个最好的结果。"

7. 你来晚了，没治了。（我也没办法了。）

[反面举例]

患者："医生，你看我这病严重吗？"

医生："你来晚了，没治了，我是没办法了。"

[分析解释]

医生尽管说的都是实话，但是作为医生应该给患者以希望，特别是如果从"帮助患者"的角度去审视医生的职责，而非局限于"治病救人"的狭隘职责范围，医生就一定能想出帮助患者的办法来……医生要让患者或家属知道医生和他们一起在共同进退，你不孤单，我们医生会帮助你的。如果医生对患者说"我也没办法了"，患者就如同被宣判了死刑，那会让患者内心更加痛苦甚至绝望。

[正面建议]

患者："医生，你看我这病严重吗？"

医生："你的病情确实比较严重，但是你放心，我有办法帮助你的。"

8. 说了你也不懂，你只需要信任我，其他你都不用管，按我说的做。

[反面举例]

患者："医生，我想问一下……"

医生：(打断患者的询问)"说了你也不懂，你只需要信任我，其他你都不用管，按我说的做。"

[分析解释]

如前所述，伴随着社会进步，"家父式医患关系"必然要被"朋友式医患关系"所替代，所以我们不应当抱怨没有时间，不应当抱怨说了患者也不懂，而应当积极、主动地改变我们与患者沟通的方式，更多地去运用多媒体课件、VCR 录像、Flash 动画、App 应用软件提高教育患者的效果和效率，使得患者与医生在与治疗相关的专业知识方面缩小认知差距，杜绝重大误解现象。

[正面建议]

患者："医生，我想问一下……"

医生：(不打断患者的询问)"您问的问题非常重要，我这里有个鼻窦的塑料模型，我给您演示下这个手术是如何操作的啊……您还有其他什么问题吗？"

9. 我该说的都说了，你看怎么治吧？

[反面举例]

医生："我该说的都说了，你看怎么治吧？"

患者："……"

[分析解释]

这些年，为了减少眼前的纠纷，医疗行业往往以"消极保护"思想去应对眼前的问题。个别医院已经将《手术同意书》改名为《手术志愿书》。再仔细看看患者签字栏，几乎都以"要求"二字开头，"要求切除双侧卵巢""要求输血小板"……你会发现《手术志愿书》和"要求"并不能减轻一丝医务人员对患者应尽的法律责任，反而会令医患关系变得对立、疏远、甚至冷漠……

[正面建议]

医生："我把您的病情和可以选择的三种治疗方案都说了，您有什么还不太懂的地方吗？"

患者："医生，我懂是懂了，但是我还拿不定选择哪种治疗方案。你如果是我，你选择哪种啊？"

医生："结合病情和您的经济状况，我个人比较倾向于您选择保守治疗，先不一定着急手术，我们再观察一段时间看看，您说呢？"

10. 他们科的医生怎么能这样呢？嗨……

[反面举例]

患者："医生，我爸在急诊是不是应该早些做个脑部 CT 检查呀？"

医生："他们科的医生老出问题，我不看都猜得到。他们怎么能这样呢？嗨……"

[分析解释]

要以维护患者利益和社会利益为基本点。维护患者的健康和生命是医学职业的天职，在医疗活动中每一位医生在与同行的关系中要坚持平等、公正的原则。在评价同行医师的品格和能力时首先要客观、诚实，既不能包庇和袒护同行，也不可诋毁和以不正当手段损害同行的工作，更不能因此而损害到患者的利益；其次，医师与同行之间应在人格上相互尊重，彼此对立，在专业上相互学习，彼此支持，并且也应该相互监督。

[正面建议]

患者："医生，我爸在急诊是不是应该早些做个脑部 CT 检查呀？"

医生："因为我不清楚其他医生做过怎样的治疗，当时是在具体怎样的情况下，所以我不能草率地对医疗细节做出任何评价。但是我会尽力帮助你们完成后续治疗。"

医生应该"控制情绪，管住嘴巴，微笑服务"。患者来到医院，如果看到医生板着面孔，估计连病都不想看了，甚至在内心抱怨自己倒霉，赶上这么个冷血医生。在医患沟通中最初的"七秒钟"，尤为重要，可以说起着决定性作用。有些患者确实很固执，但是你一定要忍，因为你是专业人士，你要把这些少数固执的患者视为一种"考验"。到了最后，患者往往会说一句"这个医生，不错！"这句话一定会让你很开心。为了最终的这一丝幸福，我们要有耐心去经历这种"考验"。

四、总结

古希腊医学家希波克拉底说："语言、药物、手术刀是医生的三大法宝。"可见，语言作为人类交流思想和表达情感的工具，在医疗活动中有着特殊的作用。医务人员学会说话、耐心倾听，在医疗工作中具有十分重要的作用。有效的沟通需要用心来交流，沟通不仅仅是简单的谈话，而且是借助说与听来进行思想及情感交流的过程。通过有效的沟通，可建立良好的医患关系，提高医疗质量，减少医疗纠纷的发生。

（陈 伟 赵 双 王 岳）

[延伸阅读]

1. 杨育正. 在我离去之前——从医师到患者的生命告白. 光明日报出版社，2016.
2. 中国医学论坛报社. 死亡如此多情. 中信出版社，2013.

第7章

临床交流技巧

以"患者为中心"是我们与患者沟通能够成功的关键。

具有崇高医德的医生更愿意主动与患者交流，更容易与患者交流，更愿意学习和提高临床交流技能，在困难的情况下更能够勇于与患者交流。临床交流中人文关怀的流露能够体现出令人惊讶的魔力、展现医生的人格魅力、消除隔阂、增进信任、促成共识，具千金难买之力，且无需任何金钱投资。

临床交流是在医疗卫生和保健工作中，医患双方围绕伤病、诊疗、健康及相关因素等主题，以医方为主导，通过各种有针对性和全方位信息的多途径交流，科学地指引患者伤病的诊疗，使医患双方形成共识并建立信任合作关系，达到维护人类健康、促进医学发展和社会进步的目的。医生的服务对象是人，人是个复杂的个体——有血有肉有情有感。因此，医生在治疗疾病的同时，还肩负着心理疏导、安定情绪、传授医学知识、介绍病情等责任，这些都需要良好的临床交流能力才能完成。另外，临床交流的好坏还会影响疾病的治疗效果，良好的临床交流不仅会促进患者的依从性，而且会增强患者战胜疾病的信心，达到良好的治疗效果。相反，患者对诊疗有怀疑、依从性差，则不利于疾病的诊疗。这就要求医生不仅要具有高超的医术，还必须具有爱心、耐心、细心和同情心。这也正体现了医学是一门自然科学与人文科学相结合的综合学科。

一、语言交流

案例

三句话说晕患者家属

一个年轻医生风风火火找到患者家属。第一句："你爱人的病搞清楚了，就是肿瘤！"家属一听就懵了，喃喃道："主任不是说可能性不大嘛？"年轻医生来了第二句："病理报告出来了，确诊没问题。"家属两眼发直凝视着他，这时大夫来了第三句话："腺癌，预后不好。"家属直接晕倒在地。

谈及临床交流沟通，流传最广的典型负面沟通案例是医生的"三句话吓死患者"："你怎么才来？""想吃点啥就吃点啥吧……""你早干什么去了！"说者无心，听者有意。患者满怀希望来就诊，就被当头泼一盆冷水。再坚强的患者，听到这话也会难以接受。正所谓"良言一句三冬暖，恶语伤人六月寒"，医患之间的沟通交流对于构建和谐医患关系的重要性不言而喻。

临床交流的主要方式是语言交流。这与其他类型的交流有着明显区别。患者处于求助者的弱势位置，存在紧张、焦虑、抑郁、恐惧、悲伤、易激惹的心理状态；医务人员处于帮助和拯救者的强势位置，具有先天的心理优势。因此，医生在与患者交流时应注意礼貌性、真诚性、规范性、逻辑性。医生的话要使患者能接受和理解，用词要通俗易懂，忌用大量医学专业术语。每个专业要根据自己学科特色，总结专业术语通俗化的替代用语，如"血液透析"就是用机器将血液中的毒素清理出来的治疗，"机械通气"就是用机器替代患者呼吸的治疗等。交流中，语言要简洁、明快、生动、重点突出，避免患者听得不得要领，不能理解医生讲的核心内容，同时要有深度、有特色，避免平铺直叙，有时还需有些幽默感，以减轻患者的紧张情绪。交流中的语气和神情，应伴有一定的感情色彩，因为谁都不愿意面对冷漠的人。交流中一定要注意观察并回应患方的非语言性暗示，避免无效沟通。如临床交流过程中患者眼睛发直，往往意味着他听不懂了，我们需要及时询问，"我刚才讲了什么？"如果患者若有所思，满面愁容，我们需要及时询问，"是有什么不明白吗？还是有哪些犹豫不决？"针对一些特殊情况，如告知患者身患绝症，应采用一些委婉的语言，避免上述案例发生的状况，有利于建立良好的医患关系，也更能展示医者的人格魅力和专业风范。

二、非语言交流

案例

医生为什么不看我

　　一天，其医院门诊的医患关系协调办公室接到了一名患者的投诉。"你们的那个医生太过分了！在整个接诊的过程中，医生都没有抬头看过我一眼，居然就把处方开出来了！我们千里迢迢坐火车赶到北京来看病，今天一大早不到6点钟就来排队挂号，等了4个多小时才好不容易轮到我！结果2分钟不到就把我打发了！还压根儿看都不看我一眼！更别提检查身体了！他这是嫌弃我们啊！他这是看不起我们外地人，还是看不起农民！？"

　　院方在处理此问题的过程中发现，医师记录了患者的主诉要点，用药非常对症，从诊断病情到处方都是正确的。这说明医师诊疗是没有错误的，但依然造成了患者的极大不满。

　　患者表示，这样的医生给我开的药，我不想吃，他看都不看我一眼，我很质疑他开的药是否对症，我不信任他。

　　在诊疗活动中，医生具备足够的专业技术、能够明确诊断并给出治疗方案还不够，患者除了救治的需要，通常还有感情方面的需要。由于环境陌生、病痛的折磨，接受陌生的检查与治疗，往往迫切需要他人（医务人员、家属和周围其他关系人）的同情与关心，哪怕仅仅是一个注视所传递的温暖。这是一种非常普遍的心理反应，如果得不到满足，在脆弱的情感作用下，极易激动发怒。鲁迅在《且介亭杂文附集》中曾说，"最高的轻蔑是无言，而且连眼珠也不转过去。"这也正是患者不良感受的原因。在诊疗过程中，一个同情的眼神，一句安慰的话语就可以传递给患者莫大的安慰和鼓励。即使没有言语，也能用神情传递。医务工作者必须不断地学习和磨炼这方面的技能。有研究发现，给予适当的身体接触，能使患者减轻焦虑和紧张等引起的疼痛，产生良好的心理和精神安慰。

　　通常，非语言交流主要借助于非语言符号，如服饰、眼神、表情、姿势、动作、身体接触的交流。通常我们工作中着装要端庄稳重，避免奇装异服；临床交流中要与对方有眼神的交流，传递关切、安慰和怜悯之情；坐姿要端正，表达关心时可适当身体前倾等。医生在与患者进行非语言交流时，一要注意尊重患者，让人感到态度亲切；二要适度得体，言行举止自然；

三要因人而异，对孩子要用孩子能接受的方式，对老人要用老人能接受的方式从而达到满意的交流效果。

请收看电视剧《心术》第 17 集，谈谈剧中顾小梅医生在接诊患者过程中存在的问题与改善。

三、交流的关键在于倾听

不同挂号费的内涵

"过去看门诊，4 元钱，挂的是普通号，普通门诊是既不让我说话，也不听我说话；14 元钱，挂的是专家号，专家门诊是能够让我说话，但还是不听我说话；100 元钱，挂的是特需号，特需门诊是既能让我说话，也能听我说话。"

——一名患高血压、糖尿病的离休干部

急救时的沟通

患者抢救过程中，医生征求家属意见："患者呼吸衰竭病情危重，是否做气管插管、机械通气，也就是用机器帮助他呼吸？"家属痛苦地问："怎么能不抢救呢！插管痛苦吗？"医生焦急地说："肯定痛苦！""很痛苦？那怎么办呢……"医生没有聆听患者家属询问中的潜台词，更加焦急地催促："再不插管就没有机会了！"结果匆忙地插管进行机械通气，最终预后不好——死亡，家属意见很大。

倾听是首要的沟通交流技巧，必须听清楚、听完整对方全部的意图，甚至要挖掘领会其潜台词，才不至于发生案例中的情况：家属反复询问患者是否痛苦，潜台词就是太痛苦就不插管了，因为我们国人说话比较"含蓄"，医生没有领会其真实意图，导致辛苦抢救，家属却意见很大。

通常"听"有五个层次：听而不闻、虚应的听、选择的听、专注的听，第五层是设身处地的倾听，也就是能站在说话者的立场、感同身受地去听。有效地沟通交流需要做到以下几点：①支持，与说话人保持目光交流，适当地点头或作一些手势、动作，表示自己赞同；②专注，不时发出"哦""嗯"声，会让对方感到在被聆听，有被尊重、被重视的感觉；③投入，通过一些简短的插话和提问，暗示对方你确实对他的话感兴趣；④回应，在适当的时候给对方一些反应，比如，当对方不知该用什么词表达时，医生可以用一两个字提示对方，当对方提出问题时，要给予回答。

1. 倾听的目的　给患者表达自己意见的机会，创造良好的气氛，使患者感到与你的沟通轻松且获得尊重。人际关系学家戴尔·卡耐基曾经说过，沟通的最高境界是："说要说到别人很愿意听，听要听到别人很愿意说。"因此，为了在医患沟通中尽可能全面地获得患者的信息，建立牢固的医患信任，医务人员的倾听便显得尤为重要。

2. 倾听的形式有反应式倾听和感觉式倾听　反应式倾听，即以表情或声音做出反应鼓励对方继续发表意见，连接词包括：是的……，对……是这样……，唔……嗯……。感觉式倾听（设身处地的倾听）即转述对方意见，引起共鸣，加深对方对你想听到的支持意见的印象，连接词包括：您的意思是……，换句话说……，能不能这样理解您的意思……。

3. 有效倾听的建议　将精力集中在交流者身上，让他感到很受尊重；不要妄下判断，从而深入了解对方和他想表达的意思；努力尝试用对方的眼睛看世界；用身体和眼睛投向说话者，使用肢体语言，比如微笑和点头，鼓励他继续讲。

四、交流的核心在于解释

案例

说明 = 医方解释 + 患方明白

外科手术前，医生向家属交代手术知情同意："患者现在是直肠癌Ⅳ期伴肝转移，我们要做一个姑息手术，解决肠梗阻的问题，同时也可以降低肿瘤负荷，但最终无法根治这一疾病，术中可能会出现麻醉意外、大出血，术后可能会出现感染……"家属已经听得两眼发直，只记住了手术可以解决当前患者难受得死去活来的肠梗阻的问题，于是签字手术。术后患者出现腹腔感染、脓毒症导致死亡，家属不理解而发生纠纷。

医生很气愤，明明都签知情同意书了，有什么不理解的？

研究显示，口头临床交流具有"漏斗效应"，即医生想说的内容为100%，医生实际说出来的内容为80%，患者听到的内容为60%，患者理解的内容为40%，而患者最终记住的内容仅为20%，患者真正能够执行的内容更只有5%。因此，必须耐心地进行解释，甚至多次解释，才能最大限度地减少信息丢失。北京清华长庚医院王仲曾说过，"只有说不明白的医生，没有听不明白的患者（或家属）"。在医患沟通中，应考虑两个问题：首先，你说了吗？你说清楚了吗？其次，他听了吗？他听明白了吗？

1. 解释分为三个环节　解释前，分析患者所知、所想、所需；解释中，清楚地向患者解释他所关注的问题；解释后，确保患者理解。

2. 解释中有七个技能　第一，是组块和核对。用多个小的信息单位来解释，同时与患者核实自己是否解释清楚。例如先解释病因，病因解释完之后，与患者核实是否解释清楚以核对患者是否理解，在确认患者理解后，接着再解释诊断、预后等问题；第二，是在解释问题时，尽量避免使用专业术语，要用通俗易懂的语言，同时应考虑使用在地化语言习惯，避免因表达习惯的不同而产生误会；第三，是提供诊断、治疗和预后的相关信息，适当多谈谈预后的信息。因为患者往往更关注疾病的预后，这涉及他们是否能够尽快回归家庭和社会，去行使一个丈夫、父亲、儿子和单位职工的职能；第四，是运用标志性词语，比如"记住三点……"，要把告知患者的一些注意事项尽量简化，尽可能概括成几条；第五，是回应患者的非语言性暗示。在解释问题的过程中，注意患者的情绪表达、面部表情，看患者是否有不明白的问题或者想了解更多的信息；第六，是总结，对刚才的解释问题过程进行简单总结，突出重点，以确保患者明白和理解。第七，最后要问患者一句话："还有其他问题吗？"给患者提出其他问题的机会，深度挖掘其潜在问题。

此饭非彼饭

　　一名患者到了手术日，来到手术室。麻醉医生接待了他，"之前管床医生给你讲过了吧，早上没吃饭吧？"患者连忙说："没吃！没吃！特意吃的肉丝面！"麻醉医生一脸错愕，说"啊？！那只能下午看情况再手术了。"患者十分不解地问，"为什么啊？不是你们说不能吃饭，我特意没吃饭，吃的面啊！"

五、交流的基石在于核实与澄清

难以承受的"医嘱"

　　一名农民工近期自觉头晕至医院就诊，测得血压 160/85 mmHg。
　　医生："您患了高血压，需要服药了。"
　　患者："大夫，我是农民工，没有钱，以前也从来没有血压高，除了吃药能不能有别的法子？"
　　医生："行，那你就先饮食控制一段时间看看。如果控制得好，就不吃药了，否则就得规律服药。"
　　患者："大夫，那我怎么控制？"
　　医生："少吃盐，少吃油，尽量少喝酒。"
　　患者："少吃盐是吃多少盐？"
　　医生："你每天盐的摄入量不超过 6 g。"
　　患者："那是多少？"
　　医生面对患者的反复提问，有些不耐烦："都给你说了就是 6 g，就是 6 g，怎么还问！"
　　患者见医生生气了，便灰溜溜走出诊室。回家后，到了一家超市买盐，一袋盐 100 g，买了 3 袋。患者遵照医嘱，每天吃盐 96 g，连续三天。之后由于实在口味太咸，无法忍受而至医院医患办投诉。
　　患者："你们大夫让我少吃盐，可告诉我每天吃 96 g 盐。这也太咸了！我实在吃不下去了！这到底是让我少吃盐还是多吃盐！"
　　医患办立即询问医生，医生决口否认让患者每日吃盐 96 g。经过双方核实，发现患者是将医生所说"就是 6 g"理解成了"96 g"，才导致了如此大的误解。

单向沟通的尴尬

　　医生为慢性阻塞性肺病患者开立了气道内吸入药物噻托溴铵，并告诉他使用方法：将药物胶囊放入吸入装置中，按压绿色键将胶囊刺破，药粉释放，用嘴唇包住吸嘴用力吸气即可。半个月后患者复诊，抱怨药物无效、病情加重，结果自行把药品丢弃了。
　　医师让他演示用药过程发现，老人唯独忘记按压绿色键这一关键步骤，也就是药物胶囊没被刺破，药粉根本没有释放便全部被抛弃。可惜，可惜！

　　在解释问题的后期有一项非常重要的技能就是核实与澄清患者的理解，避免无效沟通以至于发生信息的衰减，甚至导致误解或纠纷。"为了确定我已经解释清楚，请您用自己的话告诉我，通过这次谈话您知道了哪些信息？"让患者把自己理解的信息讲出来，看看是否真的理解清楚了。在我国台湾地区，为了更利于患者的理解，部分医疗机构及其医务人员将特殊诊疗活动的告知拍成了视频短片，让患方进行观看。在患者看过短片之后，通过反向提问的方式来确认患方是否充分理解。如请患方自己叙述自身病情、医疗措施、医疗风险以及替代医疗方案等内容，而由医生来判断患者是否理解，这样更有利于患者对医疗措施做出客观合理的预期和判断。通过视频与医务人员讲解相结合，核实确保患者的充分理解，充分体现了"以患者为中心"的医院管理服务理念。混乱迅速的传达、不充分的思考时间，或者缩减患者提问的机会，缺乏核实与澄清，都会影响患者对信息的理解。

　　负面信息的给予往往会导致相当范围的误解，因为在患者与医生的观点存在分歧的情况下，医患双方可能都没意识到，患者已经得出一个与医生想要表达的内容完全不同的版本。如果医生没有在给予信息之后核实与澄清患者的理解，则患者很有可能误解了医生的意思。这是目前大多数医疗纠纷发生的原因。患者不清楚诊疗的全部过程、不了解治疗存在的各种风险，做着近乎赌博的决策；而医方往往感觉很冤枉、很恼火，明明已经交代过，甚至获得签字知情同意，患者或家属怎么还来无理取闹！原因多为我们未对沟通的内容给予核实与澄清，患者事实上并未真正地理解。

六、交流的精髓在于肯定和共情

　案例

　　　　一个高中生"发热、咳嗽3天"就诊，就诊过程中妈妈叙述了患病的全过程，不断埋怨孩子"天凉不加衣服"。孩子一副无精打采、满不在乎的样子。医生及时打断妈妈的絮叨，让孩子自己介绍病情，并给予了肯定和共情："大冬天穿背心室外打篮球，身体够棒的！羡慕你呀！要是打球后立即穿上棉服就不至于感冒发烧了。现在挺难受的吧？我有一次也发烧到40度，死的心都有。听我的，回去按时按量吃我给你开的药，别发展成肺炎。听到没有？"孩子打起了精神，痛快地回答："好嘞，听您的！"

　　临床交流中适当给予患者或者家属肯定和共情非常有利于拉近医患之间感情，是建立良好医患关系的"利器"。

　　所谓肯定，其中有两层含义，一方面是在内容上的肯定，另一方面是在技巧上的肯定。

　　内容上的肯定，是针对患者正确的行为予以鼓励和支持，以促进其继续保持或加强。本质上就是"正强化"。斯金纳认为：人或动物为了达到某种目的，会采取一定的行为作用于环境，当这种行为的后果对他有利时，这种行为就会在以后重复出现；不利时，这种行为就减弱或消失。人们可以用这种正强化或负强化的办法来影响行为的后果，从而修正其行为。在医患沟通中，正强化就是对其肯定，负强化就是对其阻止，其中以正强化应用为多数。俗话说，"好孩子是夸出来的"，在医患关系中也同样如此。疾病的治疗不是医务人员单方的职责，而是医患双方共同的目标，必须共同为之努力，尤其更需要患方的主动与配合。因此，对于患者而言，正强化的效果要优于负强化的效果，二者应配合并以正强化为主。例如，医生面对糖尿病患者积极提高运动量和控制饮食而给予鼓励和表扬，医生为脑梗死后患者积极进行康复训练第一次站立而鼓掌等。

技巧上的肯定，是为了更好地实现沟通的效果，为了让对方更好接纳其观点而所采取的一种沟通技巧。此时的肯定并非真的肯定，而是为了后续表达内容的一种铺垫，用于先通过肯定缓解对方情绪、建立彼此的亲近感和共识。后续表达内容往往与之前的肯定存在差异，甚至是批评，但因为有了前段肯定的表态，则有利于对方接受不同意见甚至是批评意见，否则如果直接进行批评将难以让对方接受，也叫做"欲抑先扬"。在临床医患沟通中，存在大量"欲抑先扬"的情况，例如：

- 你的猜测有一定道理，但不全对，比如……（针对不充分了解医学，却对医疗存在错误理解的患者。）
- 你的想法和目标是对的，所以要有一个正确的方式，比如……（针对急于追求疗效，不遵医嘱，自行使用药品的患者。）
- 你的乐观心态很有利于疾病恢复，不过还需要认真的遵守医嘱。（针对对自身疾病满不在乎，过于乐观，对治疗手段不严格遵守的患者。）
- 你的孝心可嘉，不过还要多尊重老人意见。（针对不征求或不尊重病重老人意见，不顾后果和老人的痛苦感受，强烈要求医生盲目手术或有创抢救的家属。）
- 感谢您的信任，但不能轻视风险，比如……（针对在术前知情同意告知中不听医生风险告知，完全彻底信任医生的技术，相信手术一定不会有问题的患者。）

共情，是一种能设身处地体验他人处境，从而达到感受和理解他人情感的能力，也叫做同理心。其要求医务人员必须具备换位思考的基本技能。共情是人本主义创始人罗杰斯提出的，包含三个方面的含义：①借助对方的言行，深入对方内心去体验他的情感、思维；②借助于知识和经验，把握对方的体验与他的经历和人格之间的联系，更好地理解问题的实质；③运用沟通技巧，把自己的共情传达给对方，以影响对方并取得反馈。因此，在工作中，应避免时刻站在自己的立场，完全从自身医学知识出发而思考问题，而不设身处地站在患者的角度去思考问题。医务人员时常会对患者说，"我认为这是目前最好的治疗方法。""我认为这对你来说最合适。""我认为那些所谓的副作用都不算什么。""我认为你所担心的是多余的。""我认为你即使花这么多钱，但是值得的。""我认为你的情况不需要那么做。"……但这所有的表达均是"我以为"，而不是"患者以为"，因此这样所做出的决策便仅是医生的决策，而不是医患共同决策。只有医生站在患者的立场，体会患者的处境，理解患者的想法，结合自己的知识与经验，最终才能获得医患共同的决策。

📖 播客

共情背后的医患共同决策

如果我们将自己的身体比作商业战场中经营的事业，那么患者就处在董事长的位置，而医生就像这个企业的 CEO，是职业经理人的角色。

患者出资，会有各种朴素或非分的诊疗诉求、模糊的诊疗目标，而医生掌握专门的医疗知识和技能，应该通过共情与沟通帮助他们廓清那些模糊甚至糊涂的意念，建立明晰的疾病框架图、诊疗路线图。

临床医师决策，既不能全听"董事长"的，也不能全由"CEO"做主，任何一方的单独决策都是有缺陷的，共同协商才能补全缺憾，做出最明智的决策，求得主客两安。

——《最好的抉择》

七、纵观临床交流全过程

（一）开场

医生自我介绍，问候患者，表现出关心和尊重，认识患者及陪同人员，在交谈中称呼患者名字，坐下来与患者进行眼神的接触，不要背对着患者，只关注笔录或在电脑上进行记录，如果需要记录，需停止谈话再记录信息，保证注意力不分散，表现得自信和自如。

（二）主动倾听

仔细倾听并让患者知道你在倾听，用镜像反馈法来表明你听懂了患者的话，如"也就是说你觉得异常疲惫已有一个多月了。"表现出感同身受，如"当然，我能感受到你的痛苦……"

（三）采集病史

开始必须提开放式问题，目的是得到更多的信息或探索预料之外的发现。如"你最近感觉怎么不舒服？""你自己是怎样治疗的？"逐渐过渡到封闭式问题，如"胸痛时伴有胸闷吗？""是锐痛、烧灼痛，还是针刺痛？"从而达到精准定性的目的。最终使用延伸性的话，如"关于你的病情，还有什么要告诉我的吗？"不管患者说什么，医务人员都应维持一种沉稳可靠的声音。尽管医生很忙，说话的语速也不要过快，身体适当前倾并使用适当的语调向患者表明医生的关心，在一系列问题之后要总结以获得患者的核实。

（四）体格检查

告诉患者要做什么，解释可能出现的不适，如冷、疼痛和压迫感等。可通过口咽检查、胸背部听诊自然打断啰嗦患者的冗长陈述。

（五）谈论诊断、预后和治疗

注意语速和语调，保持一种冷静沉稳的声音，使用重复来强调，归纳为尽可能少的条目告知患者，通过让患者复述来核实他已理解。谈论过程中应注意患者反应，注意关于预后的信息表达，既不能过度保证预后疗效，也不能完全否认治疗意义，应尽量详细提供信息，供患者进行决策。

（六）总结并结束

如果预后较好，则提供比较现实的希望；如果预后不良，则提供能有效减少痛苦和改善生活质量的措施。最好给出精神层面的支持。还要给出清晰的随诊指导：什么时候服药、服多少、怎么服；什么时候复诊等信息。

八、总结

临床交流有许多技巧，医生所面对的患者各式各样，交流的方法也各不相同，这些都需要在临床工作中反复实践才能不断提高，要掌握这些技巧不仅需要虚心请教踏实学习，还需要自己勤学苦练细心揣摩。

[延伸阅读]

1. 郎景和. 一个医生的哲学［M］. 中国文联出版社，2002.
2. 奥斯勒. 生活之道［M］. 邓伯宸，译. 桂林：广西师范大学出版社，2007.

（周　明　郭　伟）

成为一名伟大的医生，意味着在技术上十分出色，同时对患者态度很好。

一、移情的含义

移情最初是心理治疗理论的一个用语。弗洛伊德最早提出移情现象并将这一概念运用到精神分析与心理治疗中。弗洛伊德提出，移情是指在精神分析的过程中，"患者在分析师身上看到了他童年和过去的某个重要人物的复活，因此把适用于这一模式的情感和反应转移到分析师身上"。也就是说，在心理咨询中，来访者会将早年对父母等重要他人的情感转移到咨询师身上，或者将过去与重要他人的人际关系模式重现在与咨询师的关系上。在心理治疗中，来访者对咨询师形成移情反应的原因主要是幼儿期与双亲等重要人物之间存在着未能妥善处理的人际问题。

虽然移情是指将自己以前对重要他人的情感转移到另一个人身上的过程，但是移情现象常常是无意识的，因此人们有时候会莫名对一些陌生人产生一种特别的好感或愤怒，其原因可能就是移情现象。

📖 播客

为什么患者没生气

一名刚工作的护士正在给病房里的一位老年患者输液，由于缺乏经验，做了几次静脉穿刺都没成功，而这位平时脾气暴躁的患者并没有生气，反而和气地安慰这位护士说"慢慢来，不要着急"。终于，护士成功地完成了输液操作。等护士离开以后，同病房的病友奇怪地问这位患者为什么今天脾气这么好。老人笑了笑说："这个护士的年纪和我孙女差不多，看见她我就想起了我孙女，也就顾不得生气了。"

这位老人由于很喜欢自己的孙女，因此看到和自己孙女年龄相仿的护士就产生了怜爱的情感，即便是护士的操作不尽如人意，也并不苛责。按照比较广义的定义，这种情况就是一种移情现象。移情现象既可能是消极的情感，也可能是积极的情感。由于移情现象的产生常常不被当事人觉察，因此很多时候人们会不了解自己为什么突然愤怒或者悲哀。对于医务人员来说，了解移情现象有利于理解患者的情绪和情感，以便准确地了解医患沟通中出现的各种状况，进而建立积极有效的医患关系。

移情现象并不仅仅局限于心理治疗中，也发生在我们日常的人际关系中，因为人们通常会努力通过早年关系经验的模板来解释自己的人际世界。移情也分为正移情和负移情。正移情主要是一类积极性的情感，如友好、顺从、信任、爱慕；负移情主要是一类消极性的情感，如敌意、厌恶的情感等。这些移情反应常常是以往在此类人际关系中的交往模式重新浮现的表现。

医生与患者的关系主要是照顾者和被照顾者、帮助者和被帮助者的关系，很像父母与孩子的关系，而孩子只有依赖父母的照顾才能生存下去。虽然有少数情况是患者把医生当成自己的晚辈来爱护，但大多数时候，患者容易把对父母以及其他重要人的感情转移到医护人员的身上，对于医生常会产生依恋性的移情反应。而对于父母或者重要他人，人们常常会比较期待强烈的爱的情感表达，这也是很多患者面对冷静而客观的医护人员时产生失望、不满情绪的原因。也就是说，患者心里把医生理想化为能够对自己呵护备至的父母，希望得到情感的呵护，而如果医生认识不到患者的这种移情反应，也就无法准确地回应患者，从而造成比较疏远的医患关系。而患者也可能因为得不到情感的回应而产生不满甚至怨恨，正所谓"多情却被无情恼"。

如果能够很好地利用这种移情反应，医生能够在情感上对患者进行回应，则会容易建立信任、友好的医患关系，从而有利于患者心理和生理的双重康复。

二、共情的含义

播客

医生需要有共情吗？

"在一次演讲结束后，一个女孩说她的父亲患了心脏病，但是没有选择我们医院就诊，因为听说我们医院没有共情，后来她直接问我：'Cosgrove 医生，你们克利夫兰医院教共情吗？'……在那一刻，我突然觉得也许我以前只是一个技术工匠。我意识到，我们必须做出改变。"

——克利夫兰医学中心，Cosgrove 医生

共情是指能够进入他人的心理世界，进而理解和分享他人情感的能力。医务人员的共情，主要指的是医务人员为了增进医患关系、促进诊疗有效性，而对患者建立的一种情感上的理解和认同。研究显示，那些愿意去体谅患者的感受、能够与患者进行情感交流的医护人员，其对患者的治疗过程更加顺利，医护人员的工作满意度也更高。而医护人员的这种投入情感、与患者分享情感的过程，也就是一种共情过程。

医务人员的共情能力，主要指对患者内在体验的理解能力，以及将这种理解传达给患者的能力。考查医务人员的共情能力主要包括三个方面：观点采择、共情性关注和站在患者的立场上。

观点采择是指从患者的角度去考虑问题，进而理解患者的情感、想法和意图。如当有的医生告知某种疗法是最佳方案而患者却犹豫不决的时候，很多医生就会觉得不太耐烦，不愿意去解释。如果这时候医生能够先不急于坚持自己的意见，而是先站在患者的立场，考虑一下这名患者会在生活、工作、情感等哪些方面受到影响，就会明白患者的犹豫不决是有理由的。这种感同身受的过程，会让医生愿意和患者并肩作战、共同面对问题，从而选择最有利于患者生命质量的治疗方案，而不只是做技术上的最佳选择。这种能力是可以通过训练而不断增强的，所以医务人员可以有意识地锻炼自己的观点采择能力。

共情性关注是指当医务人员觉察到患者的心理痛苦时，产生热心的、同情的、关心的情绪体验。产生共情性关注的前提是医务人员能将注意力从关注自我转移到关注患者。当医生在考虑自己在门诊时间内能否顺利看完所有患者、考虑自己的治疗方案是否能够顺利施行的时候，是没有办法顾及患者的感受的。只有医生觉察到患者的情绪，并且愿意从患者的角度来考虑其情绪出现的原因及情感的需要时，才有可能产生共情性关注。通常女性医生容易受到患者情绪的感染，因而产生共情性关注的机会也更多一些。

医生只有站在患者的立场上，以患者的利益最大化为中心考虑问题，才能在选择治疗措施、评估诊疗风险的时候，自觉地以患者的利益作为衡量的依据。

　　因此，医护人员对患者的共情不仅仅意味着简单的言语交流和情感联结，而是体现了以患者为中心的治疗思想。

三、共情对医护人员的意义

 播客

患者需要感受到善

　　"患者来到医院，应该在治疗的全过程感受到人类的善。"

——克利夫兰医学中心创始人之一 John Philips 医生

　　1. 共情能力是医护人员的职业胜任力之一　随着疾病谱的变化，医生与患者的关系已逐渐由主导性医疗模式向合作式医疗模式转变。医疗技术的发展已经使大多数感染性疾病被很好地控制，而由生活方式所致的疾病，如糖尿病、高血压、心脏病甚至癌症等正在成为人类生命的主要威胁。由于这些疾病的致病和康复都主要取决于患者能否采取健康的生活方式和维持良好的疾病管理状态，因此，患者在这些疾病的康复中起到的作用越来越大。如果要取得良好的疗效，就需要患者很好地依从医生的建议和要求。因此，医生的职责不仅仅是开出有效的药物处方，还要能够动员患者坚持健康生活方式。在这一过程中，医生的沟通能力在医疗实践中越来越重要。由医务人员胜任力模型的研究可见，沟通能力是医务人员职业胜任力的核心成分，而共情能力又是沟通能力的首要成分，因此，良好的共情能力是医务人员职业胜任力的基本素质之一。

　　2. 共情能力有助于医护人员缓解职业倦怠　职业倦怠，也被称作职业耗竭，是医护人员较常出现的一种心理现象，主要表现为工作的时候情感反应淡漠、与患者交流缺乏主动的态度、内容空洞缺乏个体性关怀，同时还感觉到职业成就感低。造成医护人员职业耗竭的原因有很多，除了医务工作的任务特点，如时间紧、工作强度大、责任重等特点，还有一个原因是患者经常处于焦虑、恐惧、悲伤等负性情绪中，而这类情绪经常会影响到医务人员，会造成医务人员出现情感低落、隔离或者淡漠等现象。尤其是对于共情能力较低的医护人员，只是将患者的负性情绪理解为一种糟糕的情绪刺激源，无法采用开放、平静的心态，所以与患者接触越多，意味着负性刺激源越多，职业倦怠感也就越重。而对于共情能力较高的医护人员，他们不认为患者的负性情绪是一种消极的应激源，而是当作与患者沟通的机会和桥梁，借此来了解患者的需求，并且通过共情性的交流让患者的情绪得到安抚和好转，从而得到更多的职业满足感，避免出现职业倦怠。这一现象在共情能力与职业倦怠的研究中已得到证实，即那些共情能力高的医护人员常常表现出较低水平的职业倦怠。

四、有效的共情的含义

 播客

要在患者需要时给予关怀

　　"患者在医院里的整个体验，从他打电话预约，到他怀着一丝恐惧到达医院，再到他们开车离开……患者的体验贯穿了诊疗的全过程，从室内环境到情绪……这里需要沟通交流、需要对治疗方式给予适当的表达、需要在患者需要时给予关怀……我们的任务是要记住，共情心应该时刻在我们所有医务工作者的心中。"

——Cosgrove 医生

在临床工作中，并不是每一个医务人员都能与患者进行有效的共情，而且有很多人也不太清楚什么行为算是好的共情性行为。医生的共情性沟通行为可以按等级从 6 个水平去描述。其中，0 级是最低的共情水平，意味着医生完全没有与患者产生情感的交流；3 级以上的共情水平提示医生已经有共情性行为；5 级表明医生与患者有深入而真实的情感联结，并且有比较恰当的共情性行为。

不同水平的具体共情表现如下：

0 级共情：拒绝对患者共情表达　此时医生不仅忽略患者的情感和需要，而且可能对自己的行为进行不合理的辩解。

可能的情境：

患者："医生，我孩子的这个手术会怎么做？他还这么小，真害怕。"

医生："说了你也不懂，现在这是首选的治疗方法，你就说想不想做吧。"

1 级共情：对患者的观点马马虎虎地认可　对患者的共情需要进行无感情投入的模式化反应。如一边"嗯、好"地应答着患者的话，一边只顾做自己的事，既不看患者，身体也不朝向患者。

可能的情境：

患者："医生，我不住院行吗？我是家里的顶梁柱，这要是住院了家里没人挣钱了。"

医生："哦，早点想好吧，病情已经耽误了。"（一边低头写字一边说。）

2 级共情：确认患者的观点　在这一水平，医生开始关注患者的问题，但是只关注事实，对患者的感受没有回应。

可能的情境：

患者："医生，我头疼得难以工作，真是痛不欲生。"

医生："是的，在这个阶段头痛是比较典型的症状，可能要熬一阵子。"

3 级共情：认可患者的经历和感受　这时候医生已经开始关注患者的感受，并且愿意倾听患者谈论自己的感受。

可能的情境：

患者："我最近没怎么吃药，心情很不好，觉得这个病好不了了。"

医生："最近心情不好是吗？能详细说说吗？"

4 级共情：确认患者的情绪和感受　此时医生不仅愿意抽出时间了解患者的情绪，还会帮助患者澄清自己的想法和感受，并且表达对患者行为的理解。

可能的情境：

患者："我术后回家功能锻炼得比较少，因为害怕把伤口弄坏了，又怕疼，每天都很纠结。"

医生：（看着患者，倾听一会儿患者对疼痛的恐惧和不安的描述）"你既怕疼，又担心伤口长不好，现在我理解为什么你没有坚持锻炼了。"

5 级共情：与患者分享感受或体验　在这一交流等级中，医生不但表达对患者的理解，还会尽力与设身处地地去体会患者的感受，并且分享这种情绪。

可能的情境：

患者："医生，检查结果能不能早点出来？我这几天都吃不下睡不着的。"

医生："很担心吧？我们会尽快出结果。等结果的时候总是让人紧张和担心的，不过也只能耐心等一下。"

此外，不同特征的医务人员的共情行为也有一些差异。例如，人们发现女性医生的共情水平一般要高于男性医生，表现为女性医生对患者的共情机会更加敏感，也比男性医生表现出更高的共情水平。此外，那些强调以患者感受为中心（患者取向）的医生也比那些强调以技术为核心（技术取向）的医生的共情水平要高。

五、医护人员共情不足的表现

📠播客

仅有技术是不够的

"大家都说某医生对患者的态度不很热情，不过他的技术很棒。

"这还不够，成为一个伟大的医生必须意味着在技术上十分出色，同时对患者态度很好。"

——克利夫兰医学中心，Cosgrove 医生

随着科学技术的不断进步，许多医生在掌握医学技术的同时，也逐渐将医疗工作技术化，他们只注重解决患者的躯体痛苦，却对患者的心理痛苦缺乏人文关怀的意识和能力。医护人员缺乏共情的主要表现在于：

1. 不愿意照顾患者的心理需求 患者的痛苦多源于躯体和心理两方面，甚至有的时候其心理痛苦要大于身体的痛苦。但是有的医护人员对患者出现的紧张、恐惧不但不能体谅和安慰，甚至还会有些不耐烦，认为患者的负性情绪太多是他们自己的事情，甚至会觉得患者哭哭啼啼的样子是对自己工作的干扰。这种现象体现了医护人员对自己职业的片面认识。认为医生的职业责任只是要解决患者的躯体痛苦，并不认为满足患者的心理需求也是医生的职业范畴。然而，医学从本质上是对人的生命的理解和尊重，而不仅仅是治疗疾病；医疗行业也不仅仅是去除患者身体上的疾患，还应当去抚慰患者的心理不适。

2. 错过共情机会 一项国外研究发现，在对 100 多名肿瘤患者的初诊过程中，医生错过了 70% 的共情机会。出现这种情况的主要原因在于医生对患者表现出的情绪反应不够重视，没有意识到对患者的痛苦情绪做出回应的意义。此外，在与患者交流的时候只是关注客观医疗信息，没有充分地留出时间觉察患者的情绪，因此也就忽视了患者的情绪线索和心理需求。

3. 缺乏表达共情的技巧 对于很多医护人员来说，并不是不能观察到患者的情感，他们也想去回应患者，但是不知道该怎么表达。因此，当患者开始哭泣、焦虑的时候，不少医务人员就立刻转换话题，避免与患者就其情绪直接对话；也有的医务人员会赶紧提一些建议，希望能够停止患者的负性情绪表达。采用这些方式主要是源于医护人员在忙着摆脱自己的窘境，并没有站在患者的立场上去进行情感上的交流和分享，也就无法去回应患者的情绪和情感。

4. 保持冷静等于无感情投入 有一种观点认为，医务人员的专业化培训也是导致医务人员不愿意共情的一个原因。在现在的医疗专业化培训中，人们评价医务人员是否优秀更多体现在对医疗知识和技术的运用上，而且，保持冷静也被认为是一个好医生的性格品质。这样就使得很多医护人员存在一种误解，就是保持冷静意味着不要对患者有情感的互动和分享，冷静即冷漠。这就造成了即便有的医护人员有共情的能力和技巧，但是也不愿意去进行共情。

而医护人员共情不足，常常是导致医患关系疏离、紧张甚至是冲突的原因，因此，作为医护人员，应当有自我觉察的意识，并且通过有意识的学习和修养，不断提升自己的共情能力。

六、共情是不是越多越好？

在医生和患者交往的过程中，共情显然能够促进医患关系。不过随着研究的深入，人们发现，医护人员对共情有着比较矛盾的心情。

虽然大多数医务人员知道共情是有利于医患关系的，但是仍有很多医生会刻意与患者保持心理距离，似乎过多的共情对医护人员有某种不利的影响。据此，研究者们开始关注医护人员特有的共情问题——亲密与距离的平衡问题。在心理上，人们通常将与亲人的心理距离作为最

近人际距离，与朋友、同事、陌生人、敌人等的心理距离则依次为渐远的人际关系。医务人员如果与患者的心理距离太近，常常会带给医务人员更多的痛苦情绪。因此在现实中，医护人员会刻意与患者保持一定的距离，以保证能够平静、客观地进行医疗判断、实施医疗操作。

"视患者如亲人"的利弊：

通常所说的"视患者如亲人"，就是说在心理距离上要达到最近的程度。人们常常希望医生能视患者如亲人，这样患者似乎就能够得到医生更温馨的照顾，但是，是不是这样就真的有利于患者呢？我们也知道医生通常不会给自己的家人看病，尤其是一些重大的疾病。这是因为如果是对自己家人，常常会出现过度共情的表现，也就是说，家人的痛苦会很容易扰动医生的情绪，以至于医生的情绪过度强烈，便不能心平气和地进行诊断、检验、用药或手术等。而且在诊断过程中容易掺杂许多不必要的情感顾虑，这样会干扰医生的客观分析和诊断思维，甚至导致误诊、误治。

还有很多检查手段会对患者身体造成一定程度的损害或痛苦，但是对于一些疾病的诊断又是非常关键的，而医生为了避免家人的痛苦，可能就倾向于选择其他的检查而有可能延误诊断。有的药物是某些疾病的首选药物，但是有较大副作用，而医生对自己的家人就可能有所顾忌、力求稳妥，因此选择放弃或者减少剂量。因此，人们常有"关心则乱""医不自医"的说法。如此看来，医生如亲人般对待患者也不一定对患者有益。

那么采取什么样的共情行为既能满足患者的需要，又不对医务人员自身造成负面影响呢？有的研究者认为，只要共情者的共情体验是暂时的，就不会对共情者本人造成威胁，因此，提倡医务人员采用一些认知性的策略来对患者进行适当的、暂时性的共情。

关于认知性的共情策略主要有两种，一种是"假设自己就是对方"的策略，也就是假设自己就是那位刚被确诊的患者，这种认知策略可以让医务人员尽可能地站在患者的角度去考虑问题，可以尽快地理解患者的感受，不过缺点在于容易唤起医务人员自己的痛苦感。另一种认知策略是"观察他人感受"，也就是把自己作为旁观者去考虑对方可能会有的感受，这种认知策略可以让医务人员尽力去观察对方的反应，却不至于唤起自己过多的痛苦。不过采取这种策略的时候，共情者可能会因为需要额外的认知资源来隔离情绪，从而造成工作效率的降低。

因此，对于一些不是特别严重的患者，医护人员可以采用"假设自己就是对方"的策略，这样即便完全站在对方的角度考虑问题也不会引起过于痛苦的负性感受；而对于一些处境特别悲惨的患者，医护人员可以采用"观察他人感受"的策略，这样既能了解对方感受并给予关心，也不会由于过度的情感卷入而造成医护人员自身的过度痛苦。此外，对于一些需要紧急救助的严重患者，医护人员需要在瞬间做出重要的医疗决定，这时医护人员可以暂时停止各种共情策略，而主要关注患者的客观医疗指征，这样则能够保证患者在短时间内得到最有效的救助。

七、非语言沟通

📖 播客

重视与患者相遇的每一刻

"重视患者与克利夫兰相遇的每一刻，包括患者的生理、教育、情绪和精神需求。"

——克利夫兰医学中心的患者体验办公室

"在英国进修时，看到英国医生在为糖尿病足患者检查的时候，他会抱起患者的脚认真地看，还用鼻子去闻。据称，在英国，医生查房是有明确的行为规范的，医生见到患者一定是主动伸手握手，与病床上的患者交谈时，医生需俯身，甚至半跪在病床旁的地毯上，以便与患者的目光处于一个水平线上。"

——一名中国医生（选自《中国新闻网》）

非语言沟通（nonverbal communication）是以人体语言（非言语行为）作为载体，即通过人的眼神、表情、动作和空间距离、身体移动、（人体动作学）姿势、饰品服饰、珠宝、发型、纹身等来进行人与人之间的信息交流。非语言交流具有非常重要的地位，有研究发现，在面对面的交流中，55% 的情感内容是由非语言暗示的，比如面部表情、姿势、手势、体态、眼神等；38% 的内容由声调表达；只有 7% 的内容是用语言说出来的。

医护人员与患者的沟通方式主要是面对面的交流。非语言沟通的内容主要有：

1. 仪表及服饰　社会心理学研究显示，当两个人相见的时候，外表是首先被对方所关注的事情，绝大多数情况下，人们对他人的第一印象是基于他的外表。仪表、衣着、服饰是一种无声的语言，通过它，人们可以表现自己、了解别人。医护人员修饰得体的面容、整洁大方的服饰、和蔼可亲的态度、训练有素的举止，不仅构成医者的外表美，也会让患者感到受到尊重，进而产生良好的交流意愿。

2. 面部表情　面部表情是沟通交流中最重要的部分，人们的喜怒哀乐大多是通过表情传达出来的，人们彼此相见的时候，最常关注的也是对方的表情。因此，医护人员应当有意识地观察患者的面部表情，以便准确了解患者的状况，如患者皱眉可能表示不认同，表情僵硬可能表示非常恐惧，紧咬嘴唇可能表明非常疼痛等。医护人员只有将患者的面部表情与其主诉、动作等信息结合起来，才能及时了解患者的情绪和想法，进而开展有效的沟通。同时，医护人员也应该意识到自己面部表情的重要性，并且尽可能避免表现出容易引起误解的表情，如皱眉、撇嘴、表情生硬等，因为患者也会经常仔细观察医护人员的面部表情，甚至将医生的表情与自己疾病的严重性相挂钩，而且这样也不利于医患双方建立比较信任、融洽的人际关系。

在面部表情中，目光接触是非常重要的部分。目光的接触通常是希望交流的信号，人们在相遇的瞬间通常就是靠目光的接触来传递喜欢、关注等信息。在与患者的交往中，医护人员若经常主动与患者进行目光接触，就很容易让患者产生信赖和信任的心理感受。在目光接触中，如果希望给对方一种礼貌的感觉，最好将目光短暂地停留在对方的额头、眼睛附近，并且表情要轻松自然。此外，当倾听患者讲话的时候，能够凝神倾听，并且伴有不时点头和微笑的表情，就容易让患者感到被重视和被接纳。

3. 肢体接触　肢体接触是人与人互动过程中比较亲近的行为，一般在医患关系中，肢体接触多是因为体格检查的需要。不过，在日常关怀照顾过程中，医护人员如果能较好地运用肢体接触，也能很好地建立相互信任的医患关系。例如，适当的触摸可以表达关心、体贴、理解、安慰和支持。当患者焦虑害怕时，医护人员通过轻轻拍打患者的手或后背，可以表明能够理解患者的处境和心理，并且愿意陪伴和帮助他。比较常见的是当儿童患者大哭的时候，护士抱起患儿并轻轻地拍打，就会比较容易地让患儿放松下来，停止哭泣。

4. 倾听　倾听是人际沟通中最常用的一项技术，而倾听患者，本来就是医学中的一个程序。但是随着医疗技术的发展，有的医生认为不需要听患者讲太多，只需要开列检查单就能知道患者的病情。还有的医生认为倾听会让患者滔滔不绝地讲个不停，从而浪费了宝贵的诊疗时间。不过，有研究显示，如果医生不打断患者的话，大约 80% 的患者讲述病史的时候不超过两分钟就会自动停下来，也就是说，绝大多数患者并不会像医生担心的那样喋喋不休。所以在时间允许的范围内，医护人员应当充分利用倾听的技术，让患者能够完整地叙述自己的病情，如此既能收集到重要的医疗信息，又能够与患者建立良好的关系。很多优秀的医生都会在疾病难以诊断时，回到患者的身边，倾听他们详细描述自己的病史，从而发现更多有利于疾病诊断的线索。

总的来说，非语言交流是医患沟通中非常重要的部分，医护人员只有察觉和理解了患者非语言表达的心理需求及病情变化，才能及时有效地帮助患者，实现患者利益的最大化。

八、总结

医生与患者的关系主要是照顾者和被照顾者、帮助者和被帮助者的关系，患者容易把对父母以及其他重要他人的感情转移到医护人员的身上，对于医生一般常会产生依恋性的移情反应。如果能够很好地利用这种移情反应，医生就能够在情感上对患者进行回应，则会容易建立信任、友好的医患关系，从而有利于患者心理和生理的双重康复。

只有当医生能够在患者的立场上，体会到不同患者的情感和想法，才能够在诊疗风险的评估、治疗措施的选择等方面，自觉地以患者的利益作为衡量的依据。因此，医护人员的共情行为涉及的不是简单的言语交流和情感连接，而是体现了以患者为中心的治疗思想。

非语言交流是医患沟通中非常重要的部分，医护人员只有准确地察觉患者的非语言信息，才能及时有效地帮助患者。

（官锐园）

[延伸阅读]

1. 白延丽，闵连秋，张锦英. 临床共情与护理技术结合：人性化的护理 [J]. 医学与哲学，2014（10）：88-90.

2. 杨秀木，齐玉龙，申正付等. 农村全科医生胜任力素质模型的理论构建与实证研究 [J]，南方医科大学学报，2015（4），516-521.

3. 傅红琼. 移情在护患沟通中的应用 [J]. 现代护理，2007（16）：15-17.

第9章

如何使用电话、微信、多媒体与患者沟通

不想改变，你永远能找到借口；想改变，你永远能找到方法。

在传统的医患关系中，医患沟通总是发生在医患双方面对面的交流中。我们常常把"挂号""办理入院手续"作为医疗关系建立的起点，把"看完门诊""办理出院手续"作为某一段医疗关系结束的终点。然而伴随着现代文明发展，人与人的沟通陆续出现了各种媒介。从电话到短信、微信，再到微博、直播，现代科学技术的发展改变了人们的沟通模式。尽管在理论上，我们依然认为医患关系的发生应当被固化在医院中，但是在实际的医患沟通中，我们已经不可避免地要通过各种媒介来与患方进行沟通。科技带给人们便利，降低了医患沟通的成本，但同时各种媒介介入也给医患沟通带来了诸多挑战。

伴随着科技发展，人类开始借助电话、微信、微博等各种媒介进行沟通，这些沟通媒介的出现在提高沟通效率方面起到了至关重要的作用。但与此同时，媒介也牺牲了部分沟通信息的传递，比如当人们借助电话沟通时，仅仅语言、语音语调信息被传递，而肢体动作及表情就被牺牲了；而通过短信（微信）沟通，仅仅是语言信息被传递了，语音语调、肢体动作及表情均未得到传递。在医患沟通的情景下，医患双方权利地位平等，但专业知识不对称。技术在医生手中，病痛在患者身上。医生要通过医患沟通把专业的知识给患者讲清楚，患者要听懂深奥的医学知识，行使知情同意选择权，还要通过医患沟通，理解医生给出的方案，配合治疗。这些即使是传统的面对面沟通中，对医务人员都是一项挑战，媒介介入医患沟通，使得沟通信息递减，这更加大了医患沟通的难度。

📺 播客

移植术后的电话随访

"我父亲是 2005 年接受的肝移植手术，由于肝移植术后需要终生服用免疫抑制剂，所以比一般手术具有更复杂的管理难度。父亲出院时被告知将由医学博士牛医生负责父亲的术后随访工作。区别于其他的外科医生，牛博士只负责肝移植术后随访一项工作。牛博士认真负责，对每一个患者的情况了如指掌。在牛博士门诊，他不仅给每一个患者建立了专门的术后管理档案，安排了用药管理及复查计划，并且第一时间将私人手机号码告诉了患者及家属。牛博士称，肝移植术后管理不可小视，发生任何紧急情况，二十四小时都可以拨打他的手机。

由于服用免疫抑制剂，父亲免疫力不可避免地下降了，身体比常人更易出现各种不适。有一次父亲腹泻厉害并伴有高热，我们一方面不想让老人受罪，选择就近对症就诊，但另一方面又担心一般的腹泻治疗会和肝移植术后用药有冲突，引发不良反应。于是我们拨通了牛博士电话，牛博士认真听取了患者信息，综合患者术后服药情况，第一时间给出了专业建议。

如今父亲已术后十年有余，牛博士也成了国内肝移植术后管理的知名专家，其制定的肝移植术后患者管理标准也作为行业金标准被业界接受。我认为这不仅与其精湛的技术有关，更是与其认真负责的态度，能够站在患方立场上考虑问题，任何情况下第一时间给出专业建议的敬业精神密不可分。"

——郑女士，肝移植术后患者家属

一、借助媒介沟通的特点

传统的医患沟通具有两个特点："面对面""一对一"。有媒介的医患沟通首先打破了医患沟通"面对面"这一特点，电话、微信、微博、直播平台作为媒介使得我们的沟通出现了介质；而现代科学的发展更把医患沟通不仅仅限于"一对一"的框架中，微博、直播实现了医患沟通的"一对多"模式。

媒介沟通有异于传统面对面沟通。首先，借助媒介的沟通具有精简性。借助媒介沟通模式，由于硬件条件对篇幅的限制，无论是患方还是医方很难像"面对面"那样，可以有充分的篇幅来表达自己的语义。其次，非语言线索捕捉困难。很多介质会牺牲许多非语言信息，例如在电话沟通中我们无法看到对方的肢体表达，微信文字信息沟通中我们难以捕捉语气线索。而语气、肢体信息在沟通中起着重要作用，有时甚至超越了语言本身。无形中使得信息无法得到充分的传递，也就此增加了沟通的难度。再者，媒介本身就具有信息传递的递减性。例如，我们在现场看到节目主持人激情四射，而同样的瞬间放在电视中看，则觉得主持人语气平平，这就是媒介对表达的递减性。媒介给医患沟通带来了便利，但与此同时也带来了挑战，我们只有了解媒介沟通的特点，学会既利用媒介的便利性让医患沟通变得更加高效，同时又要掌握利用媒介沟通的特殊技巧，避免由媒介沟通带来的可能出现的歧义与误解。

医务工作者在借助媒介和患者沟通时应当注意如下原则：

（1）沟通前应当应用有效聆听，充分收集患方表达的信息，避免因媒介递减导致遗漏重要信息；

（2）用提问方式快速寻找问题焦点，并且用总结和患方共同确认需要解决的核心问题；

（3）给出解决方案时应注意自我保护语言的运用，如告知患方："做出以上结论是基于您提供的信息，如果方便请尽量来医疗机构当面就诊"。

综上所述，借助媒介沟通给医患沟通带来了便利，同时也带来了挑战。媒介沟通给医务工作者提出了更高的要求，要求医务工作者有更精准的信息收集能力，更强的判断力和总结力；同时由于借助媒介的沟通总是显得没有在医疗机构面对面沟通那么"正式"，这往往会让医务工作者在意识上放松警惕而做出一些不合时宜的答复，最终成为不良沟通的重灾区。而电话、微信、微博与直播等几种不同沟通媒介各有特点，医务工作者在借助这些媒介和患者沟通时也相应存在不同的注意事项。

二、以"电话"作为沟通媒介的医患沟通

电话是最为常见的医患沟通媒介。最早，医生利用电话实现了为有需求的患者进行预约以及对既往患者的随访工作，这从时间和空间上节省了大量就医、沟通成本。而随着移动电话的出现，越来越多的紧急情况可以通过电话媒介在第一时间联系到最熟悉情况的医生，帮助患者及家属甚至其他医生判断所需要解决的问题。总之，电话已经在医患沟通中扮演着越来越重要的角色。

（一）医院座机

在现代绝大多数医疗机构中，都会有医院座机的配备，主要的功能有接待咨询、预约、对既往患者进行随访等。

1. 初诊咨询预约　对于初诊的咨询与预约，接待电话应保持语气温和、语速均匀。在最初接电话时应当首先做自我介绍。这样做一方面是对患者的尊重，另一方面，医院部门众多，电话众多，患者有时并不能第一时间准确地找到所需联络的科室或部门。自我介绍可以帮助患者确认沟通对象，保证沟通有效。

在自我介绍后应耐心询问并聆听患者所需要解决的问题，对于咨询、初诊预约环节，应当避免解答实质性医疗问题，仅仅和患者明确看病流程、预约等程序性事项。在回答问题时应当注意逻辑性，尽量逐条列举，与患者反复确认是否理解、听懂。如果问题答案繁琐，可提示患方用笔记录。在电话结束时应简单总结、重复，以保证信息尽量不递减。有些医院或科室会将常规就诊流程登载于官方网站、微信平台等，如果医院已经做了这些工作，不妨在最后将这些信息也提示患方，确保信息传递的准确性。当然，登载于官方网站、微信平台的告知文本并不能代替语言沟通本身，它仅仅是对语言沟通有效的补充与确认，否则沟通的效果将再次递减。

接待初诊预约的电话包括门诊，也包含已经在门诊确定需要住院、预约住院的患者。医方接电话的代表可能是行政人员，也有可能是医护人员。但无论是否具备专业素质，都应该注意，此时的电话沟通主要是解决看病流程问题，而不是看病的平台。对医疗实质问题，在不能确保采集信息全面的情况下应当尽量避免做出医学上的判断及指导。对于出现的紧急情况，应当告知患者门急诊就诊。

2. 回访　回访的电话沟通是最常见的医患双方利用电话沟通的情况。这可以节省大量的人力、物力，已经成为医务工作者确认治疗效果的一种重要手段。

同接待咨询、预约一样。在给患者打回访电话时医务人员应当首先做自我介绍，即使对方已经非常熟悉医务人员，简单的自我介绍也是对患者的尊重，以保证接下来的沟通有一个良好的开始。

回访是医务人员有目的地就治疗效果对患方进行的一种调查，相对来讲其内容比较专业，甚至是复杂。为了避免回访事宜的疏漏，医务人员应当在打电话前列出事项清单。

对于回访过程中，患方提出的问题应当耐心给予解答。特别是患者提出在治疗后遭受了痛苦，甚至是出现了并发症，回访医务人员应当先处理患者的情绪。首先与患者共情，让患者感受到医务工作者是理解患者的。在确保患者情绪稳定，取得患者初步信任之后，应当确认患者目前状态以及所需要解决的问题，之后再给出专业的指导意见。

3. 紧急情况下的电话咨询　在患者门诊就诊或出院后，在家中遇到紧急情况，有时出于对经治医生的信任，他们会首先打电话给医生所在的科室或办公室。在接到这类电话时，医生既不应该直接推诿患者急诊就诊，这样并不利于医患关系的和谐；也不应该大包大揽给出不负责任的处理意见，因为医生并没有实际诊查患者，很难做出完全准确的判断。

医生在接到这类电话时，应当首先询问清楚患者所遇到的问题，也就是现在来电话的患者或家属希望医生帮助他们解决哪些问题。之后，依据医生所掌握的专业知识，结合患者既往的病情，向家属提问，尽量全面的掌握患者目前的情况。这样的确认很有必要，一方面是越全面地掌握信息，越有可能做出正确的判断；另一方面从医患沟通的角度而言，这样的提问可以让患者及家属确认，医生是在了解自己情况的前提下，给出专业指导意见。电话沟通不同于当面沟通，当面医生可以通过给患者查体、当面翻阅患者病历资料等动作让患者了解自己已经熟悉患者情况。电话沟通，医生需要更多语言信息给出安全感。通过提问来进行确认就是一种重要的方法。

最后，医生要综合上述两步给出患者专业的意见。如果医生通过信息采集和对之前患者情况的掌握能够给出合理建议的，可以直接给出处理意见。但是对于尚不能确定，或者依据现有信息无法给出自信的处理意见的，还是应当尽量说服患者按常规流程来院现场就诊，对于危急重症或转运存在危险的患者应当建议拨打院前急救电话。切忌大包大揽，给患者及自己造成不必要的损失。对于可以在家中处理或继续观察的患者，也要明确告知一旦出现了哪些情况建议再次来电或者直接来医院就诊，以保障医疗安全。

（二）私人电话

在中国这样的熟人社会，越来越多的医务工作者会把私人电话告知患者及家属，或是患者或家属会通过其他途径知晓医生的私人联系方式，他们会通过这些私人联系方式在工作或非工作时间联系医务人员。传统的熟人社会对人与人之间的界限感比较弱，有些患者甚至对医务人员是否上下班、是否在院工作期间的界限感都比较弱。这就导致了，有时医生会在工作时间段内，接到一些患者打来的私人电话。

对于这类情况，如果是像之前播客中牛博士那种情况，自己承诺患者遇到任何情况都可以二十四小时拨打他的私人电话咨询，则在接到患者咨询时，医生应当履行承诺，耐心接待患者的问题。如果医生没有事前的承诺，则可以直接婉拒，告诉患者医疗问题应按照正规就诊程序就诊。医务工作者在未见到患者的情况下很难准确判断患者情况并给出诊疗建议，出于对患者利益最大化的考虑，建议患者医院就诊。这是最正规且对医患双方都最为安全的做法。但是在熟人社会中，此做法有时也会显得不太近人情，因此很多医生选择在电话里尽可能帮患者解决问题。

对于想要通过私人电话帮患者解决问题的医生，可以按照下列步骤判断患方需求给出合理答复。首先，判断患者询问的是否是现在有待解决的医疗问题。如果患者提出的是医疗之外的问题，那么医生是否需要答复则是医生私人的事情，这里不做讨论。医务工作者尤其应注意的是，当患者打来电话并不是要解决现在有待解决的医疗问题，而是提出对治疗过程的不满。这类患者或家属来电或者是为了解决问题得到医生的某些承诺，或者是为了让医生回顾医疗过程及医生对此的看法，留下对医生不利的证据。电话沟通有两个问题：一是电话沟通，特别是私人电话往往让医务人员失去警惕性，容易表述不够严谨；二是电话沟通方便录音，留下证据。所以，如果患方拨打医务工作者私人电话解决这类问题，医生应当提高警惕，尽量少做实质性表述，应约患者尽快当面沟通。对于医生认为自己没有权限出面解决的问题，应当尽量汇报上级医生、科室领导，甚至是医院医患协调办公室等专门代表院方沟通处理类似问题的部门出面处理。如果此时医患关系还不算太糟糕，或者还想要挽回部分信任，医生可以做的是询问患者目前状况，是否在医疗或力所能及的范围内给予患方一些帮助。而不是在电话里解释、讨论已经发生事件的责任问题。

其次，如果是现在有待解决的医疗问题，应当判断是否具备紧急性。与医院座机接听患者咨询不同，医务工作者接听私人电话的答复可能相对会更随意一些。然而对于患方而言，无论是当面询问，还是打医院电话，亦或打医生私人电话，其期望都是对专业问题的解决，三者之间并无不同。打私人电话可能更加说明存在着急的情绪或紧急的病症，所以医务工作者如果选择在私人电话中帮患者解决问题就要更加严谨，重视自己的态度、语气、逻辑状态。否则，不如坚持建议让患者通过正规流程就诊。切记，盲目的好心，缺乏理性，有时会害人害己。

三、以"微信"作为沟通媒介的医患沟通

在中国，当下最为流行的沟通媒介莫过于"微信"。从亲友联络到工作互动，甚至各种"微商"交易，人们正在利用"微信"拓展自己的社交网络，便利于自己的生活。在医患关系中，"微信"不可避免地成为了重要的沟通工具。具体主要有以下三种形式：类似短信的沟通功能、"微信群"沟通、"朋友圈"平台沟通。

（一）短信功能

"微信"的出现，首先冲击的是短信业务。在这一方面，无疑"微信"的功能会更加强大。"微信"的短信功能不仅像传统的短信功能一样可以提供文字沟通，还可以发送图片、视频、语音沟通。但是当这些沟通被用于医患沟通时，医护人员应当注意，"微信"沟通不是一种正式的沟通方式。

首先，形式上不够正式，不适宜谈一些重要的治疗方案。这个道理很简单，却常常被忽视。许多大公司强调，重要事项能当面沟通的就不要打电话，能打电话的不要发邮件，能发邮件的不要发"微信"，能用文字发"微信"的就不要通过语音发"微信"。其次，内容上不够严谨，不适合交流重要诊疗信息。因为文字发"微信"，我们尚且可以在打完字以后重新检查一遍是否有所不妥，而语音信息几乎连这样一个检查的机会都没有；最后，留证上不够规范。"微信"语音和文字很容易被保留下来，这些未经过严密逻辑审视的文字或语音很容易被找出不够严谨之处，容易导致双方误解，形成对医务人员不利的证据。因此，医务工作者对此应有充分的认识。

因此，建议医务人员在医患沟通中，尽量不要用"微信"文字或语音来沟通与医疗核心相关的问题，仅将其作为沟通程序、预约等非诊疗事项的工具。医生平日工作十分忙碌，患者有时打电话不一定会直接找到医生，或怕打电话找医生会显得不太礼貌，经常会"微信"留言，这点可以理解。同时建议患者，对于实质性医疗问题，对于紧急情况必须沟通的，尽量通过电话沟通。对于非紧急信息，尽量预约门诊就医当面交流。对于程序、预约等非诊疗事项，则可以通过短信的文字进行交流。这样对于医患双方均方便、严谨。

对于普通的短信息，其类似于微信的短信功能，而且并不像微信短信功能这样复杂，可以比照上述建议，下文不再赘述。

（二）"微信群"

"微信群"也是当下比较流行的社交媒介，很多医院、科室、医生个人都建立了自己的患者"微信群"。在这些群中，便利了医生对自己患者的管理。医生可以更全面的给自己的患者做疾病科普，便于患者更加深入地了解自己所患疾病。医生也可以将一些具有普遍性的问题发到群里，提请患者注意。还可以将一些门诊出诊、停诊信息在群里公布，便于患者就医。与此同时，"微信群"也为患者之间搭建了一个互相帮扶、鼓励、交流的平台。在很多特殊或重大的疾病中，患者相互之间的经验交流、给彼此的相互支持，其作用是不可忽视的。例如一些妇产医院会为同月生产的孕妇建立一个群。"微信群"中，孕妇们会彼此交流各阶段出现的各种心得。在宝宝出生后，即使这些妈妈已经与医院无关，她们的宝宝也天然有了许多成长伙伴。美国心理肿瘤学专家吉米·霍兰认为，到目前为止，集体治疗是发展最完备的针对癌症患者的心理辅导疗法。而在癌症领域集体治疗的类型是多种多样的。有些群体是专业医护人员组织的，而自主性集体则是由患者自己组织的。"微信群"就为这样的患者集体治疗提供了平台。患者不仅可以在线上交流心得，相互帮扶，同时还有了可以组织线下活动的媒介。当然，事物往往也存在两面性。

💻 播客

"微信群"的两面性

李女士，71岁，乳腺癌患者，空巢老人，在北京独居生活。生病之后，李女士在北京某肿瘤专科医院乳腺外科王医师治疗组就诊。治疗期间，她加入了王医师的患者"微信群"。

然而，李女士并没有以为加入到与自己所患同类疾病的群体中而感到安慰，相反她有了更多的担忧。在未手术的情况下就已经开始担心手术后医生会给她制订放疗方案。因为她在"微信群"看到个别病友在放疗后，心脏出现不适感；在得知不用放疗以后又担心医生会让她化疗，因为她在"微信群"里看到化疗给病友们带来的各种不适。李女士说："微信群中，有一个病友已经支付了昂贵的靶向药费用，吃这些药让她十分痛苦，而且疗效现在还不能确定。"这对李女士自己的情绪影响不小，身边的人感到"微信群"带给李女士的负面信息远远超越了她从中的获益。

综合上述信息，我们可以看到"微信群"已经成为了越来越重要的医生与患者，甚至是患者与患者的沟通媒介。"微信群"本身并没有好坏，如果可以恰当地应用，则有利于我们拉近医患双方的距离，为患者更好的服务，促进患者之间相互的鼓励；然而，如果应用不好，则有可能适得其反。所以，想要利用"微信群"管理患者或为患者搭建沟通平台的医务人员应当了解现代新媒体的运作方式，了解"微信"平台的特点，用心维护"微信群"，与患者一同成长。

具体而言，首先，作为"群主"的医务人员应当了解群内人员的组成。很多"微信群"最终无法服务于"群主"建群的初衷，是由于群中规则混乱、"群主"不掌握群内人员的实际身份信息所造成的。所以，要建患者群，就要先保证群内的人员确实是"群主"的患者。了解每个人的身份，让线上沟通成为线下医患沟通的有效补充。一定要防止鱼龙混杂，尤其是一些无良产品推销，甚至是推荐各种"特异功能"治病的人员混入医患沟通群体。

其次，要制定好群内沟通规则。比如，群内沟通信息主要限于医生发布权威的科普知识、疾病治疗、护理等注意事项、医生的停诊信息、患者提出与疾病相关的问题、患者提出需要大家帮助的一些事项；群内不应当出现任何形式的推销广告；任何群内成员应当使用文明用语，不应当对他人进行人身攻击等。

第三，想要让"微信群"起到良好的沟通桥梁作用，需要"群主"辛勤的耕耘。一方面，作为医生的"群主"应当定时发布科普信息或就诊注意事项，丰富群内内容，定期对患者提问进行答疑，提高人们对"微信群"的关注度，拉近医患关系；另一方面，可以请医学生、患者中的积极分子作为志愿者管理"微信群"，在群中定期强调群规，制止不文明行为，收集大家感兴趣的疾病相关的问题，引导"微信群"发挥更大的正能量。

（三）"朋友圈"

2014年底的"手术室自拍"门，医务人员在完成最后一台手术后，在即将告别老手术室之际，拍照留影庆祝。这本来无可厚非，但通过"微信朋友圈"转发的这一组手术室照片中，患者还躺在那里，这就引起了网民的不适感。由此也引发了一场医学伦理风波。这个事件不禁引发了我们对"微信朋友圈"乃至公众媒体的思考。原本"微信朋友圈"仅仅是熟人社区，每个人在这个平台上发布自己想要与亲朋好友分享的各种趣事。然而，伴随着微信软件越来越广泛的用途，"微信朋友圈"发布的各种信息已经变得越来越不可控。

在医患关系中，一旦医患双方互加"微信"好友就可能会看到"朋友圈"功能。因此，医务人员在"微信"中有患者的情况下，应当注意"朋友圈"所发内容，切忌太过随意，给患方带来各种不适感。

四、以"微博""直播"作为媒介的医患沟通

（一）"微博"

"微博"与"微信"一样，已经成为现代人的生活方式，虽然这几年有所降温，但是仍然是重要的社交媒体。医疗行业也有不少人士成为"微博红人"，用"微博"作为媒介与患

者进行沟通。有一批医务工作者利用这个平台超越了他们仅利用传统手段维系医患关系的同仁们。以儿科医生崔玉涛为例，他能有今天的成就，与其在"微博"上的辛勤耕耘是密不可分的。崔医生几乎全年无休，每天早起逐一耐心回复"微博粉丝"留言，回答妈妈们遇到的各种儿科问题。现在这些问题已经被系统的整理成各种趣味图书出版。崔玉涛也成为了明星医生。

如今"微博"的影响力有所降温，后起的医生想要再通过"微博"平台成为崔玉涛这样的名医实属不易，但是现在仍然会有很多患者在"微博"平台向专业的医务人员提问，许多"微博"平台也非常负责任的为医务人员进行了实名认证，以保障医患沟通的可靠性。

在"微博"平台上回答问题切记要谨慎。首先，"微博"平台是一个公众平台，看似是一对一的提问，实际则是一对多的回答，其影响力绝不仅仅在一个患者，一个家庭。其次，在"微博"平台上，有的时候要全面地收集患者的情况、做个性化指导并不容易。所以建议医务人员在"微博"上回复时应该更多对普遍性问题进行回复，对于需要针对患者个体制订治疗方案的问题应尽量建议患者到医院就诊。

当今，有些"微博"平台正在与"大 V"医生联合开发在"微博"上看病咨询的项目。如果这些咨询成为正式的看病渠道，那么"微博"平台将不仅仅是现在的医学科普平台。在"微博"上的医患沟通将成为正式建立医疗法律关系的医患关系。新的医疗模式一旦出现，必将改变现在医患沟通的传统模式。到时候其沟通方式必将更加规范化。对于这样的趋势，我们将拭目以待。

（二）"直播"

2016 年对于媒体界而言被称之为"直播元年"，从这一年开始，"直播"平台作为拉近人们沟通的媒介越来越受到许多青年人的追捧。看"直播"已经成为时下许多年轻人的生活方式。许多网站如网易、百度、TV120 等"直播"平台也看中了医疗行业，希望通过"直播"形式让医院里专业性很强的医生走进直播间与年轻人共同交流关于疾病就医的知识。许多医院、医师也有意愿与这些平台合作，利用"直播"提升自己的影响力，让更多人得到医学知识，也让更多人认识自己，提高自己的知名度。好的医生不仅要得到学界的认可，更要得到患者的认可。而直播为许多医师尤其是青年医师提供了这样的机会。

一场医学相关的"直播"多数分为两个部分。第一部分，医生讲述医学知识；第二部分，网友提问，医生答疑。"直播"平台与传统电视媒体的区别就是有更加通畅的直播间内与屏幕前网友的沟通平台，这正是"直播"的魅力所在。在直播平台上与网友沟通应注意如下几个问题：首先，与上文提及的在微博上回答问题类似，切记回答太过具体的问题，以免由于患者信息采集不全面而出现偏差。可以在回答问题后表示，以上答案是基于网友给出的信息，如果网友有需求可以说明医生出诊时间，请患者门诊就诊，这样不仅仅保证了医学的严谨性，更完美地把线上线下问题相结合，为患者解决了实际问题，也为医务人员带来了病源；其次，直播也是一个一对多的平台，所以也要照顾整个网民的情绪；再次，"直播"运行有其自身的特点。曾有一位专业媒体编导表示，每个直播间留住网友基本只有 5 秒的时间，如果在 5 秒以内不能吸引观众的眼球，大部分网友就会换房间。但是医学也有自己的原则，医务人员在利用直播平台与网友交流时应当避免哗众取宠，夸大疾病危害或夸大治疗效果以吸引眼球。医学应当走向大众、服务大众，医务人员也应当利用各种现代科技、生活方式带来的便利降低医患沟通的成本，让更多患者、患者家属、未来潜在的患者了解医学知识，让大家知道疾病预防的知识，在生病时应当找到谁进行救治，但是这一切也都要遵循医学的底线。

五、总结

现代媒体科技的发展，让越来越多的媒介成为了医患沟通的桥梁，医务工作者应当看清这些媒介的本质以及他们在医患沟通中发挥作用的方式，让这些人类文明成果更好地服务于医患沟通。

（郑秋实）

[**延伸阅读**]

格雷 . 聪明的患者 [M]. 秦颖，唐金陵，译 . 北京：北京大学医学出版社，2006.

第10章

如何采集病史

> "问诊也许是医生所掌握的最有力、最敏锐的工具。"
>
> ——George Engel
>
> "认真倾听吧……患者正在告诉你该如何诊断。"
>
> ——William Osler

一、病史采集概述

病史采集，是一项具有丰富专业技术内涵的工作。一项研究表明，"对最终诊断的贡献度，病史采集为83%，体格检查为9%，检查化验为8%"。由此可见，问诊病史采集的重要性。虽然其表现形式是沟通，但其沟通的内容实为对医务人员专业技术的考验。这也反映了病史采集的两个方面：过程和内容。医务人员所采用的良好沟通技能是"过程"。病史采集所获得的，并且要向患者做出解释的信息是"内容"。而在实际临床工作中，医务人员往往将关注重点放在病史采集的内容，却相对忽视沟通的过程，包括医学生在医学院校学习的过程中也会认为这是两种截然不同的事物，而不是同一个事物的两个方面。

病史是关于患者全面信息的集合。问诊是医务人员获得信息的主要手段。医务人员开展诊疗的大多数线索和依据均来源于病史采集问诊所获取的资料。特别是在一些疾病或疾病的早期，机体只是处于功能或病理生理改变的阶段，尚无明确的器质性改变或形态学改变，而患者却能够表述出某些特殊的感受，如头晕、乏力、食欲改变、疼痛等。在此阶段，体格检查、实验室检查，甚至大型仪器设备检查均无阳性发现，病史采集问诊却能够更早地提供诊断的线索，有利于疾病的早发现、早诊断、早治疗。而且，越是疑难复杂的疾病，病史采集便越为重要。相反，忽视病史采集，必将使病史资料残缺不全，病情了解不够详细准确，往往造成临床工作中的误诊、漏诊、延误诊断等。

希波克拉底曾指出医生有三大法宝，分别为语言、药物、手术刀。采集病史是诊疗活动的第一步，同时也是建立医患沟通、构筑良好医患关系的首要时机。病史采集过程，也是医患之间的情感交流过程。正确的病史采集方法和良好的沟通技巧，将使患者感到医生的耐心关怀与专业能力，从而形成彼此之间可信赖的合作关系。这是构建和谐医患关系，顺利完成诊疗活动的基础。除此之外，在病史采集的过程中，医务人员也能够对患者所描述的情况，有针对性地进行健康宣教与风险告知，帮助患者树立正确的疾病观、生死观，划定合理的期望值水平，甚至通过沟通交流能够对患者起到缓解精神压力、提高医嘱依从性、保持积极乐观心态的作用。

二、病史采集的模式

（一）以疾病为中心的病史采集

在近现代医学发展的早期，医生看病通常仅对患者的症状和体征比较关注，而缺乏对潜在疾病发展过程的理解，因此，对于病史信息的采集，医务人员并不关心，尚未认识到其在诊疗中的价值。

至 19 世纪初，随着检查手段的逐步完善，医生逐步认识到了患者生前物理体征的变化与死亡之后的变化之间的联系。自此，患者的不适感逐步被关注，希冀于能够早发现、早诊断、早治疗。关于患者不适感的专业名词逐步完善，并给予了科学的解释，给医学诊疗的发展带来了巨大的进步。

19 世纪末期，病史采集中对患者的不适感描述逐步结构化、模块化，形成主诉、现病史、既往史、个人史、家族史等等分类内容，为病史采集提供了一套标准化的记录模式，能够较为全面地获取疾病相关信息，有助于充分综合分析，并做出最终的诊断意见。该方法以疾病为中心，将复杂的过程简单化，避免遗漏关键点，自诞生以来，便长期主导着医疗实践至今。

传统的病史采集方法是以疾病为中心，目的是疾病的准确诊断。但随着医学的迅速发展，在各个专业领域研究的逐步深入，医学的分科越来越细，医学的关注点已经从疾病细化到器官、部位，甚至细化到组织、细胞乃至分子水平上。患者的就诊越来越像是"在流水线上等待被各个部门对各个部分进行加工改造的产品"一般，却忽视了患者的整体性，没能够从人本位的角度去理解疾病的影响、患者的体验，仅以病本位的角度去关注可测量的客观事物、机械化封闭式问答。这种病史采集方式不仅会忽略患者本人的主诉，而且会导致病史采集的无效甚至是不准确。正如 1985 年，Cassell 所言，"患者个体的担忧被弃置一旁，而只关心器官的功能"。我国泌尿外科的奠基人吴阶平也曾表达过类似的担忧，"医生要看'生病的人'，而不是单单看'人生的病'"。

（二）以患者为中心的病史采集

1989 年，西安大略大学的 McWhinney 和他的同事们提出了一种"转型的临床方法"来替代"以疾病为中心"的病史采集方法。该方法要求医生在理解疾病的同时，也要理解患者，在问诊的过程中，同时兼顾医生的议程和患者的议程。因此，也被称为"以患者为中心"的病史采集方法或"疾病—患病"模式。

对于医生而言，在面对患者的时候，其职责是要寻找疾病所在并解决疾病。而对于患者而言，面对疾病，其目的是要祛除其病痛，而无论其患有何种疾病。这便在二者之间存在了分歧。实际上，疾病与患者是同时存在的，而医学的本质不应该仅是治疗疾病，而应该是对患者给予尽可能的帮助。因此，医学不能脱离了人而存在，诊疗行为不能"见病不见人"而应是面对疾病与患者的整合。

同一种的疾病，症状往往不同。同一种症状，疾病往往不同。不可能解释患者的所有问题。因此，若仅关注身体的表现，而忽略了患者的主诉，对于诊断也将失去重要的信息来源。而且，并非所有的疾病均是器质性的。对于功能性疾病，若忽略了患者主诉，则会导致此类疾病的漏诊。甚至从某种意义上讲，倾听患者的主诉本身，就能够起到排解忧伤、缓解焦虑的作用，具有一定程度的治疗意义。

"以患者为中心"的病史采集方法还会在医患之间建立起紧密的合作关系，而不是医生对患者单方的诊疗关系。这同样也是"父权式"医患关系向"共同参与式"医患关系转型的必然要求。因此，该病史采集方法就可能疾病的诊断和治疗方案在医患之间达成共同的理解，并且使患者参与到共同决策之中。

当然，关注患者的主诉并不意味着放弃医生的责任和权利，也不意味着鼓励一种完全"顾客至上"的消费主义方式，而是根据患者的主诉内容，能够较好地帮助医生采用相应的沟通交流方式来解释自身的建议。这样，患者才会理解医生的建议，同时感受到自身的诉说已经被考虑和尊重，因此会更能够建立起双方之间的信任关系。

（三）增强版 **Calgary-Cambridge** 模式的病史采集

2003 年，加拿大卡尔加里（Calgary）大学教授 Kurtz 与英国剑桥（Cambridge）大学教授 Silverman 在 1996 年版本的基础上，开发了增强版的 Calgary-Cambridge（卡尔加里——剑桥）指南（图 10-1）。将"以疾病为中心"与"以患者为中心"的病史采集紧密结合，同时还增加了患者观点，使得病史中的各项要素有机整合，有效指导临床医学实践，至今仍在临床工作中广泛应用。

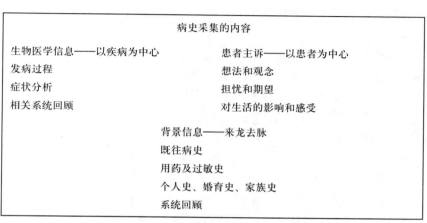

图 10-1　增强版 Calgary-Cambridge 模式的病史采集

其中，生物医学信息包括发病过程、症状分析、相关系统回顾三个部分。了解疾病发生、发展的先后顺序，深入分析每一个症状，并在各系统回顾中，重点讨论该症状相关的系统回顾，以利于确定诊断。

患者主诉包括想法和观念、担忧和期望、对生活的影响和感受。了解患者对于病因、症状、预后的想法，掌握患者患病后的担忧和此次就医的期望目标，以及患病对其生活和情绪的影响。医生需要获得信息并理解患者对患病的看法，这是该模式的创新之处。

背景信息包括既往病史、用药及过敏史、个人史、婚育史、家族史以及系统回顾。这些信息有助于医生了解当前疾病发生、发展的背景，对全面分析疾病及诊断十分必要。

三、引导式开放倾听

问诊，是沟通中的基础部分，占据着病史采集的主要部分。而问诊是通过问答的形式进行的。对于医生而言，则主要是通过倾听来获取病史信息。虽然所有的病史信息都由患者提供，但患者不会直接有条理地完整描述，而是需要医生的问诊引导。医生对于采集病史的交流过程有较大的控制力，不同的问诊方式会明显影响患者的回答方式与内容。因此，医生问诊的艺术，对于病史信息获取的数量与质量至关重要。

问诊分为封闭式问答和开放式问答。封闭式问答，是指以疾病为中心，仅可在固定答案选项中进行选择的问答方式。开放式问答，则是指可在一定范围内，以患者为中心，自由随意回答的问答方式。在采集病史的过程中，宜采用引导式开放式问答作为开始，逐渐过渡到针对性的开放性问答（谁、什么、何时、哪里、为什么、如何等），然后再到封闭式问答，被称为从开放到封闭的圆锥。医生首先采用开放性问答，获得从患者角度所感受到的总体症状，然后根据所获得的信息，逐步锁定症状的焦点，最终采用流程式重点追问，引出患者可能会忽略的细节并采用封闭式问答确定最终信息。将以疾病为中心与以患者为中心相结合，也体现了增强版 Calgary-Cambridge 模式病史采集的特点。

当然，在问诊采集病史之前，首先要提供一个舒适的环境，医生应先自我介绍并向患者解释谈话的目的、说明大概所需要的时间，这给问诊的顺利进行奠定了基础。

对话 --->

开放式问答

Clark 先生是一名会计，47 岁，因突发胸痛来急诊科就诊，首诊医师是 A 医师。

A 医师："从你的记录上看你有过胸痛。现在还疼吗？"

Clark 先生："不，现在不疼。"

A 医师："是挤压痛还是钝痛？"

Clark 先生："好像是钝痛。"

A 医师："是不是放射到胳膊？"

Clark 先生："不，我感觉不是。"

A 医师："锻炼时是不是疼得更厉害？"

Clark 先生："不是。"

随后，B 医师接诊患者。

B 医师："我知道你不舒服，能和我说说吗？"

Clark 先生："是胸痛。当时我正在办公桌前忙碌着。是一种很奇怪的钝痛，就在我的胸部中央。最近已经疼过几次了，总是在我工作时疼。"

B 医生："能告诉我胸痛是什么原因导致的吗？"

Clark 先生："哦，我一直在想这个问题。最近我的工作很忙，胸痛好像总是在我正忙着结账时发生。还有，当我为什么事焦虑时也会疼。"

由此可见，在病史采集初始的时候，采用开放式问答（"告诉我你今天为什么来这里"，"我们开始吧，谈谈你现在遇到的问题"，"用你自己的话告诉我你有什么不适"，等）能够在有限的时间内获得比封闭式问答更多的相关信息，会让患者感到主动，会有利于患者坦露其担心与忧虑，避免了信息遗漏导致的误诊。在一项初级保健医生模拟接诊患者的调查中，医生们平均只采集到了 50% 专家们认为重要的病史，调查发现，信息量与是否适当应用开放式问答有关，开放式问答更能够促使医生获取信息。

除了采用传统的开放式问答方式，医生们也可以采用患者视角的开放性问答方式，因为 60% 的患者对自身的疾病都有一定的判断和想法。这也符合增强版 Calgary-Cambridge 模式的要求。该方法也被称为"ICE"法。

- Ideas（想法，通常提示患病原因）："您觉得您的病因是什么？"
- Concern（担忧，通常与疾病严重性有关）："您最主要的担心是什么？"
- Expectations（预期，引导医生做出回应）："您希望医生怎么处理？""您预期的目标是什么？"

开放性问答的优势在于：

（1）鼓励患者更完整地讲述他们的故事。开放式问答鼓励患者采用任意的方式回答问题。患者能够将其理解的疾病发展前因后果完整进行叙述。因此，可以获得更多需要的信息。

（2）避免封闭式问答"黑暗中摸索"的方法。在封闭式问答中，所有的内容都由提问者把握，提问者的思维决定着问答内容的走向。这样获得的信息仅是医生作为提问者自己认为可能相关的内容，其中包含着医生对疾病的预判。而医生的预判是不一定准确的，部分问答的设计则构成了"黑暗中的陷阱"，将医生的思维判断引向歧途。而在开放性问答中，患者不受到医生预判的任何影响和干扰，完全根据自身的感受来叙述。这样可以在初始阶段更广泛地收集信息，在"阳光下审视"比"黑暗中摸索"能够更有效地掌握真相。

（3）让医生有足够的时间和空间来倾听和思考，而不只是问下一个问题。封闭式问答中，医生必须连续提问而使谈话继续。医生一边倾听和思考患者的回答，一边忙于思考下一个问题，这样反而影响了信息的听取和采集。开放式问答则避免了封闭式问答中的这个问题，能够让医生有时间倾听并仔细地思考患者的问答，并从中找到有意义的线索。

（4）促进有效的诊断推理。医生在接诊的过程中，通常是边收集信息边形成诊断，而且通常是先形成一个可能的诊断，再通过资料的补充来修订诊断或者验证之前的诊断。从思维过程来看，医务人员思维中形成的第一个诊断往往会对最终诊断起到关键性的作用，决定着诊断思维的方向，这就是"先入为主"。但如果第一个形成的诊断偏离了正确的方向，靠着后续修订扭转，则会存在一定困难。"一叶障目，不见泰山"，较难跳出这个已然形成的思维定势去全面辩证思考问题。而在封闭式问答中，医生持续将患者的信息与自己的判断进行匹配，这样很容易将诊断推理局限在一个过于狭窄的查询范围，结局仅会引向证明或推翻其初步诊断，导致有时医生不得不重新开始，建立不同的假设。而开放式问答则使医生有更多的时间来思考其诊疗方案，也提供了更全面的信息以构成其假设的基础。

（5）有助于在疾病和患者两种框架中探寻。封闭式问答往往是以疾病为中心的，医生主导的，遵从医生的连续提问，往往专注于疾病的客观表现，而忽视患者的感受。开放式问答与之相反，它鼓励患者从自身角度叙述、谈论自身的疾病，以他们自身的方式、词汇、逻辑描述疾病的发生、发展过程，更有利于患者叙述出他们的担忧。患者可以从自身的角度选择什么是重要的，而医生也可以更好地理解患者对疾病的个人体验。

（6）建立一种患者中心而不是以医生为主导的模式。开放式问答能够将封闭式问答以医生为中心的模式转化为以患者为中心的模式，从而避免患者的思维被医生的连续提问所引导，促使患者主动参与、自由发挥。这种方式更能促进医生倾听的愿望，同时对于建立医患双方的信任关系大有裨益，同时也会提高患者对病史采集的满意度以及对后续诊疗的依从性。

同时，我们也应注意到，开放性问答也有不足之处，如谈话时间长、难以控制节奏、患者可能叙述较多无关信息、对患者回答的记录相对困难等。在发现患者的叙述偏离主题时，医生应该在适当的时候打断患者，并重新将谈话引向主题。例如，"您刚才跟我说的工作的事很有趣，但我想听您仔细谈谈有关您头痛的事。""您刚才谈的人际关系问题也许是您胸痛的背景因素，那还有没有您认为和胸痛有关的信息？"

当患者在开放性问答中表现出沉默时，医生不必感到不安并急于提下一个问题。沉默往往有两层涵义，一种是患者正在陷入回忆并组织语言，即将说出的恐怕是重磅的、关键性的、复杂的内容；另一种是患者难以启齿的、感到痛苦或愤怒的、不愿回忆的内容。这两种内容对采集病史而言均是有重要意义的，因此沉默是有价值的，它给患者时间思考并组织语言。医生可以利用沉默观察患者，等待其开口陈述，并适当引导患者有勇气陈述。如果患者坚持沉默，则医生可以对到目前为止的谈话做一个回顾，同时为下一个问题做准备。

在开放式问答过程中，患者会对认真听其诉说的医生心存感激，并对医生的提问积极正面回应。因此，在开放式问答中，最重要的组成成分是倾听。在倾听的过程中，医生不仅是获取信息，更重要的是要顺应说话者，专心倾听，并给予说话者适当的回应，表明理解了患者的信息，这被称为"主动倾听"，也被称为"情感关注"，代表与患者共情、换位思考的方式。共情，不同于同情，不是去怜悯患者，而是设身处地为患者着想，体会作为患者的感觉。正如沟通社交大师戴尔·卡耐基所讲，"说要说到别人很愿意听，听要听到别人很愿意说"。要做到主动倾听，不仅需要共情，还需要医生准确获取并记录信息、理解患者说话的涵义、对语言或非语言暗示做出反应、表现出对其所讲在专心倾听和努力理解的动作（如眼光平视、适当的目光接触、坐姿前倾、点头、不反复看表、鼓励患者……）等。主动倾听有助于缓解患者的焦虑、建立医患信任、减少患者恐惧、共同协作面对疾病、预防医疗不良事件、提高患者依从性等。

播客

主动倾听（情感关注）

使用会谈技巧的情感关注和学会深层次理解患者有关。会谈在医生的支配中是潜在的、最有力量的、敏感的和多样的工具……医生必须问一些开放式的问题并反馈给患者……一个人情感关注的准确性在某种程度上与医生的反应刺激和患者的陈述有关……被理解的感觉加强了患者与医生之间的工作联盟。接受医生建议的重要因素是患者能感知到医生对病情和相关事情的关心。

——鲍尔·贝莱特，迈克·马洛尼（Paul Bellet，Michael Maloney）
辛辛那提大学医学院（the University of Cincinnati College of Medicine）

有时，患者可能不愿意或不能说出其真实的担心或想法，但这种想法很可能在开放式问答中有所流露。因此，对医生来说，能够捕捉到患者的语言和非语言暗示也很重要。

患者在叙述疾病时，可能会透露出其某种担忧。只有医生对暗示做出适当回应时，患者才会说出背后的内容。

对话

语言暗示

樊医生："张先生，我能为您做些什么？"

张先生："每天下午4点出现血压升高，心前区疼痛，胸闷气短，症状像是心梗一样，但心电图无异常，其他时间血压正常。采用各种药物治疗均无效果。"

樊医生："您在每天下午4点之前，有什么不同的情况吗？比如运动、劳累、饮酒等等。"

张先生："没有任何的不同，就是有点焦虑。"

樊医生："您为什么会有焦虑呢？有什么压力导致您焦虑吗？"

张先生：（开始哭泣）"您是第一个询问我这个问题的医生。（开始扇自己耳光）都是我不好，我是罪人，是我害死了我母亲……"

樊医生："您别激动，别太自责了，能告诉我发生了什么事吗？"

张先生："我有赌博的恶习，家人都劝我，但我就是戒不了。有一天母亲得到消息再一次赶到宾馆当场抓住了正在赌博的我，当时一气之下晕死过去，再没有救过来。那天正是下午4点。从那开始，我每天下午4点都会血压升高，胸闷气短，就像是濒死的感觉。"

张医生成功把握住了患者的语言暗示，最终发现了深层次病因。

此外，有些非语言的动作也会透露出与患者自身想法相关的信息，包括衣着、姿势、手势、步态、表情等。仔细观察，医生便能从中获得大量的信息。因此，在开放式问答过程中，保持对患者非语言信息的敏感也同样重要。例如：

- 目光接触：难以保持的目光接触代表痛苦、害羞或不感兴趣。而持续的目光接触则可能预示愤怒、敌意、不满。
- 姿势：坐姿挺拔代表自信。无精打采、低头垂肩则代表痛苦沮丧。
- 手势与肢体动作：拳头紧握代表愤怒。不断摇头、下肢抖动代表焦虑。
- 音调：包括重音、发声等。

四、流程式重点追问

在病史采集过程中，开放式问答的目的是广泛收集相关信息，在信息收集的基础上，医生逐步集中问题的重点，接下来便应针对重点问题进行封闭式问答，来探究问题的细节。此外，如果一些内容没有在患者的叙述中出现，医生同样需要采用封闭式问答方式来进行针对性调查，更详细地分析问题的详细内容。

封闭式问答，对于获取准确的信息、掌握具体详细信息、完善重点问题信息是重要的。通常是在病史采集的中间阶段，针对开放式问答中所发现的重点问题进行深入追问。并且，这种封闭式问答中的问题设计，充分体现着医生的专业技术水平，代表着医生对重点问题审视的思路，是确定诊断前的必要步骤。为了避免不同医生之间因经验差异而出现的提问偏差，针对常见症状，行业内总结出流程化的问题设计。通过设计好的问题内容和顺序，按照流程连续追问，将症状信息的采集过程完整化、规范化。

一项研究表明，如果仅采用开放式问答而不使用封闭式问答，虽然患者也能提到大多数重要信息，但并不全面。在追问一些问题后，患者便会提出更多之前没有考虑到的症状或问题。而在流程式追问后，所有的症状信息才不易发生遗漏。

 对话 --➤

封闭式问答

针对胸痛患者，医生可采用流程化的"疼痛筛选"法采集病史，也称 SOCRATES 法。

"您能告诉我疼痛的部位吗？"（Site，位置）

"您以前有过同样的疼痛吗？什么时候开始的？"（Onset，时间）

"您能用自己的语言描述一下疼痛是什么样的吗？"（Character，特征）

"疼痛是否会转移或连带其他部位一起疼痛？"（Radiation，辐射范围）

"有什么能缓解疼痛的方法吗？""除了疼痛，还有没有其他症状？"（Alleviating factors/Associated symptoms，缓解因素或伴随症状）

"疼痛是什么时候发作？一过性的还是持续的？一天发作几次？每次持续多长时间？"[Timing（duration，frequency），时机（持续时长、发作频率）]

"什么情况下，疼痛会加重？"（Exacerbating factors，恶化因素）

"如果满分 10 分的话，您给这种疼痛打几分？"（Severity，严重程度）

与之类似，对于症状问诊，也存在流程式 FASTLQQS 法，即 Factors that make it better/worse（好转 / 恶化因素）、Associated manifestations（相关表现）、Setting（背景）、Timing（时机）、Location（位置）、Quality（性质特点）、Quantity（量化特点）、Severity（严重程度）；以及流程式 WWQQAAB 法，即 Where（何处）、When（何时）、Quality（性质特点）、Quantity（量化特点）、Aggravating and Alleviating factors（恶化和缓解因素）、Associated manifestations（相关表现）、Belief（观念，患者对症状的看法）。

五、模块式全面采集

在完成上述开放式问答与封闭式问答之后，医生便掌握了此次患者就诊的主要内容，在此基础上，要根据病历的模块式要求查漏补缺，全面采集相关信息，避免任何内容的缺项。

病史的模块包括：患者一般情况；主诉；现病史；既往史；系统回顾；个人史；婚育史；月经史；家族史。

（1）患者一般情况：包括姓名、性别、年龄、民族、婚姻状况、出生地、职业、入院时间、记录时间、病史陈述者。掌握民族信息，将有助于在后续的沟通中注意其民族习俗的特点，注意民族的崇拜与禁忌。掌握职业信息，则有助于思考疾病与职业的相关性，并且为医患沟通中透过职业打开话题、顺畅交流做好铺垫。

（2）主诉：是指促使患者就诊的主要症状（或体征）及持续时间。这部分内容通常为开放式问答之后医生认为最应该集中给予治疗的重点问题，也是患者视角中此次就诊最需要解决的首要问题。通常是在第一个开放式提问之后，如"请告诉我是什么原因让您住院"或"您今天为什么来看病"等，患者的第一个回答。有时，患者直接给出的是诊断，而不是症状，这就需要追问其当时的症状表现。

（3）现病史：是指患者本次疾病的发生、演变、诊疗等方面的详细情况。内容包括发病情况、主要症状特点及其发展变化情况、伴随症状、发病后诊疗经过及结果、睡眠和饮食等一般情况的变化，以及与鉴别诊断有关的阳性或阴性资料等。信息主要来源于开放式问答与封闭式问答的结合，是关于主诉信息的详细说明（图 10-2）。

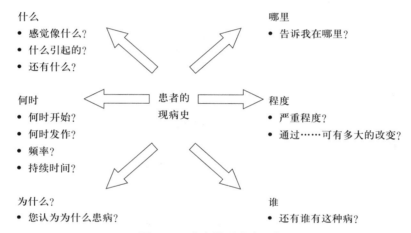

图 10-2 患者的现病史采集

（4）既往史：是指患者过去的健康和疾病情况。内容包括既往一般健康状况、疾病史、传染病史、预防接种史、手术外伤史、输血史、食物或药物过敏史等。通过提供背景信息，有助于理解当前的疾病。在询问既往史时，应先使用比较宽泛的问题（如"您得过慢性病吗？""您得过什么传染病吗？""您动过手术吗？""您有过对什么过敏吗？"等），得到肯定回答后，再使用具有针对性的封闭性问答继续提问，以得到最终明确答案。在用药史方面，应详细询问患者的用药情况，还要从家属或是曾就诊的医生处，尽可能详尽追问信息。具体信息包括：用药原因、既往用药经过、当前使用药品名称、用法用量、用药规律情况、用药效果等。

（5）系统回顾：是病史采集中对各个系统主要常见症状的清单，是对于病史采集的整体筛查，补全患者没有提及的症状，防止遗漏信息。在这个环节中，没有必要重复之前已经询问过的问题。系统回顾的主要内容包括八个部分。各个系统询问时可供参考的问题点如下：

- 呼吸系统：咳嗽、咳痰、呼吸困难、咯血、发热、盗汗、与肺结核患者的密切接触史等。
- 循环系统：心悸、气促、咯血、发绀、心前区痛、晕厥、水肿及高血压、动脉硬化、心脏疾病、风湿热病史等。
- 消化系统：腹胀、腹痛、嗳气、反酸、呕血、便血、黄疸和腹泻、便秘史等。
- 泌尿系统：尿频、尿急、尿痛、排尿不畅或淋沥、尿色、清浊度、水肿，肾毒性药物应用史，化学毒物接触史或中毒史，性病史等。
- 造血系统：头晕、乏力、皮肤或黏膜瘀点、紫癜、血肿、反复鼻出血、牙龈出血，骨骼痛，化学、工业、放射性物质接触史等。

- 内分泌系统及代谢：畏寒、怕热、多汗、食欲异常、烦渴、多饮、多尿、头痛、视力障碍、肌肉震颤、性格、体重、皮肤、毛发和第二性征改变史等。
- 神经、精神系统：头痛、失眠或意识障碍、晕厥、痉挛、瘫痪、视力障碍、感觉及运动异常、性格改变、记忆力和智能减退等。
- 肌肉、骨骼系统：关节肿痛、运动障碍、肢体麻木、痉挛、萎缩、瘫痪史等。

（6）个人史：包括记录出生地及长期居留地，生活习惯及有无烟、酒、药物等嗜好，职业与工作条件及有无工业毒物、粉尘、放射性物质接触史，有无冶游史。这部分病史采集会涉及一些关于家庭环境、个人习惯以及敏感隐私问题，医生在沟通中应注意措辞。在烟酒嗜好方面，应询问具体的量和频率。如果患者的症状可能与毒品相关，则可以询问"您使用娱乐性药品吗？"涉及性的问题，在本书第 16 章将有详细说明，在此不做赘述。除此之外，对于患者的宗教信仰、文化程度，也应进行询问，尤其是不同宗教文化对生命健康的不同观念。这样有助于在诊疗活动中根据其宗教信仰和文化调整诊疗和照护方案。

（7）婚育史、月经史：包括婚姻状况、结婚年龄、配偶健康状况、有无子女等。女性患者记录初潮年龄、行经期天数 、间隔天数、末次月经时间（或闭经年龄），月经量、痛经及生育等情况。现实中，存在夫妻分居或离婚夫妻依旧同居等情况，在询问时应注意措辞。比如，先询问"您平时和谁住在一起？"然后再根据回答继续询问"什么时候结的婚？""住的离亲人近吗？""什么时候自己一个人的？""有几个孩子？都不在身边吗？"等，从而便于患者的叙述。

（8）家族史：包括父母、兄弟、姐妹的健康状况，有无与患者类似疾病，有无家族遗传倾向的疾病。在问及直系亲属的时候，医生需要注意有些人与自己的亲属没有血缘关系（例如被领养的人），询问家族史过程中应有所注意。在得知长辈去世的信息时，应询问死亡原因。医生可以提醒患者有些可能具有家族遗传性的疾病，如高血压、糖尿病、心脏病等，以增强患者对相关信息重要性的认识。

六、复述式内在总结

在完成以上开放式问答、封闭式问答以及模块式采集之后，对于已经收集的患者信息，做一个明确而详细的复述话语总结，这是有意采取的步骤，也是病史采集技巧中最为重要的一个。

这种复述式的内在总结，能够确保病史采集的准确性，还能够辅助患者做出进一步的回应。

总结时，应从疾病和患者两个角度来总结患者的陈述，从而检验医生是否正确理解了患者的表述并纠正误解，也能让患者确认医生的理解是否准确，这有助于实现增强版 Calgary-Cambridge 模式的目标，实现医患双方在共同基础上的相互理解。有学者将这一过程比喻为：两个作者就同一个作品的草稿反复讨论，直到双方都满意为止。

对话 ┊--➤

内在总结

医生："可以看一下我理解的是否正确吗？您三天前登山时着了凉，两天前开始咳嗽、发烧，体温最高 38.5℃，咳嗽是干咳，无痰，同时伴有鼻塞、流涕、喷嚏，鼻涕为清亮液体，同时伴有头痛、乏力、肌肉酸痛。自行连续两天服用氨酚伪麻美芬片和氨麻美敏片早晚各一片，症状无好转。今日自测体温 39℃，并且出现咳黄色痰，自觉咽痛、声哑、吞咽困难，食欲下降。这段时间无寒战、无体温明显波动、无呼吸困难、无呕吐腹泻、无午后低热。自己认为是受凉感冒导致发热。我的总结有问题吗？"

　　患者："是这样的，医生。我现在可不能病倒，单位最近正忙，请病假是要耽误工期扣工资的啊。快给我治治吧，医生。"

内在总结对于病史采集的重要意义在于：

- 体现医生主动倾听的效果，反映出医生的责任心和专业技术能力；
- 表示医生正确理解了患者的叙述，同时对患者的叙述效果予以肯定；
- 促进医患相互理解，建立了一种医患之间相互信任的合作关系；
- 让患者感受到其参与了诊疗过程，并受到了医生的认可和尊重；
- 双方对病史采集进行了确认，为后续双方协作进行诊疗奠定了共识基础；
- 促使医生在病史采集中辩证思考、完善信息，检验并提高其接诊能力；
- 促使医生对病史信息进行回顾，有助于后续诊疗方案的建立；
- 逐步在医患之间普及 Calgary-Cambridge 模式的病史采集方法。

七、总结

　　病史采集是诊疗过程的第一个环节，也是后续诊疗活动的基础。病史采集的质量将直接影响诊疗活动的效果。而病史采集质量直接取决于医生的诊疗能力、思维能力和认真负责态度，甚至价值取向和职业精神。医生在病史采集中，采用增强版 Calgary-Cambridge 模式，分别从生物医学、患者主诉、背景信息三方面进行问诊交流。在过程中，先进行开放式问答，引导患者叙述并主动倾听；再针对重点问题进行流程化的连续封闭式问答，以确认具体信息；后进行模块式问答，全面采集病史信息，防止信息遗漏；最终对所得信息进行复述，通过内在总结确认信息的准确完整，并建立起医患信任的协作基础。医生应尊重每一个患者，因为每一个患者都是不同的，患者才是医生的老师。

［延伸阅读］

　　在线资源中心：www.oxfordtextbooks.co.uk/orc/washer

（樊　荣）

第11章

与患者相关的记录

打官司就是打证据。

——法谚

案例

为男性患者记录了月经史

38岁的男性以"间断腹痛2小时"来诊，心率87次/分，血压130/77 mmHg，右下腹压痛阳性……个人史中出现：14岁初潮，每28～30天一次月经，每次持续5天，规律，无痛经，末次月经2016年5月12—16日。

一、病历的书写

病历（medical record，或者record keeping）是指医务人员在医疗活动过程中形成的文字、符号、图表、影像、切片等资料的总和，包括门（急）诊病历和住院病历，是关于患者病史、诊断和治疗的记录，多以书面形式或者电子数据形式存档。病历所承载的内容可以再现患者在医疗机构接受诊疗的全过程，因而是重要的医疗、教学、科研文件。病历书写是培养和提高临床医师诊治疾病的正确思维方法的过程，在医学教育与实践过程中，无疑是十分重要的一环。同时，病历同样是做出诊断和制订医疗计划的依据，是医疗水平和医疗质量的载体之一。

病历书写是指医务人员通过问诊、查体、辅助检查、诊断、治疗、护理等医疗活动获得有关资料，并进行归纳、分析、整理形成医疗活动记录的行为。医疗机构应当加强病历质量管理，建立并实施病历质量管理制度。病历书写质量反映医疗机构及其医务人员的医疗技术水平与医院管理细节。因此，在病历书写过程中，要保证清晰且可以识别，尤其是手写版本，要使用长期留痕的墨水笔，以保证今后病历复印的效果。计算机打印病历的，则需要保证硒鼓或墨盒的定期更换，以保障其清晰度。每次记录都应清楚地写上签名及日期。如果之后需要修改，也应当在原文处用双线划在错字上，保留原记录清楚、可辨，并注明修改时间，修改人签名。不得采用刮、粘、涂等方法掩盖或去除原来的字迹，以证明没有试图篡改或涂改病历而欺骗他人。但是有的医师却并不重视病历书写。尤其是随着电子信息化技术的发展，大多数医院使用电子病历系统之后，因医疗工作繁忙，为节省时间，有的医师书写病历时，会调取患者过去住院及病情相似患者的病历进行拷贝、粘贴、修改，失去了病历的特异性，容易出现错记、漏记、违背事实等缺陷。一旦出现这些低级错误，会使医方认为医方对其不尊重、不严谨、不负责。有时即使医疗无过错，但因存在信息不准确或者笔误等病历书写问题，同样可能埋下纠纷隐患。

病历书写严格遵守2010年卫生部的要求，即"客观、真实、准确、及时、完整、规范"

十二字病历书写原则。特别注意，客观性是病历书写的根本属性，也是病历书写的基本要求。"所写即所为"是病历书写的黄金法则。在欧美国家，多年来一直坚持的原则是"Not document，not done"（没有记录等于没有做过）。完整性就是要求医务人员在书写病历时要注意前因后果，有医疗干预的应当载明干预的原因及效果等。

除此之外，还要加强人文观念的培养。病历书写是医师临床诊疗思维的培养过程，但很多时候医师并没有真正认识到病历书写的意义和严肃性，而把它当作一种附加工作，认为没有含金量、没有意义、浪费时间，故一心只关注手术和操作技能的培养而忽视病历书写的质量。医生需转变"重临床、轻病历"的思想，病历书写可反映其医院的文化底蕴，一份图文并茂、解剖细致、深入浅出的手术记录可代代传承，具有很高的医教研作用；医生应该加强使命感和责任意识，树立"病历写得好，很可能会成为好医生；病历写得不好，很难成为出色的医生"的理念。真实客观地书写各项记录，有利于规范医疗行为，有利于保护患者安全，有利于构建和谐的医患关系。

近年来，随着医疗管理信息系统的建立，电子病历系统逐渐成为医院信息系统的核心。电子病历（electronic medical record，EMR）也称计算机化的病案系统或称基于计算机的患者记录，对于优化工作流程、提高工作效率和医疗质量以及区域医疗卫生平台建设等方面都具有重要作用。2010年，卫生部下发了《关于开展电子病历试点工作的通知》，同年发布了《电子病历系统功能规范（试行）》，2017年，国家卫生计生委发布《电子病历应用管理规范（试行）》。电子病历系统的实施不需要临床医师手写病历，而是通过信息化手段辅助病历书写，一定程度上让医生有更多时间来和患者进行沟通，也极大地方便了病历书写错误时及时进行修改以及病历书写质量的管控，避免了大量人力、物力的浪费。其应用必须遵照一定的标准，按当地卫生部门规定的书写格式、储存格式、数据接口、传送途径等进行。但是在其应用过程中依然存在诸多问题，如病历真实性、安全性、法律效力等。临床医师是病历的直接记录者，是一些问题（如复制粘贴比率高、模板应用广泛、病历签名不及时等）的根源所在。因此，需要加大相关检查的力度，防止电子病历书写错误的发生；同时需要培养临床医师良好的临床思维和责任心，并进行多层次的电子病历系统应用培训，提高临床医师的应用能力。

具有法律效力的电子病历书写，要求医务人员进入电子病历系统时必须进行身份识别。电子病历系统应当为操作人员提供专有的身份标识和识别手段，并设置相应权限。操作人员对本人身份标识的使用负责。医务人员采用身份标识登录电子病历系统完成各项记录等操作时应执行电子签名并进行提交，系统应当显示医务人员电子签名。提交时应使用时间戳对病历内容进行保护，时间戳的时间应为提交时间。从而实现身份可识别、行为可追溯、时间真实有效以及内容加密不可篡改，保证电子病历信息的真实性和不可否认性。电子病历系统应当设置医务人员审查、修改的权限和时限。已确认提交的电子病历在修改时必须留有痕迹，修改者需进行电子签名和使用时间戳。即使是错误信息的修改也要留有痕迹。实习医务人员、试用期医务人员记录的病历，应当经过在本医疗机构合法执业的医务人员审阅、修改并予以电子签名确认。医务人员修改时，电子病历系统应当进行身份识别、保存历次修改痕迹、标记准确的修改时间和修改人信息。电子病历系统应当具有严格的复制管理功能。同一患者的相同信息可以复制，复制内容必须校对，不同患者的信息不得复制。

二、病历的内容

1. 患者一般信息，包括患者的姓名、性别、出生日期、职业和地址、转诊来源、病史陈述者、病历记录和检查的日期和时间等。
2. 病史，包括主诉、现病史［包括医学角度（疾病本身）和患者角度（主观感受）］、既往史、用药史/过敏史、家族史、个人史、系统回顾（包括总体状况、心血管系统、呼吸系统、消化系统、泌尿生殖系统、神经系统、肌肉骨骼系统和内分泌系统等）。

3. 体格检查，包括一般检查及生命体征、皮肤、黏膜、全身浅表淋巴结、头部及其器官、颈部、胸部（胸廓、肺部、心脏、血管）、腹部（肝、脾等）、直肠肛门、外生殖器、脊柱四肢、神经系统等。

4. 鉴别诊断，包括根据患者病史和检查得出的所有可能的诊断结果。可能的诊断结果既应该包括医学角度的问题，也应该包括患者主观感受方面的问题。应当注意，患者通常不只患有一种疾病。

5. 诊疗方案，包括进一步检查（用于确定诊断或者排除诊断），患者已经接受的诊疗，如在救护车上、事故现场或门急诊给出的即时诊治，同时还应该包括不能确定的诊断。如果存在疑问，则应当标注"？"或写明问题，如"心绞痛，有待考查"。最后列出初步治疗方案。

 案例

都是"喝水"惹的祸

　　75 岁老年人以"食欲差 3 天，意识模糊 1 小时"来医院急诊，经详细询问病史、体格检查和实验室检查，明确诊断为"糖尿病酮症酸中毒"；医生给予静脉输液补充胰岛素治疗，看患者能够自己喝水，就嘱咐家属多给患者喝水补充血容量，输液 30 分钟后医生巡视患者时再次嘱咐家属给患者多喝水，以减少输液，避免增加心脏负担而发生心力衰竭。4 小时后患者病情突然加重死亡。医疗鉴定考虑入量不足导致长时间严重代谢性酸中毒所致死亡。医生辩解：多次嘱咐患者家属给患者多喝水；但病历中未见任何文字记录，更未见家属签字。最终这件事以医生赔偿告终。

三、完善的沟通告知记录

患者就医过程中享有知情同意、医疗选择等基本权利，医师必须履行告知义务，应该告诉患者本人其是知情同意的主体，以获得患方的信任和同意。

同意的形式有默示和明示两种。明示的同意又包括口头的和书面的两种。在通常情况下，默示的、口头的、书面的同意均被视为具有相同的法律效力。与之相应，依据要求由低到高，知情同意的形式可分为公示知情同意、口头知情同意和书面知情同意。书面知情同意的常见应用形式包括特殊诊疗活动前所进行的书面知情同意，以及患者拒绝或放弃治疗的书面知情同意等。例如，当医生根据病情需要，应对患者行必要的 X 线检查时，经充分告知检查必要性以及不做检查的风险，患者知情理解但仍然拒绝行该检查，则应在病历中书面记录其拒绝的意见。

医务人员在告知说明时应注意的原则有：第一，通俗原则，即医务人员的告知说明应通俗易懂，便于患者理解。第二，诚实原则，即医务人员应本着诚实信用的原则，向患者如实告知说明，不应有所隐瞒、侧重。同时处理好知情同意与保密之间的关系。第三，充分原则，即医务人员应当提供充分、全面的信息，避免遗漏重要内容，以便患者充分知情进行自主决定。第四，适当原则，即医务人员的告知说明应适当，必要时可采用保护性医疗措施。第五，及时原则，即医务人员的告知说明应及时进行，避免延误患者的自主决定而对患者造成不利影响。

医务人员往往注重于操作性的工作，有时疏于向患者进行疾病的解释和交流，知情同意书告知草率、签署手续可有可无；有的知情同意书缺少医师签名，或者缺少患方签名；甚至仅有患方签名，没有签署同意与否意见；有的医务人员的亲戚、朋友就医时，医生只关注病情的详细解释，却忽略办理知情同意书正规签字手续等，致使知情同意书失去应有的作用。一旦发生医疗纠纷，医务人员的合法权益也很难得到保障。只有履行规范的知情同意书签字手续，才能确保医患双方的合法权益。良好的知情告知沟通，可增进患方对医院和医师的崇敬和信赖，增强患者战胜疾病的信心，完善的沟通告知记录可保护医患双方的合法权益，防患于未然。在获得知情同意书签字的过程中，对知情内容进行耐心、详尽、深入浅出的讲解，最终核实对方理解的步骤必不可少。

医师告知说明实务操作及要求如下：

（一）告知对象选择与实操

1. 医疗机构及其医务人员应当充分尊重患方知情同意权。一般情况下医务人员应向患者及患者近亲属（授权委托人）履行告知义务，并由患者、患者近亲属或其授权委托人在知情同意书上签字予以确认。

患者近亲属或其授权委托人仅作为患者知情同意的补充，在患者突发病情变化不具备知情同意能力时履行代理权，而在患者本人履行知情同意时，不作为必要条件。

近亲属众多的患者，可要求他们确定一名家属履行知情同意权，并出具委托授权书。

2. 患者本人为完全民事行为能力人并能够对自己的病情做出理性判断时，应当尊重患者本人意见。在患者本人与患者近亲属（授权委托人）意见不一致时，应当向患者近亲属（授权委托人）说明情况并尊重患者本人对疾病治疗的自主决定权。

3. 在患者本人不具备知情同意能力的前提下，患者近亲属与授权委托人意见不一致时，应当尊重授权委托人的意见，并由患者授权委托人在知情同意书上签字予以确认。

4. 当患者病情危及生命且本人意见明显不利于自身诊疗时，医务人员应将其理解为患者对自身病情及医疗措施的不充分知情而采取积极的救治措施，同时向患者近亲属（授权委托人）进行知情同意告知并履行签字手续。

5. 在患者病情危及生命且不能取得患者意见的情况下，医务人员依据现有医疗水平，对患者积极抢救，具有良好预后效果，但患者近亲属或授权委托人的处置意见明显不利于患者诊疗的，医务人员治疗处置权优先于法律赋予患者近亲属（授权委托人）的代理权。

6. 在知情同意告知过程中，不能取得患方书面一致意见的情况下，应先采取有利于患者诊疗的措施，并同时留取知情同意告知过程的录音、录像资料；必要时进行公证、律师见证或报警处理，也可向人民法院申请裁决。完善告知程序，留取相关证据。

（二）告知形式选择与实操

1. 对于特殊诊疗活动的告知，应采用知情同意书的形式。

2. 对于一般诊疗活动的告知，应采用口头或书面告知的形式。

3. 对于医院管理制度、注意事项的告知，应采用公示或书面告知的形式。

4. 对于患者比较重要的病情或其他诊疗事项的告知，无专门知情同意书的，应采用病历记载并签字的形式。

（三）告知内容选择与实操

1. 诊断过程的告知

（1）检查的说明：进行一般体格检查时，告知患者应当采取的配合方式、方法；进行费用较高的特殊检查时，告知患者其相对于廉价检查的优劣或此检查的必要性；对临床试验性检查、有创性检查和由于患者体质特殊或病情危笃可能产生不良后果和危险的检查，如实进行必要的解释说明。

（2）诊断结果的说明：医师诊察患者后，对于患者疾病的轻重缓急、临床预后、检查检验结果及其临床意义等，都应向患者进行必要的说明。

2. 治疗过程的告知　医务人员在向患者告知病情及诊断后，应将计划医疗行为的性质、理由、内容、治疗的预后、不治疗的后果、医疗方式、难易程度、对患者侵袭范围和风险程度以及替代医疗方案加以说明，使患者充分了解该医疗行为，以便决定是否同意接受该项医疗措施。

3. 疗养康复的告知　患者病情好转或痊愈后，应向其说明术后仍可能出现的并发症和后遗症，以及预防、补救的方法。并告知患者在疗养康复阶段的注意事项以及药品用法、康复措施、随诊时间、观测指标等。

4. 转诊、转院的告知　对首诊医院病床、设备和技术条件有限，需要转院而病情又允许转院的急危重症患者，由于患者本身疾病以及转运途中的颠簸和不可预见之因素，转诊是具有一定危险性的，可能会对患者产生不良后果。因此，医务人员若要为患者实施转诊，必须向患者及其家属充分告知转诊的必要性与风险性，以取得患者及其家属的书面同意。如估计途中可能加重病情或死亡者，应留院处置，待病情稳定或危险过后，再行转院。在病情稳定以前不许转院。

四、拒绝心肺脑复苏术患者的医疗记录

某些情况下，心肺脑复苏（cardio-pulmonary-cerebral resuscitation，CPCR）能短暂地恢复危重症患者的生理学稳定性，但是延长了患者的痛苦或者是延缓了他们的死亡。因此，部分医务人员认为 CPCR 不完全是有益的，或者预计 CPCR 成效有限时，放手可能是对患者更好的选择。1974 年，美国医学会（American Medical Association）成为第一个建议把拒绝心肺脑复苏术（do not resuscitate，DNR）的决定"明白记载在病历上"的专业团体。1976 年，第一个关于 DNR 医嘱的医院法定政策问世并引起广泛的关注和争论。即在完全知情的状态下，由患者和他的家庭医生共同签署 DNR 表格，并将一块特制的铭牌佩戴在身上。如果急救人员在现场确认了这张表格或铭牌，就应该停止各种复苏操作，包括心脏按压、人工通气、气管内插管、电除颤和使用复苏药物等。该表格内容务必能详尽显示患者当前所处状况，明确 DNR 内容，并需要全部直系亲属签字。但决不能简单地将 DNR 理解成什么都不做，而应是指对患者采取限制性的医护措施，如患者仍然进行积极的化疗、手术，甚至进住重症监护病房，但当心搏骤停时不进行胸外按压和呼吸支持治疗。有时，DNR 医嘱也是有时限性的，特别是当患者病情不断变化时，如病情明显逆转要及时取消 DNR，摘掉铭牌。

五、记录的时限

在病历书写中，除了书写和内容的要求，还有时限的要求。根据《病历书写基本规范》，首次病程记录应当在患者入院 8 小时内完成；病程记录，对病危患者应当根据病情变化随时书写，每天至少 1 次，记录时间应当具体到分钟。对病重患者，至少 2 天书写一次病程记录。对病情稳定的患者，至少 3 天记录一次病程；主治医师首次查房记录应当于患者入院 48 小时内完成；交班记录应当在交班前由交班医师书写完成，接班记录应当由接班医师于接班后 24 小时内完成；转出记录由转出科室医师在患者转出科室前书写完成（紧急情况除外），转入记录由转入科室医师于患者转入后 24 小时内完成；因抢救急危患者，未能及时书写病历的，有关医务人员应当在抢救结束后 6 小时内据实补记，并加以注明；常规会诊意见记录应当由会诊医师在会诊申请发出后 48 小时内完成，急会诊时会诊医师应当在会诊申请发出后 10 分钟内到场，并在会诊结束后即刻完成会诊记录；手术记录应当在术后 24 小时内完成；术后首次病程记录应由参加手术的医师在患者术后即时完成；出院（死亡）记录应当在患者出院（死亡）后 24 小时内完成；死亡病例讨论记录，在患者死亡 1 周内，对死亡病例进行讨论、分析并书写。

六、总结

与患者相关的书面记录在诊疗过程中起到至关重要的作用。医生可以通过病历、知情同意

书等记录了解既往治疗过程，清晰的记录有助于后续治疗的有序开展，可以确保治疗连续性。完整详尽的记录病程能力需要在临床工作中不断锻炼与训练，做到一边询问一边记录，并保证准确性、完整性与规范性。

（周　明　郭　伟）

如何与团队中的医务人员沟通

第12章

"改善医务人员之间的交流，有助于防止不良结果的发生、增进团队合作"。
　　　　——美国医疗卫生机构认证国际联合委员会（Joint Commission International，JCI）
"沟通就是把组织中的成员联系起来以实现共同目标的手段"
　　　　——切斯特·I·巴纳德（ChesterI.Barnard）

现代医院的医疗服务是以医、护、技、后勤、管理等团队的紧密配合来实现的，这种紧密的配合来源于有效的管理，而这种有效管理的核心是沟通。

一、医务人员间沟通概述

医疗机构从最初的小型诊所逐步发展为大型医院，其中的内在原因一方面是医疗技术设备的不断革新，导致高新设备的规模化集中，有利于资源的充分利用；另一方面是医学科学的专业性不断增强，随着对人体的认识与发现，各个组织器官系统的复杂性和多样性超出了个人的极限，导致临床分科逐步细化，有利于医生技术的专精和研究的深入。但医院规模的不断扩大，也带来了一个弊端，对医务人员之间的协作提出了较高要求。而且，随着团队人员数量的持续增加和分工的趋向精细，为了保障规模运行下的医疗质量与医疗安全，医务人员之间协作的机制从最初的关系化辅助，逐步发展到制度化要求，再发展到理念化共识，体现的是一家医院管理文化的成熟度。随着各家医院的快速发展，医院间硬件水平的差距在逐步缩短，而医院的整体实力和品牌价值，不是取决于某个科室的水平，而是越来越取决于医院各部门之间团队协作的水平。调查显示，在过去的一年中，有1/3的患者在接受治疗的过程中至少有10个以上的专科医生参与其中，其他医务人员可能就更多了，其中包括护士、技师、义工等。这就如同"短板理论"所言，不同科室像木板一样紧密联合。其中水平较差、协作不佳的短板决定了医院的水平。因此，协作是医疗机构诊疗工作开展的基础，而医务人员之间的沟通，则是诊疗工作协调进行的重要保障，也是强化质量、防止伤害、避免纠纷不可缺少的必要环节。阻碍团队工作成绩的最大障碍就是缺乏有效的沟通。医务人员间的沟通不良，是对患者造成无意伤害的主要原因。团队的沟通障碍已成为60%以上警讯事件的主要原因之一。

医务人员间的沟通不仅包括医生之间的沟通，还包括医生与护士之间、医护与医技之间、医务人员与行政人员之间的沟通等。各级医务人员之间的沟通，应以患者安全为中心，相互尊重、平等合作、相互帮助、相互支持、取长补短，使自身业务水平不断提高，使患者得到更好的治疗。各级医师应把握好沟通的态度方法与职责权限范围，确保各项诊疗工作高效、有序进行。在医院等级评审标准中，也明确要求医疗机构部门内或部门间应建立恰当的信息传达和沟通协调机制，根据工作需要，召开跨部门工作会议（如职能部门间、院－科间、临床－护理、临床－医技间等），建立多部门共同参与的联席会议制度，定期召开会议并记录，以实现"沟通效果良好，促进团队协作"的目的。

二、标准化有效沟通模式

美国医疗机构认证联合委员会（Joint Commission on Accreditation of Healthcare Organizations，JCAHO）在 2006—2008 年每年的患者安全目标中均明确指出，执行标准化的"交接沟通"事项既可以有效提高交接质量，又可以减少或消除交接过程中的安全隐患。2011 年，卫生部发布了《三级综合医院评审标准实施细则》，其中，提及沟通的评审标准有 28 处之多，并且始终在强调"有效沟通"。2011 年，世界卫生组织患者安全管理目标明确规定"严格执行在特殊情况下医务人员之间的有效沟通的程序，做到正确执行医嘱"。《中国医院协会患者安全目标（2014—2015）》中同样提出，要加强医务人员之间的沟通，规范交接流程，正确、系统地传递信息。

所谓有效沟通，重在效果，指通过不同的形式将思维想法准确、恰当地表达出来，促使对方更好地接受，以达成共识或实现共同目标。有效沟通能否成立关键在于信息的有效性，信息的有效程度决定了沟通的有效程度。信息的有效程度又主要取决于两个方面：一方面是信息的透明程度，信息必须是公开的、表达清晰的、易于理解的；另一方面是信息的反馈程度，有效沟通是一种动态的双向行为，有发送有反馈，只有沟通的主、客体双方都充分表达了对某一问题的看法，才真正具备有效沟通的意义。而在医疗机构内部，由于不同部门间专业性的显著差异，造成在沟通中存在一定的障碍。这就需要有一种标准化的沟通方式来保障想法、信息能够清晰、准确传递给对方，并且让对方易于理解和反馈。

SBAR 沟通模式，是一种以证据为基础的、标准的沟通方式，曾被用于美国海军核潜艇和航空业，在紧急情况下保证了信息的准确传递。航行时，海军少尉需要向船长短时间内汇报夜间可能会出现的潜在危险情况，包括解释及建议。因此，他们采用情景简报模型（situational briefing model）沟通方法，这是一种用于沟通关键信息的实用结构模式。因其具有能有效避免沟通过程中重要信息的遗漏，保证相关重要信息准确、及时地传达，减少差错等特点而在多个领域备受推崇。

退休的美国海军核潜艇军官 Bonacum 将该模式调整后用于医疗保健。2002 年，凯萨医疗机构（Kaiser Permanente Health）聘请 Bonacum 对患者安全进行调查。Bonacum 在回顾来自外科、产科和重症监护病房的"事故"资料时发现，许多"事故"似乎是由沟通失效导致的，而这与核潜艇事故和飞机坠毁有一些共同点，即在复杂的情况下缺乏有效的沟通。随后，Bonacum 和他的同事们意识到 SBAR 沟通模式可以避免来自外科、产科、重症监护病房和其他急性病区的医疗事故。因此，凯萨医疗机构质量团队将 SBAR 沟通模式推广至整个凯萨医疗机构。在此之后，不同病区医疗事故数量大幅下降。

后来，SBAR 沟通模式被许多医疗组织机构采用，该模式为跨学科交流共享提供了沟通框架，减少了医疗差错的发生，加强了患者的安全保障。美国联合委员会（Joint Commission）、医疗保健改进研究所（Institute for Healthcare Improvement）以及世界卫生组织等也都在倡导标准化沟通模式的应用及传播。部分机构将 SBAR 沟通模式中的患者身份信息独立划分，改进为 ISBAR 沟通模式。

在应用地域方面，目前在国外，在美国、英国医疗机构中已经使用此沟通模式，亚利桑那州医疗协会要求下属百余家医疗机构采用 SBAR 作为医疗沟通的标准模式，以减少由于沟通不良而引起的不安全因素。在国内，浙江、上海、江苏、湖北、广东等地区陆续开始运用 SBAR 沟通模式。

在应用领域方面，SBAR 沟通模式在国外广泛应用于急诊、重症监护、日间护理、麻醉复苏等。在国内，主要应用于医护沟通、晨会医护交班、患者转科转接及护理交接班、教育培训等。当然，SBAR 沟通模式也可以应用于医患之间、护患之间、技患之间，社区也将其应用于慢病管理之中。

该沟通模式的含义是：

- I—Identification，身份，确认患者身份正确。
- S—Situation，现状，包括患者存在的问题、生命体征等，代表"目前发生了什么？"
- B—Background，背景，包括患者的主诉、问题的依据及分析、既往史、用药史等，代表"什么原因导致的？"
- A—Assessment，评估，包括患者的异常反应、异常报告、当前心理状态、对问题的评估、观察要点等，代表"我认为问题是什么。"
- R—Recommendation，建议，包括已采取的措施、对问题处理的建议等，代表"我们应该如何去解决这个问题。"

SBAR 沟通模型的目的是准确、及时、有效、系统地传递患者信息，保证患者安全和医疗质量。各专科可根据其专业特点，制定符合本专科的 SBAR 沟通方案和专用表格，更有利于实现标准化沟通的效果。

 对话

SBAR 沟通模式

- 常见沟通模式

护士："医生，3 床患者现在疼得厉害，受不了了，您快去看看吧。"

医生："患者哪个部位疼痛？疼了多久了？"

护士："我没问，要不我去问问再告诉你？"

医生："算了，我去看看吧。"

- SBAR 沟通模式

护士："（Situation，现状）医生，3 床患者 ***，左肾结石，刚才突然腹部剧烈疼痛，T 37 ℃，P 100 次 / 分，R 22 次 / 分，BP 147/95 mmHg。

（Background，背景）患者既往有冠心病、糖尿病史。

（Assessment，评估）现在神志清楚，左侧腰部绞痛，我认为患者可能是结石导致急性疼痛发作。

（Recommendation，建议）已经安慰患者，您看是否可以给予解痉止痛药物治疗？"

医生："好的，你说的有道理，很有可能是结石痛，我这就去看看患者。"

由上可见，SBAR 沟通模式在沟通信息的完整性、条理性和准确性等方面均显著优于传统沟通模式，不仅有利于信息的有效传递，还有助于患者的整体评估，以及医疗质量的提升和患者满意度的提高。在另外一项研究中，采用标准化有效沟通后，通过共同参与、确认患者问题、验证感受、敏锐倾听、传递有效信息、建立和谐关系等 6 个维度评分，明显优于对照组（P<0.05），说明 SBAR 标准化有效沟通模式具有较高的应用价值。因此，医疗机构应在院内加强标准化沟通的培训与应用，从而推进该沟通模式在工作中的实践。SBAR 沟通模式是一种团队之间的沟通工具，而在当前实践中医护一体化培训模式较少，仅仅对护士进行培训尚且不够，尚未充分发挥 SBAR 沟通模式的优势。因此，在 SBAR 沟通模式的培训中可以采用医护一体化培训模式，促进医护工作有机融合，提高沟通效率。也可运用品管圈活动强化对该模式的运用，如定期组织活动，针对 SBAR 沟通模式交班或交接表的填写内容中存在的问题提出解决办法，并采用 PDCA 循环法持续改进交班或交接质量，保证品管圈活动顺利开展，进而提高该模式运用的依从性。

同时，SBAR 沟通模式也要与沟通的心态、技巧、策略等相契合。单纯的 SBAR 沟通工具对提高沟通有效性并没有重要的作用，只有结合教育性的干预，培训团队的沟通技巧和策略，才能改善沟通效率、保障患者安全。而且，专业技术水平也直接影响 SBAR 沟通的效果，反过来 SBAR 沟通也有助于提升自身对专业技术水平的要求。

三、团队协作中的沟通

随着医学的发展，专业化分科逐步细化，诊疗行为已经由以往的个人行为发展为团队行为。而决定团队工作成效的是协作水平，决定协作水平的是沟通效果。在团队中，岗位、责任、专业、层级等因素增加了工作的复杂性和协作的困难性。一位经验丰富的医生曾经说过，"令我感到压力的不是面对患者，而是不得不面对同事！"

患者的情况千差万别，常常集多种疾病于一身，然而医生却常常凭借个人判断来应对挑战。单个医生拥有自主权，全权负责患者的诊治。但是在当今的医疗行业内，全知全能的医学大师已经不存在了，每个医务人员的专业都有一定的局限性，那么让单个医生拥有自主权将会引发诊疗的灾难。当然，不同的医生之间也可能会做出相互冲突的决定，而一些重要的问题又可能被大家忽视，这对诊疗而言，同样是不容忽视的风险。已经有大量证据显示，对于患者的诊治有很多是重复的、有瑕疵的，或者是没有经过统一协调的。这也就要求不同的医生之间应有统一的协调，使之成为一个团队共同讨论决策，而不完全是个人意见的机械组合。这样的话，决策的冲突才能够被及时发现和避免。

同时，在协作中，即使发现他人有做的不到位之处，也应妥善指出，注意方式方法，友善提醒。队友间应注重配合，而非轻易指责。相互的埋怨、指责，对于团队协作是非常不利的，对患者而言也是不负责任的。在患者面前指责其他队友，并不能起到抬高自己的作用，反而会让患者感到团队的业余以及医院管理的混乱。

 对话

团队中的医务人员沟通

从外院新调入的手术室护士，对医院器械放置还未熟悉，因人力不足，手术室临时调配其应急上台配合手术。患者硬膜外麻醉，神志清醒。术中 A 医生发现器械准备不到位，配合不顺畅。

医生："你之前当过手术护士吗？知道这个手术都需要什么器械吗？"

护士："对不起，我在外院手术室刚调入的，对咱们医院器械放置还不熟悉。您需要什么？我马上给您取。"

医生："不熟悉就让你上台！你们护士长怎么管的！找这么个不懂的来。"

护士："对不起，今天手术开台多，护士人力不足忙不过来才临时让我上台的。"

医生："胡闹！今天的手术若出什么问题全是你们护士的责任！"

手术结束后，接下来是第二台手术，术者是 B 医生。同样是硬膜外麻醉，神志清醒的患者。

护士："医生，我是今天新调来的手术护士，今天人力不足临时上台。若有什么做的不到位的，还请您多多谅解和支持。"

医生："没事。谁都有新入职的时候。不用慌，有我在。"

护士："今天的手术在原来医院接触的少，不知还需要什么特殊的器械。"

医生："没事，我来查一下……没问题，你准备得很好，再准备一个支架就好。你不用紧张，需要什么我会随时告诉你。今天跟我一台手术，我好好带你。以后我手术，就专门找你搭台。你没问题。我是医生，手术我负责。"

最终，第一位患者因为手术时间明显长于预期而担心将来发生并发症，至医院投诉，认为医护配合不利，术中不停埋怨，把患者晾在手术台上，注意力不集中，导致手术时间延长。第二位患者手术进行顺利，出院时深表感谢，特意向医护人员赠送锦旗。可见，心态与沟通能够极大影响手术进程，乃至决定手术效果。

医护是诊疗活动中最基本的团队。工作相对独立又密不可分。虽然服务对象都是患者，但工作侧重点不同。理想的医护沟通模式应该是双方能够交流、协作、互补，对于有关患者的信息能够及时地相互交流，对于工作能够相互配合支持。医护间的良好沟通不仅能够提高医疗质量和工作效率，而且能够增加双方配合的默契程度，减少差错事件发生。因此，在沟通中，双方均应相互尊重、信任，坚持协作、谅解、制约、监督的沟通原则，选择合理沟通方式方法和沟通场合，才能达到医护间有效沟通的效果。

将相关医务人员组成一个团队，清晰地描述整体任务，确立领导，给予引导，监督实施过程，讨论出现的问题，并且给每一个专业或环节指派负责人。这是团队建设的必要前提。如果医务人员对目标模糊，分工不明，无人负责，那对患者而言则是没有任何安全保障的。因此，当今的医学在按照专业进行学科细分多年后重新开始考虑整合。近年来，打破专业划分，转而以器官或疾病为中心划分的科室设置，整合式医疗（integrated health care）以及多学科诊疗（multiple-disciplinary team，MDT）模式开始逐步在国内部分医院出现，例如心脏中心、神经中心、肝胆胰中心、失眠诊疗中心、减重诊疗中心等。其中体现的是以患者为中心的医疗团队建设。而且，调查表明，当医生处于一个优秀的团队中时，他们身上的压力会大幅度地减小，而且会找到满足感和动力。

面对患者，医生团队应相信沟通的力量，而不是某个专家的智慧，哪怕他是经验丰富的知名专家。医生团队依赖的是集体的智慧，要确保各方面的专家均对患者进行了认真的评估，并一起讨论得出解决方案。一个人免不了会犯错，但团队犯错的可能性则会显著降低。因此，在医疗活动中，需要明确的制度要求来保证当每一个疑难杂症或医疗意外发生时，都能够让相关医生进行充分的沟通讨论，共同商讨出解决方案。为此，我国在《医院工作制度》中专门制定了《会诊制度》《疑难病例讨论制度》《死亡病例讨论制度》，目的就是要通过制度落实以患者为中心的原则，强化部门间的协作与沟通，打破各专业之间的壁垒。

同时，为了保证沟通进程的顺利，团队中应有具体的负责人，应有明确的任务和目标，应有引导、监督的实施过程。这就需要相关制度对沟通的流程也进行规定。而且，在团队内工作，个人行为要服从集体的组织和安排，并符合医院的管理文化。其中，团队的负责人起到至关重要的作用。团队领导应引导大家对决策提供意见并聆听，通过问题收集信息，注意通过语言和非语言沟通了解成员看法，扭转团队中消极无益的情绪，理解不同的领导风格。

📖播客

医护眼中的团队协作

"我进修的该家医院规定每周五全天对经过筛选和预约的乳腺癌患者进行多学科协作诊疗。团队成员中协调员和住院医生每周五提前一小时到院，并做好一切准备，其他成员按规定准时到达后即开始讨论。因为已提前充分了解和阅读了患者的相关信息，每位专家会简要并有重点地提出个人的观点，并很快达成治疗共识。

"每位患者都按外科医生－肿瘤内科医生－放疗医生－基因学医生－护理专家的顺序进行诊疗，患者在一固定的诊室等待，每位专家按以上顺序到诊室对患者进行诊治和沟通，每位专家在诊治过程中都会对患者的诊治进行详细的介绍和具体的检查，并都会对整个团队其他人员的工作进行赞扬。在诊疗结束后，会将个人名片主动送给患者，每位患者的全部诊疗过程需要 2 个小时左右，有序的诊疗真正体现了以患者为中心的治疗护理理念。"

——刘俐惠，某三甲医院护士，赴美进修学习护理管理报告

播客

患者眼中的团队协作

"为什么你信任他们（多学科专家团队）并且选择了他们赞成的那种治疗方法呢？原因是什么呢？"

"会诊医生是一个很有知识的人。他对我也没有居高临下的态度，而是把专业信息以我能理解的水准告诉我。这里有高度协调一致的、综合能力很强的乳腺护理护士，并且一开始就有专门的乳腺护理小组。我感觉到作为一个团队，会诊医生和所有员工合作得很融洽。对于我这种特殊情况，会诊医生也提及他会查阅我档案中的信息并且做出分析。他们会对我的选择给出建议，并且我觉得我的具体情况被纳入了一个更为广泛的团队研究中。"

——罗辛（Roisin），乳腺癌患者

四、交接环节中的沟通

诊疗行为是一种团队协作活动。协作的构成既包括不同专业间的横向协作；也包括不同医务人员之间的纵向协作，例如医护之间、医技之间、交接班等；还包括不同团队之间的纵向协作，例如转诊、转科、转院等。而后两者的本质上均是患者诊疗的交接。交接环节也是信息交换衰减的高发部位。因此，强调交接环节中的沟通，是患者连续、规范诊疗的重要保障。

交接环节的沟通，有语言或书面的沟通方式，涉及两个医务人员或两个医务团队之间的信息交换，医务人员会根据自身的判断对信息进行一定的编辑，因此可能会出现含糊不清、信息衰减、理解有误、执行偏差等问题，增加了患者的安全风险。

对话

交接环节中的信息衰减

医生在给患者开医嘱时误将丙戊酸钠 500 mg 口服，开成了 500 ml（含丙戊酸钠 20 g）口服。药剂部门审核医嘱时，发现超量，便致电病区进行医嘱核实。

药师："您好，是 5 层病区吧，你们 *** 患者的医嘱丙戊酸钠 500 ml 口服，这个量太大了吧！这个药一瓶是 300 ml，含丙戊酸钠 12 g。500 ml 是将近两瓶的量啊！确定用这么多吗？"

护士："哦，我查了一下 *** 患者的主管医生是杨医生。她现在不在，我给杨医生打个电话，稍候回复您。"

药师："好的，我等您回复。"

护士："杨医生，药房来电说您开的医嘱用量超量，到底是不是开 500？"

医生："没错啊！我之前一直开的 500，从来没有人说超量啊。你放心，没事。"

护士："那好吧，我转告药房。"

通过以上案例可见，医生本人没有意识到自己的单位开错了，而药师在发现超量后及时联

系了病区，由护士转达给医生。但护士在转达时，将从药师处接收到的信息判断为医嘱超量，需要减量，便直接向医生核实是否为 500，却忽略了核心的信息——医嘱单位的差别，导致医生未能意识到自己的医嘱错误，而未能纠正，导致患者最终出现了超量用药的损害。由此可见，在交接环节的沟通中，应尽可能地减少节点，简化沟通流程，同时在沟通模式上应采取标准化的有效沟通，以保证信息完成交换和传递。在这个案例中，改进措施就包括药师应直接与医嘱医师沟通，并且当发现药量超出极量时应拒绝发药等。

交接环节的沟通要点包括：

- 有人主持，确保信息交换全面且清晰；
- 信息交换采用 SBAR 标准化有效沟通模式；
- 营造良好的气氛，参与者可自由提问并获得清晰解释，避免误解和歧义；
- 保证沟通所需的时间和空间；
- 沟通过程集中注意力，不被打扰（如接电话、收发信息等）；
- 最好有专人负责沟通内容的记录。

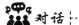 对话

交接环节中的 SBAR 标准化有效沟通

一位胆囊炎术后患者突发胸闷心悸，心前区疼痛，外科医生考虑患者存在心肌梗死可能，立即联系心内科会诊转科。

肝胆外科医生："（Situation，现状）医生，7 床患者 ***，男性 64 岁。心率 135 次 / 分，呼吸 28 次 / 分，血压 98/60 mmHg，血氧饱和度 90%。主诉胸闷、气促、心悸，咳粉红色泡沫痰。

（Background，背景）患者因结石性胆囊炎于昨日行腹腔镜胆囊切除术，术后神志清、呼吸平稳，无胸闷不适。既往有冠心病病史。

（Assessment，评估）现在听诊心音低钝、心电监护显示患者心律不齐，有病理性 Q 波出现，我认为存在心肌梗死可能。

（Recommendation，建议）请您急会诊并将患者转科。您看，是否需要床旁心电图？在您来之前我已开放静脉通道、吸氧、心电监护，您看我还需要做什么？"

心脏内科医生："好的，你马上完善心肌酶检查，我马上去看患者。必要的话立即行介入手术，术后转至 ICU。"

为了保证交接环节中的有效沟通，有些医疗机构将 SBAR 沟通模式设计成转接表格、交接班表或抢救记录的形式，来进一步加强标准化沟通的落实，提高了沟通效率。护士与医生之间的 SBAR 沟通模式，还能够协调医护关系，医生对护士的满意度显著提高，同时还能提高护理质量和护士观察能力、沟通能力、评判性思维能力，尤其是对于低年资护士，则效果更为显著。有的医疗机构将其纳入床旁护理交接班，在患者的见证下履行标准化沟通，显著提升了护患满意度。通过交接环节的有效沟通，可以保障患者的连续诊疗、促进诊疗护理的优化、提高团队工作效率与协作能力、有利于改善患者的预后、缩短患者的住院时间、减少医疗差错和纠纷、提升医务人员和患方的满意度。

五、上下级之间的沟通

在诊疗团队中，医务人员是有上下级之分的。整体呈现金字塔结构，上级医师经验丰富、

诊疗能力强、数量少。下级医师经验欠缺、诊疗能力不足、数量相对较多。

（一）作为下级医师

对下级医师而言，应在团队中努力学习，积极参与其中，珍惜每一个学习的机会，让自己快速成长。因此，应主动与上级医师沟通，友善礼貌地进行自我介绍，逐步与上级医师建立起广泛而友好的关系，这样就具备了获得经验传授的基础。经验不足并不是过错，坦承不足，表现尊敬，往往会促使上级医师主动分享经验。学习过程中，应尊重上级医师的意见和建议，对于批评也要正确面对，避免当面顶撞，应积极改正自身的错误，最终得到上级医师和患者的认可。当然，上级医师也并不是说在所有领域都是权威，在某些专业领域，其专业能力可能不及下级医师。但下级医师一定要保持一贯的谦逊和低调，切勿张扬傲慢，那不仅不利于后续获得经验分享，还易导致被整体所孤立。

而且，在团队中，下级医师的学习对象不仅局限于上级医师，对于护士、护理员、康复技师、药师、行政秘书等人员，都能从中学习到不同领域的知识经验。而尤其是护理人员，她们往往与患者的接触时间要明显长于医师，护理人员对患者的病情掌握与对诊疗细节的了解，丝毫不比医师弱。患者一些病情的细微变化，往往是护士发现并上报医师的。这对下级医师而言都是难得的成长经验。

向团队中的顶级专家学习时，由于其工作忙碌，时间有限，因此，务必要提出认真思考的问题，越是有技术含量的问题，专家则越乐于回答。这样也会增加双方的认同感。

（二）作为上级医师

上级医师有责任和义务指导下级医师，纠正其在诊疗过程中的不妥，帮助其提高专业技术水平。

与下级医师的沟通应谦逊有礼、温和而不失严肃，注重倾听，宽严相济，根据不同下级医师的特点，选择不同的沟通方式。有时适当的批评，对于下级医师的成长也是必要的，但要注意方式方法以及场合。以指导为目的进行客观批评并提出改进意见，避免说教和情绪化，不应在患者在场的情况下指责下级医师。否则容易引起患者对医师的不信任以及不满，也容易引起下级医师的抵触情绪。对下级医师应多给予鼓励表扬，提高下级医师的自信心。

 对话 ┊--->

上下级之间的沟通

患者因腰椎间盘突出入住骨科，入院后查体血压偏高，需要控制血压后才能进行手术。

上级医师："＊老先生，住院3天了，血压还是很高啊，这样手术风险比较大。这样吧，咱们请心内科来看看吧，等血压控制好了，咱们再商量手术的事情。"

患者："行，听医生的。我在家吃的降压药，效果也不好。"

上级医师："没事，我们给您请心内科会诊，调一调降压药。"

查房后，上级医师将下级医师留下，叫到一旁。

上级医师："＊医生，5床的＊老先生，血压这么高，入院后是不是就应该请心内科会诊啊？现在都住院3天了，等会诊结束，血压控制下来，1周过去了。这延长了患者的住院天数，增加了住院费用，患者对咱们也会有意见的。"

下级医师："嗯，是我疏忽了。我这就给心内科打电话请求会诊。我和会诊医师解释一下，看能否让他今天就来完成会诊。"

上级医师："好的，辛苦你了。你工作挺努力的，不错。再细致一些就更好了。"

下级医师："好的，老师，我一定再认真细致些。感谢您的批评指正。"

六、总结

医疗团队是诊疗活动开展的标准单位。注重与患者沟通是为了建立良好的医患关系，注重与团队沟通则是为了建立良好的协作关系。团队的协作水平直接影响医疗质量和最终效果，也是医院文化、医院管理的基本体现。应时刻以患者为中心，以团队协作为基础，在不同医务人员之间、不同交接环节、上下级之间注重沟通协作。一方面从制度建设上明确协作沟通的关键时点流程和标准化模式，另一方面从文化建设上树立协作沟通的主动积极心态和包容协作氛围。这样，才能将医院的整体力量汇聚，形成合力，为患者提供优质、高效、安全、全面的医疗服务。

［延伸阅读］

1. 李惠君，郭媛，王颖，等. 医患沟通技能训练［M］. 北京：人民卫生出版社，2014：190-202.

2. 张慧玲，王盼盼，彭会珍，等. 标准化沟通模式的应用研究进展［J］. 中国实用护理杂志，2015，（25）：1945-1948.

3. 余世维. 有效沟通：管理者的沟通艺术［J］. 北京：机械工业出版社，2006.

4. 在线资源中心：www.oxfordtextbooks.co.uk/orc/washer

（樊　荣）

如何与患者的家属交谈

"如果患者在做决定的时候完全依靠自己，那么他们很可能术后会更加后悔；如果手术的结果非常糟糕，患者就会陷入深深的自责之中"。

——康纳利，亚利桑那大学

家属是医务人员与患者之间的纽带。在诊疗活动中，家属能够与患者产生相互影响，既有积极意义，也存在权利的冲突。因此，医务人员应通过与家属的交谈，建立良好的协作关系，引导其发挥对患者的积极作用，保障患者的利益不受损害。

一、与家属交谈概述

在西方社会里，个人是社会人群最小的单位，家庭仅是个人生活的一种形式；而在东方社会里，社会最小的单位是家庭。同时，家庭也是夫妻相互支撑，抚养儿童，供养老人，经济生产，抵抗风险的基本单位。尤其是当家庭成员患病时，国家基本医疗保障能够分担的经济负担是有限的，很多家庭"因病致贫""因病返贫"的情况仍然存在。尽管通过国家不断加大医疗保障的力度，城镇居民的医疗保健费用占比已经从 1996 年的 30.2% 降至 2012 年的 9.8%，农村居民的医疗保健费用占比从 1996 年的 37.2% 降至 2012 年的 17.6%。但我国灾难性医疗支出（个人支出的医疗费用总额超过非食品消费支出的 40%）的发生比例为 2003 年 12.2%，2008 年 14%，2013 年 12.9%。医疗支出给家庭造成的经济负担仍然较重。并且近年来，医疗支出的比例又有回升的趋势。2015 年，城镇居民医疗保健支出同比增长 28.3%，占比重较上年同期提高 1.6 个百分点，医疗保健支出增速居八大类消费支出首位。可见，家庭依然是抵御疾病风险的最终承担者。而且，家庭对于患者所承担的，远不仅仅是经济负担，还包括时间、精力、关爱、支持等多方面的付出。因此，往往面对疾病的并非患者一个人，而是一整个家庭。家庭的帮助对患者心理和生理的健康都有一定的作用。故在患者的诊疗决策过程中，家属的意见发挥着重要的作用，而且在患者疾病的发展和治疗中，家属也能起到重要的作用。这也是医务人员与家属交谈，鼓励家属给予患者更多支持的主要原因。

但随着患者权利意识的觉醒以及法治的不断完善，对于知情同意的主体，《里斯本患者权利宣言》中明确说明，患者有权知道病历上与其相关的信息与医疗健康状况。在我国，对于知情同意的主体，从多年来相关法律法规的变化上看，其主体的倾向性也在发生变化。由 1994 年《医疗机构管理条例》中的患者、其家属或者关系人并重，到 1999 年《执业医师法》中的患者或者其家属并列任选，发展到 2002 年《医疗事故处理条例》中突出患者的主体资格，最终到 2010 年《病历书写基本规范》与《侵权责任法》对患者为唯一主体的确定。这样的发展变化体现的是患者对于自身生命健康权、身体权的充分主体地位，避免他人干涉自身真实意思表示，即使是家属也不可以。同时也是体现患者主动参与医疗决策的发展方向。因此在当今的诊疗活动中，家属的意见往往在知情同意的代理和保护性医疗措施中发挥作用。

除此之外，有效的医疗护理在一定程度上取决于医务人员能否与患者进行有效的沟通。在此过程中，虽然与患者的家属没有直接关系，但医务人员也往往与家属进行沟通，并且考虑他们的看法和意见。因为家属的态度有时会左右患者的想法。因此，与患者家属的沟通，一定程度上，也是与患者交流的一部分。尤其是当医务人员与患者之间存在沟通障碍或进行不顺利时，很多医务人员都会选择通过家属来作为信息传导的媒介，消除误解，缓解矛盾，重铸信任。

因此，对于医务人员而言，与患者的家属交谈，关键在于应掌握好交谈的对象、时机和内容，充分发挥家属对患者的正向作用，避免对患者的负向干预，保障患者的自身利益。

二、家属交谈对象的选择与确定

在医务人员选择交谈的对象时，首先应对患者本人进行询问，了解其家庭构成与整体状况、所有家属的现况、与不同家属的亲密程度等。选择正确的家属进行交谈，不仅有利于确定知情同意的代替，也能充分发挥家属对患者的正向作用。

在询问过程中，应当采取渐进式，先获得整体概况，再了解详细关系，最后掌握敏感信息，逐步深入挖掘。例如，医生可以逐步询问患者：

- **整体概况：**
  - "您的家庭有几口人？都是谁？"
  - "所有家人现在情况如何？身体都还健康吗？"
  - "所有家人都住在本地吗？"
- **详细关系：**
  - "您平时和谁一起生活？是谁负责照顾您？"
  - "家里平时谁说了算？"
  - "在经济上，平时都是谁来支持您？"
  - "您认为谁是您最亲的亲人？"
  - "您最近和谁的关系比较密切？来往较多？"
  - "平时您与谁谈话最投机？心里话都是和谁说？"
  - "都有谁知道您住院了？"
  - "您害怕将生病的消息告诉谁？"
  - "家里谁最担心您？有什么表现吗？"
  - "平时谁来看望您最多？"
- **敏感信息：**
  - "你们婆媳关系好吗？"
  - "你们家对您生病的事是什么想法？"
  - "您觉得生病后谁最有可能来照顾您？"
  - "如果您有什么意外，您最希望我们通知谁？"

其次，医务人员应就家属的身份及其与患者的关系，向家属进行核实判断。由于家属在诊疗活动中可能会代替患者进行知情同意，故家属的范围应有所限定。

近年来，医疗卫生相关法律法规中对知情同意的代理人范围使用过"家属""关系人""法定代理人""近亲属"等不同称谓。而且随着法律法规的发展，其用词由"家属或者关系人""法定代理人或者关系人"，发展到目前的"近亲属"。综合来看，"代理人或者关系人"较为全面。根据《中华人民共和国民法总则》（以下简称《民法总则》）第 161 条和第 163 条，代理分为委托代理和法定代理。代理人在代理权限内，以被代理人名义实施的民事法律行为，对被代理人发生效力。

委托代理人是基于委托权和代理权而产生。委托代理授权采用书面形式的，授权委托书应当载明代理人的姓名或者名称、代理事项、权限和期间，并由被代理人签名或者盖章。被委托人并不限定为患者家属，也可以是患者的关系人。

法定代理人的代理权是根据亲权和监护权而产生的。法定代理主要应用于不具备同意能力人，即无民事行为能力人和不具备同意能力的限制民事行为能力人。其民事活动由其法定代理人代理。无民事行为能力人、限制民事行为能力人的监护人是他的法定代理人。监护人可以将监护职责部分或者全部委托给他人。监护人的选择范围包含了近亲属及关系密切的其他亲属、朋友。《民法总则》中规定的近亲属，包括配偶、父母、子女、兄弟姐妹、祖父母、外祖父母、孙子女、外孙子女。可见，法定代理人的范围要广于近亲属。其所代理的民事法律行为是相同的。在工作实践中，推荐的选择顺序为近亲属、其他法定代理人、其他关系人。而在近亲属中的具体选择顺序，可根据《民法总则》第27、28条执行。

因此，医务人员在诊疗活动中可根据代理的权限与代理人进行沟通交谈。临床中，有时一位患者会同时有多位代理人，最常见的情况是老年患者的多个子女。医务人员在每次沟通时需要征求每个人的意见，有时还会存在某个子女在国外，极大增加了医务人员获取近亲属意见的难度。而近亲属之中，每个人的意见不一定统一，医务人员面对近亲属之间的不同意见左右为难，这对于临床工作造成了较大的阻力。因此，建议当患者存在多位代理人时，所有代理人应共同推举其中一名代理人作为代表，能够代表所有代理人的意见，以便于医务人员联系并确认意见。

医务人员与代理人可通过以下询问进行沟通。

- "您与患者是什么关系？"
- "患者还有其他的亲人或代理人吗？您与他们是什么关系？"
- "您平时与患者在一起生活吗？"
- "患者平时都是谁在照料？"
- "是不是家属们共同推举您来负责患者的事务？"
- "您如何看待患者的此次疾病？"
- "您对患者此次疾病的预期如何？"
- "如果患者治疗过程中出现意外，需要长期照料，您会怎么处理？"

代理人应站在患者的角度，考虑如果是患者自己的话会做什么决定。代理人在实施代理时，应依次遵守自决原则、行善原则和不伤害原则。

自决原则，是指应以患者本人的意见为决定意见。当患者的意见与委托代理人的意见相冲突时，应以患者本人的意见为最终意见。

行善原则，是指医务人员有义务以患者自己的"最大合法利益"为出发点。患者本人的利益是任何情况下应当被考虑的重要因素。

不伤害原则，是指诊疗的决策不应引起对患者的伤害。对于患者是无民事行为能力人和限制民事行为能力人的，代理人不履行或者不完全履行职责，造成患者损害的，应当承担民事责任。

三、家属与患者的权利冲突

在诊疗活动中，患者具有知情同意权和隐私权，而在诊疗活动的保护性医疗措施与隐私保护中，家属与患者的权利会存在冲突，医务人员在沟通交流中应尤为注意。

（一）保护性医疗措施

知情权是患者的权利。告知说明义务也是医务人员的义务之一。医务人员理应将病情、诊断、医疗措施与风险、替代方案等如实告知患者。但同时，法律也规定了医务人员应实施保护性医疗措施。保护性医疗措施是指，在某些特定的情况下，如医师认为告知某些信息会对患者有害，则医师有权对患者隐瞒这些信息。也就是说，如果有合理的现象表明向患者的说明会使患者不安，以至于可能对他的健康或利益造成威胁，医师即可保留此信息或限制此信息的传播范围。

《医疗机构管理条例实施细则》第 61 条明确要求，医疗机构在诊疗活动中，应当对患者实行保护性医疗措施，并取得患者家属和有关人员的配合。其原因为《侵权责任法》第 55 条和《病历书写基本规范》第 10 条中的"不宜向患者说明情况"。对于"不宜向患者说明"，是指会造成患者悲观、恐惧、心理负担沉重等不利于治疗的情况。其目的就在于《执业医师法》第 26 条和《医疗事故处理条例》第 11 条中的"避免对患者产生不利后果"。医务人员出于保护性医疗措施的考虑而未向患者履行说明义务的，不承担相应的民事责任。医务人员向患者法定代理人或关系人进行说明并取得同意的，应视为医务人员履行了说明义务。

医生具有实施保护性医疗措施的特权。该特权行使的主体为医务人员。这种判断对于医务人员来说是相对主观的。但目前临床实践中，其实大部分的决定并非来源于医务人员，而是来自患者家属的主观判断。医务人员作为第三方尚且能够尽量客观地对患者的心理状况进行判断。但若由患者家属来进行判断，其中则掺杂着大量的亲情因素，以及家属对患者的担忧，而无法从客观上对患者的接受能力进行分析，甚至并未客观分析过患者的心理承受能力，便要求医务人员不得将疾病实情告知患者。这样便形成了由患者家属的主观判断决定了患者知情权的保护。家属的这种选择是毫无法律依据的。尤其是在患者具备完全民事行为能力的情况下，这便成为了患者家属的特权，而非医生的治疗特权。

家属主导的保护性医疗措施和患者的知情同意权毕竟是相矛盾的。医务人员不能仅靠自身判断就认为隐瞒病情对于患者而言是真正的保护而不是侵害。作为患者，尤其是面对重大疾病，大多数都是希望自身能够获知真实病情的。即使将要面临的是死亡，患者也有机会思考与安排处置自己的临终生命。文献显示，30%～35% 的癌症患者得知诊断后会出现精神调适障碍，但 72.2% 家属会认为患者将出现中等程度以上的焦虑和压抑，明显放大了对患者的担忧。几乎所有的患者都反对家属干预他们对自身病情的知情权，并且反对家属对他们本应该知晓的自身病情信息"做手脚"。患者对疾病的不知情，通常会造成两方面的后果：一方面，是对疾病不能进行较好的认知，便无法客观行使同意权、选择权与拒绝权。这其中既包括对现行诊疗行为缺乏依从性，还包括对后续诊疗行为的非客观选择，从而错过适宜的治疗方法或治疗时机。另一方面，是对生命不能正确的认知，尤其是对于患有不治之症的患者，人为剥夺了其对余生合理规划选择的机会。因此，所谓的"保护性医疗措施"本质上并不一定是对患者的保护。随着传统文化的改变、法律权利的认知，将来还是要推荐逐步去保障患者充分的知情同意权。在目前的实践中，医务人员实施保护性医疗措施的，应取得患者近亲属和有关人员的配合，取得其知情同意，并在病历中及时记录。

对话

保护性医疗措施

一位患者查出贲门癌。大儿子觉得应该让老人知情，二儿子却坚持瞒着老人，理由是"怕父亲知道了实情受不了，心理会崩溃"。

医生："如果是你自己得了癌症，你是否愿意知道病情？"

二儿子："当然，我自己一定要知道，我还要安排很多事情。"

医生："那么，你的父亲呢？为什么不能让他知道？他是高级知识分子，在治疗上他时常拿大主意，如果没有得到准确的信息，后面的决定将会是不恰当的。"

二儿子沉默了，但在他善良的心里，始终不愿让慈祥的父亲得知这样一个"无法承受"的事实。

（二）隐私权的保护

在诊疗工作中，家属常常会向医务人员询问患者的病情，但病情属于患者的个人隐私。当患者要求医务人员为其保守隐私时，患者的隐私权与家属的知情权之间就存在了冲突。虽然患者有权决定是否把疾病信息告诉其家属，但我们也要承认，家属对于一些病情信息的知情，是应该被支持的。尤其是针对艾滋病、梅毒、乙肝等传染病信息，一方面应保护患者隐私权，另一方面也应保护家属的知情权。如果家属不知情，则可能被传染，损害家属的健康权。

患者的隐私权包括一般个人信息、既往史、身体隐秘部位、心理生理缺陷、病情、血型等。在我国，《民法总则》第110条则首次规定"自然人享有生命权、身体权、健康权、姓名权、肖像权、名誉权、荣誉权、隐私权、婚姻自主权等权利。"此外，《执业医师法》第22条、《护士条例》第18条均规定了医务人员应保护患者的隐私。《侵权责任法》第62条，"医疗机构及其医务人员应当对患者的隐私保密。泄露患者隐私或者未经患者同意公开其病历资料，造成患者损害的，应当承担侵权责任。"《最高人民法院关于审理名誉权案件若干问题的解答》规定，"对未经他人同意，擅自公布他人的隐私材料或者以书面、口头形式宣扬他人隐私，致他人名誉受到损害的，按照侵害他人名誉权处理。"所有人都有自己的隐私，即使面对最亲近的人，个人也有权不进行告知。因此，对家属进行告知应可以认定为"公开"。

但《最高人民法院关于审理名誉权案件若干问题的解释》中明确，医疗卫生单位的工作人员擅自公开患者患有淋病、梅毒、麻风病、艾滋病等病情，致使患者名誉受到损害的，应当认定为侵害患者名誉权。医疗卫生单位向患者或其家属通报病情，不应当认定为侵害患者名誉权。《里斯本患者权利宣言》对此有类似的表述，"患者有明确表达不要被告知的权利，除非是基于保护其他人的生命。"1999年，卫生部发布的《关于对艾滋病病毒感染者和艾滋病患者的管理意见》中规定，艾滋病病毒抗体阳性结果的确认报告属于个人隐私，不得泄漏；经确认的阳性结果原则上通知受检者本人及其配偶或亲属。可见卫生行政部门也不认为将阳性结果告知配偶属于泄露隐私。医务人员若向其配偶说明患者传染病情况，是为了保护配偶的生命健康权，并无传播患者隐私的故意，可以认定为有限的"公开"，但并不能够认定为侵犯患者隐私权。如果医务人员向其配偶说明的情况并非涉及生命健康权，则会侵犯患者隐私权。

综上，当患者的疾病对家属并无影响时，医务人员不可将其隐私告知家属。从法定义务而言，患者本人才有权力告知家属相关病情。

四、家属对治疗的影响

由于家庭是社会的最小单位，故家属对患者诊疗的影响是无处不在的。与患者关系越密切，对患者病情越关切，尤其是常常承担照顾职责的配偶和子女。患者的理念会受到家属的引导，从而影响着对待疾病的态度。当患者生病时，患者会更加依赖他人，同时疾病也会影响患者与家属的关系。患者在病痛中，其对诊疗的判断思路有时是存在偏差的，需要家属在身边协助才会让患者厘清思路、平静思考，有助于其做出正确的抉择。因此，很多人建议，在看病的时候应该带上一个亲属。他们能够充当患者的"耳目"，能够更好地领会医生说的话，也能够帮助患者说出自己难以启齿的话。家属能够懂得患者的心思，而且善于表达。

📖 播客

患者病痛中决策的误区及家属的作用

"人有'高温'和'低温'两种情绪状态。比方说，如果我们在饥肠辘辘的时候去超市采购，那么我们就处在一种高温的激动状态中，这个时候，我们往往会买很多自己不需要的东西。同样，如果我们处于疼痛、焦虑、愤怒或者沮丧的状态中，我们会变得非常激动，做出自以为能够迅速改善痛苦状态的决定。研究显示，在这种状态中，患者们经常做出糟糕的决定。他们会把某项治疗手段蕴含的风险考虑得过低，而把这种手段成功的可能性估计得过高。因此，就更加需要家属的客观判断和冷静分析。"

——乔治·罗文斯坦（George Loewenstein）卡内基·梅隆大学

在诊疗过程中，家属与患者之间的影响是相互的。患者对待疾病的积极态度会感染家属，使之放下压力，泰然处之。而患者对待疾病表现出的消沉沮丧同样会感染家属，使之倍感压力，伤心悲痛。反之，家属的态度也会直接影响患者。在患者最需要家属支持的时候，家属的勇于承担，大力支持，会让患者提升自信心。而家属的消极和退缩，也会让患者感受到无望而消极治疗。

家属的陪伴护理与大力支持，有利于患者对环境和角色转化的适应，树立积极的治疗心态；有利于给患者心理上带来慰藉和亲切感，更具有默契感；有利于医患沟通，提高满意度。

家属对医院环境和工作人员的不熟悉、对治疗过程的不了解、对疾病预后的不确定以及面对失去亲人生命的威胁，会感到无助、害怕，因而焦虑增加。这种焦虑、压力，老龄家属重于年轻家属，女性家属重于男性家属。家属的需求分为 5 类，分别为获得支持的需求、舒适的需求、再保证和减轻焦虑的需求、接近患者的需求和信息的需求。获得支持的需求包括表达情感的心理、得到经济和家庭问题的帮助、获得实际的咨询指导以及被关怀的需求；舒适的需求包括希望有方便的卫生设施、休息室、电话联系、能获得可口食物以及被接受的态度等需求；再保证和减轻焦虑的需求包括医护人员诚实的态度、让家属感到有希望以及获得安全感方面的需求；接近患者的需求包括能探视和见到患者的需求以及能经常和医护人员保持联系的需求；信息的需求包括获得患者病情的需求和对相关知识的需求。因此，医务人员应对家属进行深入的健康教育，采用解释、鼓励、安慰和保证等支持－表达式心理干预，解除顾虑，提高社会支持，给予生活照顾指导，消除家属的压力和沮丧等负性情绪，提高心理健康。家属的身心健康是为患者提供社会支持的重要前提，有利于发挥家属对患者的积极影响。

此外，家属对治疗的影响还体现在建立起医患之间沟通的纽带。患者对诊疗的依从性是以理解为前提的，若患者对诊疗存在误解，便不会配合治疗。这便会造成医患隔阂。医生更应该积极沟通消除误解。而若误解未消除，医生越急于解释，患者反而越会感觉医生在强制其接受观点，会更加抵触。因此，双方便会陷入恶性循环。当医生误解患者时，也会产生相同的效果。此时如果双方能够通过家属，在双方之间建立一种纽带，让家属充分表达双方的观点，能够让双方拥有充分表达的机会提出问题和说出担忧，使得双方能够消除误解，理解初衷。这样则有助于医生根据患者的实际需求提供个性化的治疗方案，同时取得患者的积极配合。

五、与家属交谈的原则

鉴于医务人员与家属的沟通某种程度上也是和患者的沟通，因此在交谈中必须要保持相关的原则。

（1）确认家属的名字及与患者的关系，并对家属们表示你的尊重与感谢。

（2）向家属明确患者主管医师（护士）的姓名及联系方式，并告知家属在患者病情恶化等紧急情况下随时与医师取得联系。这对家属而言既是一种心理安慰，也是建立良好协作关系的基础。但应避免过多的医生与家属联系，口径不一致容易导致家属对诊疗的质疑。

（3）应选择理解能力较强且亲近的家属，这有助于医务人员概括患者的病情和决策方案，避免反复沟通解释。但同时应留给家属提问和质疑的时间与机会。应理解每位患者、家属的心理，认真倾听他们与疾病相关的经历及以后的预期目标。

（4）患者的医疗病情不同，需要家属决定的迫切性也不同。在告诉亲属相关病情信息之前，应先告诉患者本人并征得其同意，且询问患者相关信息可告知哪些家属。尤其是涉及患者隐私的问题，必须经过患者本人的同意。对于不便向家属告知的事情，应建议患者自行询问家属。

（5）当着家属的面，对患者给予鼓励或称赞，有助于让患者和家属安心，也有助于建立医务人员和家属之间的良好关系。但为了保护隐私和防止过分担忧，应尽可能避免在家属面前对患者进行体格检查、医疗操作。医务人员在查房过程中避免讨论家庭问题。

（6）日常主动联系家属，多询问家属患者的病情，多给予家属正向提示及康复指导，可以增加家属对患者的关注。家属是患者病情变化的最佳观察者。而且多数情况下，让主要家属比让患者了解病情更重要。同时倾听家属的倾诉能够减轻其心理压力，还能体现出医务人员对患者的关注，让家属感到温暖和牵挂。

（7）对家属的辛苦付出表示理解，并劝告家属保重身体，可以给予家属极大的安慰，让家属体会到医务人员的关心，有助于建立紧密的信任协作关系。

（8）给家属分享一些疾病恢复的良好案例，可以增加家属的信心，同时引导其采用正确的方法促进患者的康复。

（9）重视患者的自主决定权。如果患者有完全民事行为能力，应让患者也共同参加交谈。如果不是这样，则家属是作为患者的法定代理人出席谈话的。医务人员应提前向其说明家属应代表患者发表意见，而不是根据自己的意愿做出有关患者的决定。如果患者有预嘱，则应由家属进行转达。如果没有预嘱，则家属应充分考虑患者利益，合理合法履行代理职责。

（10）切忌没有谈话提纲就召开会议，切忌没有掌握患者信息就召开会议。如果患者家属较为棘手，多请几个上级医师，甚至会诊医师及资历较老的专家出面，会起到更好效果。

（11）在医学会议上，医生应在广泛讨论之前听取多方面的意见。医生可以在家属会谈上运用参与医学会议的技巧，即提出一个完整的提纲，评价家属对病情的理解（家属认为医生可以做什么以及医生应该做什么）。

（12）在与家属正式交谈之前，澄清医疗组中的不同意见是很重要的议程。务必明确医疗组中每个人的意见，让所有的人都有一致的假设和目标。

（13）交谈的同时，应有较详细的谈话记录，记录与家属讨论的重要内容，以便医护团队所有成员掌握沟通的内容。或者在谈话室设置音视频采集录制的设备。

（14）不同的家属之间容易在关键问题上产生分歧，各自保留不同的评价和意见。当家属被要求做决定时，有时家庭内的长期矛盾就会暴露出来。建议当患者存在多位代理人时，所有代理人应共同推举其中一名代理人作为代表，能够代表所有代理人的意见，以便于医务人员沟通并确认意见。

六、与家属交谈的步骤

基于上述交谈原则，医务人员与患者家属选择一个适宜的场所，按照下列步骤，开展深入的交谈。

（1）在交谈中，首先就此次交谈的主要目的和提纲进行说明。

（2）证实身份和角色。医务人员应该向对方解释了解每个人身份的必要性并进行自我介绍。确认家属发言人和有特殊法律权限的人。

例如，医务人员可以说"接下来，我需要向您们交代一些技术性的问题。您们无论如何应推举出一个代理人和我们沟通，好吗？患者本人对此有明确的选择吗？一个能够全权代表的人将会对我们的工作很有帮助，能够避免在危急时刻面对不同意见而无从选择。"

（3）前言说完以后，则应准备讨论家属关心的问题了。大家按照此次交谈的提纲直接陈述事实及可能性。家属可能会根据交谈中的信息来做决定。医务人员不向患者及家属提供可供选择的建议方案。如果医务人员有建议，则可以陈述事实信息。

（4）听取家庭成员的提问，可重复向他们解释，帮助他们理解治疗方案与风险，并将讨论集中于治疗目标和治疗价值上。

（5）在会议结束前，你和患者家属应就患者现在的状况和你们的协议达成共识。在现场向他们再次总结复述一下是很有必要的。

（6）如果家属意见不统一，应搞清楚他们在不同意见中的分布。哪个是多数意见？最后建议家属通过协商，回归到治疗目标和治疗价值的主题，以患者本人愿望以及切身利益为核心，以不伤害为原则，达成共识，共同找到有利于解决问题的途径。

七、重大手术家属谈话的公证与见证

在日常诊疗工作中，对于风险较高的手术或有创操作，医务人员均会与患方进行深入的交谈，并签署知情同意书。因为此类手术或操作过程中，患者的风险显著高于其他操作，因此为了进一步确保医务人员充分履行了告知说明义务，并且取得了患者及家属的知情理解与同意，避免发生术中意外需要代理人紧急表态时相互推脱，避免出现并发症时患方对告知义务履行的质疑，医院会对重大手术操作的患方谈话进行公证或见证。由于一旦出现并发症，往往是家属替代患者向医院提出质疑，因此，在此类重大谈话中，家属的参与是非常重要的。

手术公证，是指根据《中华人民共和国公证法》，公证机关根据医患双方的申请，为划清医疗风险与责任，避免不必要的医患纠纷，依照法定程序，针对法律行为、事件或有法律意义的文书，进行证明其真实性、合法性和可行性的一种非诉讼活动。

律师见证，是指根据《律师见证业务工作细则》，律师以自己特殊的身份，较为丰富的法律专业知识，并以律师和律师事务所的名义作为见证人，从第三者的角度客观公正地证明当事人的一定的法律行为，这在客观上使被见证对象具有真实性和合法性。在双方当事人发生纠纷引起诉讼时，通常可作为认定事实、确定双方当事人之间权利义务关系的有力证据。

二者虽然形式不同、开展的主体不同、法律依据不同，但本质上，均是对一次重大谈话过程的确认。其确认的内容主要包括：

- 证明医方是否履行告知义务；
- 履行告知义务的内容以及是否充分；
- 是否充分保障了患方的知情同意选择权；
- 患方对医方的告知说明是否真正理解；
- 患方对所列举的医疗风险是否知晓并自愿承担非过失引起的风险；
- 患方对可能的高额医疗费用是否知晓并自愿承担；
- 是否属于患者或其家属的真实意思表示；
- 如果发生意外，家属中将由谁作为代理人的代表进行决策；
- 是否授权医务人员在面对紧急情况时以患者利益至上原则进行处置。

在程序上，医院首先应针对手术患者进行手术风险评估，针对手术风险较高等情况的患者跟家属沟通，经家属同意手术风险公证（见证）后，实施手术风险公证（见证）。由医院负责联系公证机构（律师事务所）。参加公证的有两名公证人员（律师）、医务处（医患办）工作人员，临床科室责任医生和相关科室医师，患方有患者及患者的授权委托人。特殊情况下要求患者所有的直系亲属参加公证（见证）。公证处（律师事务所）的同志首先介绍公证（见证）的程序和规则，并对公证（见证）进行全程录音、录像。其次，责任医师着重介绍患者病情、目前诊断、手术适应证、手术方案、手术存在的风险等。最后，医务处（医患办）和公证处（律师事务所）的同志再次询问患者和患者家属是否理解上述风险。在家属明确表示知晓上

述风险并在手术和麻醉知情同意书上签字后，此公证（见证）方才结束。公证（见证）结束后公证处（律师事务所）将公证（见证）内容和双方的证件资料及录像资料制成公证书（见证书），医患双方各一份。

而无论是公证还是见证，并不能起到为医疗机构免责的作用。当医疗机构及其医务人员存在过错，造成患者损害的，应承担相应的侵权责任。医生告知内容的真实、完全和医患双方的完全自愿是手术公证的有效条件。但由于公证人员缺乏医学知识，对知情同意书、专业谈话的真实性、合法性审查专业不足，公证本身效力也存在质疑，患者是否均是自愿申请公证也存有怀疑，因此，公证的证据效力是有限的。尤其是对急危症患者，医院不能以事前公证作为采取救治的条件，否则，可视为医院乘人之危，利用患者急于获得救治之机迫其签约，该等约定中的免责条款也是无效的。

但毕竟公证和见证当前对医患双方来说，都是一种可以接受的认知医疗风险、分担风险责任的方式。公证与见证仍然有其存在的积极意义。第一，增强医务人员对风险的重视程度，提高手术的成功率，降低并发症的发生率；第二，有利于加强医患沟通，促进患方充分认识风险，降低患者的期望值，避免投诉发生；第三，有利于培养患方通过法律途径解决诊疗问题的习惯，引导医患双方进入司法诉讼程序解决争议；第四，有利于医务人员摆脱思想包袱，轻装上阵，可以化压力为动力，让技术与潜能得到最大限度地发挥；第五，有利于高风险疾病患者的及时救治，有利于医学的进步发展。

八、总结

在患者的诊疗活动中，家属是不可忽视的重要一环。家属与患者存在明显相互作用。医务人员应积极主动建立与家属的联系，通过沟通交流，建立良好的协作关系，遵循交谈的原则和步骤，充分尊重患者的权利与意愿，保障患者的利益与不受伤害，发挥家属对治疗的积极作用。为保证重大谈话的沟通效果，必要时可进行公证或见证。

请阅读微信公号《中华医学网》（2016-04-20）文章：《胡大一 | 应如何与患者对话》，谈谈医生应当用何种方式与患者对话？

（樊　荣）

第14章

如何与残疾人交谈

真正平等对待他们，才是与残疾人士交往的关键。

　　残疾人是人类社会中的一个特殊群体。自身残疾影响了他们的身体、精神、智力、人际交往、择偶等多方面的充分发展。不同障碍的相互作用，使得残疾人难以在与他人平等的基础上充分有效地参与社会活动，由此引发了一系列心理问题，如抑郁、焦虑、嫉妒、自卑、孤僻、社会交往能力低下、自我意识不强、耐挫力差等种种内隐和外显的心理问题。由于平均寿命的延长，自然死亡的个体到老年阶段也会出现不同程度、类型的残障。由于社会公众的不理解和自身自立部分甚至自理能力的缺失，残疾人往往要承受比健全人更大的压力，这造成他们与健全人相比容易存在一定心理问题。在医学生涯中，我们会遇到许多不同类型的残疾人，无论是从医学价值观、服务目标、专业使命，还是从医学专业精神与结构功能角度看，身为一名医生，当你面对残疾人时，你的医生角色必须要从单一治病救人的"科学家"，转变为兼顾康复治疗与社会服务的"社会学家"，使用恰当的言语与他们进行交谈，引导他们以积极的心态进行康复治疗，激励他们勇于面对生活、改善自身境遇。

一、残疾人抽样调查、统计及相关法律保障

（一）国内外残疾人抽样、调查、统计

　　《中华人民共和国残疾人保障法》第 2 条规定：残疾人是指在心理、生理、人体结构上，某种组织、功能丧失或者不正常，全部或者部分丧失以正常方式从事某种活动能力的人。全球有超过 10 亿残疾人，约占世界人口的 15%，即每 7 个人中就有 1 个。其中有 1.1 亿～1.9 亿成年人感受到显著的功能性障碍。在我国，根据第六次全国人口普查国内总人口数，及第二次全国残疾人抽样调查国内残疾人占全国总人口的比例和各类残疾人占残疾人总人数的比例，推算 2010 年末我国残疾人总人数 8502 万人。各类残疾人的人数分别为：视力残疾 1263 万人；听力残疾 2054 万人；言语残疾 130 万人；肢体残疾 2472 万人；智力残疾 568 万人；精神残疾 629 万人；多重残疾 1386 万人。各残疾等级人数分别为：重度残疾 2518 万人；中度和轻度残疾人 5984 万人。世界卫生组织数据显示：在经济不发达的国家里只有少部分残疾儿童有机会接受教育，残疾女孩接受基本教育的机会更少；70%～80% 的成年残疾人没有工作，生活困难；残疾造成的后果对妇女的危害更大；在非洲某些国家，只有 2% 的残疾人可以得到有效的康复治疗。

（二）国内外相关法律保障

　　1982 年联合国大会第 37 届会议通过了《关于残疾人的世界行动纲领》，宣布 1983—1992 年为联合国残疾人十年。该行动纲领提出了旨在增进伤残预防、康复和机会平等的全球战略。1990 年，我国颁布《中华人民共和国残疾人保障法》；同年，美国通过《美国残疾人士法》（*The Americans with Disabilities Act*）；1992 年，澳大利亚实施《残疾歧视法》（*The Disability Discrimination Act*），1995 年，英国颁布《残疾歧视法》（*The Disability Discrimination Act*）。

1992 年 10 月 13 日第 47 届联合国大会通过决议，将每年的 12 月 3 日定为"国际残疾人日"，以唤起社会对残疾人的关注、关爱、保护。2014 年第 67 届世界卫生大会上通过历史性决议，颁布《世卫组织 2014—2021 年全球残疾问题行动计划：增进所有残疾人的健康》。2006 年，《中国残疾人事业"十一五"发展纲要》首次提出拟制定《残疾人康复条例》。2017 年 1 月 11 日，我国国务院常务会议谈论通过《残疾预防和残疾人康复条例》，标志着我国残疾预防和残疾人康复事业迈入依法推进的历史时期。

二、残疾分类与主要致残疾病

世界卫生组织（以下简称 WHO）在《国际损伤、伤残和残缺分类》(International Classification of Impairments, Disabilities and Handicaps，ICIDH）中，明确将损伤分为 9 类，分别是智力、心理、语言、听力、视力、内脏、骨骼、毁形、全身感觉和其他；将伤残分为 9 类，分别为行为、交往、个人保健护理、运动能力、身体控制、身体敏感性、就业能力、特别技术、其他活动能力障碍。并将缺陷（残障导致的不利情况）分为 7 类，分别是发展方向、身体独立性、运动、职业、正常生活、经济自主、其他障碍。我国分别于 1987 和 2006 年开展了两次全国残疾人抽样调查，在 2006 年的第二次全国残疾人抽样调查中，依据不同的残疾类型，将残疾分为视力残疾、听力残疾、言语残疾、肢体残疾、智力残疾和精神残疾等六类。

在已知的各种致残因素当中，疾病致残的因素不容小视。因此在诊疗中，医务人员应尤为关注致残疾病患者的早期康复与远期转归。

（一）视力残疾

视力残疾以非传染性疾病和传染性疾病导致的获得性残疾为主。2006 年第二次全国残疾人抽样调查数据显示，我国视力残疾（含多重残疾）前五位致残原因依次为：白内障（55.61%）、视网膜色素膜病变（14.99%）、角膜病（10.10%）、屈光不正（7.58%）和青光眼（6.68%）。有报道称，白内障是我国视力残疾的首位致残因素。但不同的年龄组人群致残原因存在着差异，在儿童中，视力残疾的主要致残原因为先天性遗传、屈光不正 / 弱视和角膜病等，而在老年人群中，视力残疾的主要致残因素是白内障。

（二）听力残疾

我国听力残疾的致残原因中有半数为非传染性疾病。听力残疾（含多重残疾）的前五位致残原因依次为：老年性耳聋（55.48%）、原因不明（14.63%）、中耳炎（12.68%）、全身性疾病（5.19%）和药物中毒（4.27%）。有研究表明，不同的年龄组听力残疾原因各有不同：0 ～ 6 岁组主要为原因不明、遗传和母孕期病毒感染；7 ～ 14 岁组主要为原因不明、遗传和中耳炎；15 ～ 59 岁组主要为原因不明、中耳炎和药物性耳聋；60 岁以上年龄组的主要致残因素是老年性耳聋，其后依次是为中耳炎和全身性疾病。

（三）言语残疾

我国言语残疾（含多重残疾）前五位的致残原因依次为：听力障碍（23.94%）、原因不明（15.55%）、脑梗死（12.24%）、其他（12.08%）和智力低下（10.33%）。郑晓瑛等的研究表明，听力残疾是主要的言语致残因素，由于听力、言语残疾关系密切，听力障碍会影响后天语言发育，特别婴幼儿和学龄前中等程度以上的听力障碍对语言的影响较大。我国 0 ～ 14 岁人群中言语残疾的主要致残因素为脑瘫、智力低下和其他不是原因；15 ～ 59 岁人群主要致残原因是听力障碍、原因不明和脑梗死；大于或等于 60 岁则主要为脑梗死、脑出血和听力障碍。

（四）肢体残疾

我国肢体残疾的致残因素主要集中于非传染性疾病致残和创伤及伤害致残。肢体残疾（含多重残疾）前五位的致残原因依次为：脑血管疾病（20.30%）、骨关节病（18.93%）、其他外伤（16.80%）、其他（7.74%）和脊髓灰质炎（7.12%）。2006 年，我国 0～14 岁儿童肢体残疾的前三位致残原因分别是脑性瘫痪、发育畸形、其他外伤；15～59 岁主要致残因素为其他外伤、脊髓灰质炎、骨关节病、脑血管病以及工伤；60 岁及以上年龄组则依次为脑血管疾病、骨关节炎、其他外伤、其他原因。

（五）智力残疾

我国智力残疾致残因素主要为原因不明、非传染性疾病致残和遗传性致残。智力残疾（含多重残疾）前五位的致残原因依次为：原因不明（29.43%）、脑疾病（29.21%）、遗传（13.62%）、其他（6.36%）和惊厥性疾病（6.07%）。刘志超等通过对 952 例智力残疾致残原因分析，结果发现染色体异常等遗传性致残所占比例最高，脑疾病致残所占比例次之。同时有研究表明，发育障碍（新生儿窒息、早产、低体重）与不良社会文化因素也是两类重要的致残原因，且常常双重存在。导致 0～14 岁儿童组智力残疾的主要已知因素是遗传性疾病、早产、低出生体重及母孕期伤害等先天因素；15～59 岁组主要为脑部疾病和遗传；大于或等于 60 岁的老年人群智力残疾的主要原因是脑部疾病。

（六）精神残疾

我国精神残疾的致残因素中，95% 以上均为非传染性疾病致残。精神残疾（含多重残疾）前五位的致残原因依次为：精神分裂症（48.42%）、痴呆（12.98%）、癫痫（8.80%）、其他器质性精神障碍（7.87%）和心境障碍（5.54%）。有研究发现，中青年发生精神残疾的主要原因是精神分裂，而老年人群主要致残原因是老年性痴呆。

由此可见，残疾绝不是局限于残疾人群体的特殊现象，而是整个人类社会自古以来的普遍现象，当一个先天健全的人因疾病或年老而导致残疾后，其内心的痛苦是无法言表的。作为一名医生，在职业生涯中必然会遇到不同类型的残疾人，这就需要你了解这个人群的心理问题与特点，尊重他们的感受，并为他们提供与其他患者一样的医疗服务。

三、残疾人常见的心理问题

心理是客观世界在人脑的反映。人是具有生物和社会双重属性的。一个人或一个群体心理的形成受先天遗传素质以及身体生理器官成熟度影响，同时，生活条件、教育环境、社会地位、实践活动、生活经历也有着重要的影响。残疾人与健全人的心理没有"质"的差别，只有"量"的差异。先天性发育缺陷、疾病、战争、创伤、自然灾害、遗传、发育、衰老等因素，都可能导致残疾的发生。在一般人的意识里，残疾大多源自于先天缺陷，但是，据有关调查资料显示，15% 为先天性、遗传性疾病，85% 源自后天疾病与创伤，还有一部分来自医源性伤害（如手术意外）。由于社会公众的不理解和自身自立部分的缺失，残疾人与健全人相比存在一定的心理问题，需要医生在治疗过程中予以关注。

（一）自卑心理

自卑是人的一种认为自己不如别人的惭愧、羞怯、畏缩甚至心灰意冷的复杂的消极意识，这是残疾人普遍存在的一种心理问题。由于某种身心缺陷或功能丧失，残疾人丧失了健全人的生活能力和自理能力，认为会被人瞧不起和低人一等，因而性格变得孤僻、胆怯、没有自信，不爱与人交流，意志消沉，甚至丧失对人生及生活的信心。许多残疾人封闭孤独，不愿面对现实，不敢承受挫折，有很强的自卑心理。强烈的自卑心理造成他们不愿就医，面对医生时也不善于表达自身的疾患问题。

（二）敏感心理

由于身体上有残疾，导致残疾人往往特别在意周围人对自己的态度，别人的异样关注与歧视性评论都使得他们特别敏感，他们很计较别人对自己的称呼。如今看来，以往医生形容残疾人时，所使用的词汇都是如此的麻木不仁、冷漠无情。"瘸子""瞎子""聋子""哑巴""麻痹""痴呆""弱智"和"残废"等等，这些曾经都是中性的医学词汇，却在无形中有损于残疾人的自尊，会令他们产生愤怒的情绪，极易引起医疗纠纷。因此，需要医生在日常医疗工作当中谨慎回避。

（三）自怜心理

残疾人是社会上的弱势群体，他们有时会产生自怜的心理，希望社会其他群体在生活、工作、医疗过程中都来同情他、关心他、帮助他。这一心理导致他们在治疗过程中，对医生的医术抱有较高的期望。

（四）强烈孤独感

孤独感是个体由于社会关系缺失而产生的一种不愉快、令人痛苦的主观体验。尽管孤独感有别于客观的社交隔离状态，但处于社会隔离的残疾人个体往往更容易体验到高水平的孤独感。因传统观念和制度等方面的原因，目前社会上对残疾人的歧视和偏见仍未完全消除。残疾人这一特殊群体还处于相对隔离的状态，并因自身信息获取障碍而不能或难以进行正常的社交活动。当面对医生时，虽然残疾人饱受疾病困扰，但却不能如健全人一样表现出强烈的求治欲望。

（五）情绪反应强且不稳定

那些因后天疾病、创伤或突发意外事故导致自身残疾的患者，极易出现这一心理问题。他们原本是健全人，因发生事故或者身体受到重创，有可能面临终生残疾。他们从心理上否定这一现实，在不知不觉中进行着自我保护，心理上承受着极大的痛苦，对生活失去了信心，并且对自己能否独立生活持怀疑态度。同时，因身体功能受到不同程度的损害，他们的意志力崩溃了，不再相信自己能够独立，表现出明显的依赖心理。拒绝与医生进行交谈，自身情绪波动较大，在心理上还不能接受并面对自己残疾的现实。

四、重视与残疾人交谈礼仪

残疾人在生理上的缺陷给他们的生活带来了不便，但残疾人同样享有人权、尊严、生命价值、社会价值。医生在为他们提供医疗服务的过程中，更需要关注残疾人的身心健康，了解他们的心理问题，理解他们的认知方式、心理特点和生活的基本需求，在与他们进行交谈的过程中，沟通礼仪尤为重要。

（一）尊重残疾人的认知方式

医生首先要认识到残疾人群是人类大家庭中的一员，生理残疾并不构成人性差异，要充分尊重他们的人格和认知方式。在漫长的岁月中，人们习惯了以健全人对世界的认知方式看待残疾人。听力、语言残疾人不是用耳而是用眼睛、用手"听"，视力残疾人不是用眼睛而是用耳朵"看"，肢体残疾人不是用手而是用脚工作，他们常常因此被视为另类。其实，不同人群对世界的认知方式是不同的，可以这样也可以那样。功能代偿也属于正常现象。残疾人有自己的认知方式，他们并没有以此为标准否定健全人的认知方式。事实上，偏见是从认识上说的，属于观念性的东西，表现出来，就是歧视。这种表现，不单单表现在言语行为上，甚至还能在不经意间的眼神里流露出来，但哪怕是细微的神情也能够被敏感的残疾人感受到。因此，医生在临床医疗工作中尤其要避免歧视，充分尊重残疾人，为残疾人提供全面的医疗意见，通过充分有效的交谈，体现对残疾人的尊重，对身残志坚顽强生命的敬重。

（二）理解残疾人的心理特点

医生必须了解残疾人的心理特点，才能对其病情进行正确评估，做出准确的诊断，并制订出行之有效的治疗方案。心理现象的成因很复杂，既与先天素质有关，又与后天遭遇和生活环境有关，表现在每个人身上各有特点。残疾人普遍有自卑感、孤独感。相当一部分残疾人存在悲伤、无奈、绝望等心理，有的患者表现出对周围事物的淡漠，有时表现出来的不仅仅是淡漠，可能还有焦虑、恐惧、烦躁、愤怒、拒绝，以及给予治疗时的不合作。然而，在他们心灵深处也期望得到别人的尊重和帮助。这种错综复杂的心理状态必然表现为语言、表情及行为上的异常。医生只有充分理解他们，通过换位思考，站在他们的角度来体会他们的心理感受，才能真切地理解、关心与同情他们，才能建立相互信任的医患关系。在此基础上，用各种方法对残疾人进行心理疏导，同时给予他们必需的治疗，使他们真正感受到医院的人文关怀，从自身的心理误区中解脱出来。

（三）理智地面对残疾人患者

残疾人对周围人反应敏感。由于自身生理不便，周围的健全人对这种不便又是一种无视、无知，甚至冷漠的态度，常常使他们感到不快。因此，医生应当重视与残疾人交谈时的礼仪，避免或解决他们在医疗过程中所存在的客观困境，这就是理智问题。第一，要以对普通患者的态度来对待残疾患者，当发现他们的生理残疾时，不要表现出惊讶的神态，否则将有损于对方的自尊心，但表现得过分热情也是不合适的。第二，触摸残疾人时要慎重，除非是对他们进行必要的医疗处置和身体检查。一般情况下，不要随意触摸对方残疾的身体，否则，是对残疾人的不尊重。

（四）与残疾人患者交谈时的礼仪

要注意谈话时的姿态和周围环境。如果医生同一位坐轮椅的患者谈话时，不论谈多久，最好使自己处于对方视线的高度，如果一个仰视而另一个俯视，两个人是不可能平等相处的。因此，医生在同坐轮椅的患者交谈时，要坐在患者对面的椅子上，或者采取半蹲式的姿势，但切忌站立弯腰，后臀翘起与对方交谈。当一名有听力残疾的患者处于诊室中时，医生应注意自己的语言严肃性，因为此类患者可能会因为过去的不愉快经历而变得过分敏感，若医生与诊室内其他普通患者进行交谈时言语过于随意，有可能会使此类患者产生误解，进而引起医疗纠纷。医生与残疾人交谈的目的是给他们提供有效的医疗服务，帮助他们解决病痛。因此，要时刻谨记这一宗旨。如果你给患者提供一个帮助，要等到被接受为止，要仔细听取关于采取何种帮助方式的建议。

特殊措辞举例：

日常医疗过程中，经常使用的言语如：

"您需要我什么帮助吗？"

"我可以这样帮助您吗？"

"我可以扶您过去吗？"

"如果您同意，我帮您去找护士。"

如果是盲人患者需要住院观察治疗，医生必须让护士或医院相关工作人员将他们护送到病房，然后由病房的责任护士把患者护送到床前，详细介绍并描述清楚病区的自然环境和周围环境。

"走进病区的第 2 个房间是您住的病室。"

"您现在住的病房是二人间的，您住的床位是一进房间的左侧。在您的病床右侧是供您使用的床头柜，病床左边是您使用的衣柜，在您床头上方有一个指示呼叫器按钮。"

一切有关病区的自然情况要仔细讲清楚，并描述好患者所处的周边环境，具体说明其位置和空间的关系。

患者选择到医院就诊，绝大多数情况是因为身体出现不适症状，并且无法忍受。他们需要通过与医生交谈以了解自身病情，并在医院里接受相应治疗。残疾人本身生理上就存在缺陷，一旦罹患某种疾病，会比健全人感受到更多的无助、焦虑与痛苦。这就需要医生在面对残疾人患者时，适当对他们的背景问题进行了解，与他们交谈时所提出的问题要带有一定的临床取向，描述疾病的信号、症状、发作时的情况以及问题的严重性，并不时向他们传达接受性和情感关注的理解，以便于在有限的诊疗时间内获得信任，尽快明确诊断，对症治疗。

五、对残疾人患者心理抚慰与人文关怀

20 世纪 60 年代，雷尼英格（Leininger）最早提出"文化关怀"的理论。她对于"关怀"的定义是"对需要改善和提高身体状况或生活方式的人或团体给予援助、支持或辅助的行为"。其认为关怀是人类社会特有的，出自于人的天性，也是整个人类文明社会生存、壮大的基础。在 20 世纪中后期，生物－心理－社会医学模式被提出来，"关怀"在医学界也引起了更多人的重视。

（一）在心理上平等对待残疾人患者

一个人的思想情绪、心理状态，对客观环境及自身残疾所持的态度，属于心理精神领域。首先要消除对残疾人患者所持有的偏见，要真心诚意地去理解、关心，爱护并尽力帮助他们。凡是大脑未受损害、脑神经正常的残疾人患者，聪明才智毫无逊色。肢体运动功能上的缺陷，亦是可以通过康复医疗或无障碍设施得到改善。问题全在于健全人如何看待他们，以及他们如何看待社会。医疗康复的目的，在于利用一切有效手段，消除或改善肢体功能的障碍，为职业康复或回归社会创造条件。只有经济上能够自立，和健全人一样为社会作贡献，才能真正获得心理上的平衡，平等地参与社会生活。

（二）创造有利于残疾人患者心灵愉悦的人文医疗环境

残疾人患者是一个特殊的社会群体，面对来自家庭经济、社会方面的压力，易出现紧张、恐惧、焦虑、绝望等情绪。入院后对手术治疗的期待和疼痛的恐惧、生活环境的改变及饮食、风俗习惯的不同都会对患者造成一定影响。这就需要医生系统地了解、评估患者整体情况，针对患者的心理状况实施心理干预，并在此基础上对医疗信息予以告知。凡是实施手术治疗的患者，术前心理辅导和既往疗效满意患者的言传身教，对同病区将要接受手术的患者影响深远。人性化服务是构建和谐医疗环境并与残疾人患者进行有效交谈的重中之重。

（三）对残疾人患者分期关怀

1. 残疾早期　关键词：残疾的接纳与适应，合理的康复与医学矫正。

残疾早期的界定与病因、病程相关。先天性或出生原因导致者早期为婴幼儿；药物中毒、疾病导致的聋哑、智力障碍多为少年；创伤多为青壮年；脑卒中、骨性关节炎多是老年。对于肢体残疾的检查、评估、功能变化预测，有经验的医生一般通过简单的物理检查、有限的影像检查即能确定。早期接诊的医生应做出如下评估与答复：①什么原因、什么性质、什么类型的残疾，是否需要做一些特殊检查、评估。②年龄、病史、功能障碍的程度，是否需要佩戴改善功能的器具如矫形器（支具）等。③预测残疾自然发展史、变化的可能结果，提供预防残疾加重的有效方法。④患者目前的条件怎样，要求怎样，所实施的治疗、康复方法能否达到患者预期疗效目标，接诊医生的技术水平若不能解释以上问题应请上级医生，必要时推荐患者找这个领域的相关专家会诊。

婴幼儿或青少年发生的重度残疾将伴其一生，尤其是肢体残疾、智力障碍在发育成熟之前都有可能发生变化，医生应推荐患者、家属阅读一些科普读物，了解一些如何避免残疾加重的相关知识。鉴于生命的许多奥秘仍在我们的认知之外，肢体残疾是一门大的交叉学科，患者不可能系统掌握正确信息，应定期找专科医生复诊。拟实施重大手术治疗应咨询权威专家的建议。

案例

充分体谅残疾人及其亲属的心情

儿科通常被称为"哑"科，由于孩子不能很好地表达自己的意愿并向家长倾诉，当他们稍有不适和疼痛时，往往表现出烦躁与哭闹不安。和身有残疾的患儿交谈，医生更要给予他们比正常患儿更多的关怀和呵护，交谈时应充分体谅患儿及家长的心情，耐心倾听，善于解释，观察家长的反应，帮助家长重复表达说过的事实，确保表述问题的准确性。并在家长协助下，采取不同措施与患儿进行沟通，力争在最短的时间内取得信任，明确诊断以帮助患儿早日康复。

一名 4 岁女童因持续高烧不退被母亲背着前来就诊，2 岁时她因交通意外导致右臂被截肢。面对陌生的医疗环境她显得很安静，既不哭闹也不言语，当医生询问她的病情时，沉默似乎是她唯一的回应。

医生（身体保持与患儿同一水平线）："孩子，你烧得很严重，我需要听听你的心肺功能，帮助你尽快确诊，减轻你的痛苦。"

同时，示意患儿母亲配合自己让患儿背对自己，同时，用手把听诊器捂热，这样当听诊器的金属面接触到患儿背部时，不会因其冰冷感让患儿感到不适。

医生（保持面带微笑）："孩子，你真棒。"

认真听完患儿心肺功能后，询问患儿母亲。

医生："孩子发烧多少时间了，您给她服过什么药么？"

母亲："快 3 天了，我给她口服一些退烧药，但是具体药名我一时想不起来了。"

医生："这样，您带孩子去验个血常规，出结果后再回来找我。"

母亲（很焦虑）："好的医生，还有一个，就是昨天晚上，我孩子出现抽搐的症状了，我很害怕，本来她因为交通意外截肢，我就很自责，现在她不会因为高烧脑部出现什么异常吧？"

医生："通常情况下，6 岁以下的小孩由于大脑神经系统发育不完善，高热时容易引起惊厥，但一次短时间抽搐对孩子的智力不会有大的影响。当然，如果您不放心，也可以给孩子做一个脑电图。"

母亲：那好吧，我先带孩子去查血常规。

2. 残疾中期　关键词：稳定期的情感、意志支撑，重返社会的困境，残疾生活的创新与快乐获得。

残疾中期——稳定期的概念是，婴幼儿或青少年发生的残疾进入成年后，缺乏继续有效治疗的条件或工作、婚姻、生活状况大体确定，或成年人因疾病、突发事件意外伤害造成的残疾，治疗康复结束两年后。成年期突发残疾，患者的心理平衡与稳定往往需要更长的时间，心理医生应早期介入以减少患者心理失衡。

残疾人群生活地区、家族经济状况与被关爱多少、受教育程度差别很大。因此，就医时残疾人的心态、观念有天壤之别。有些残疾很重，甚至只能坐轮椅移动，但乐观、豁达的信念能够感染为他提供治疗的医生。有些人残疾不严重，但心灵扭曲，对社会、对人生有消极、负面的看法，这种情况属于"心残"大于"体残"。此时，医生首要工作是"医心"，在治病的同时还需要教育此类患者，人都是生活在自己的观念之中，心态改变人生。持续乐观向上的"信念"有着强大和不可思议的力量，如患有脊髓灰质炎导致残疾的富兰克林·德拉诺·罗斯福却连任四届成为美国历史上在位时间最长的总统。快乐、活泼的人能够更好地建立自己的生活圈子。对前来就诊的残疾人群医生更需要用温暖的语言与适当的帮助来治疗他们的身心疾病。

残疾中期的医疗或康复帮助：能够改善一部分功能，对这些患者也是难能可贵的。医生应该给患者提供一些无损伤、无并发症、能部分改善功能的方法：①国内外已经有成熟的对不同残疾类型的检查方法与评估表，以此评估表为依据对个体患者进行检查，评估机体形态与功能障碍的类型、程度；②提供改善功能的医学方法（如辅具、助听器等）或改变生活、工作环境；③对残存的功能应告诉患者如何保护性使用，若过度锻炼有可能加重残存功能的退化；④定期与专科医生和社区医生咨询。

3. 残疾晚期 关键词：应对功能的"渐进式衰退"。

即使是健全人进入老年期也必然伴随着一系列的功能减退，某些肢体残疾患者随着中老年的到来，功能衰退、残疾加重更是一个普遍的问题。主要有如下原因：①残疾肢体由于神经、血液循环不良，运动过程脱离地心引力的做功需要比正常肢体付出更多能量，久之原有残存的肌肉功能提前疲劳性萎缩，功能比青年期减弱；②正常肢体部分长期过度受力失代偿，原先健康的骨关节也出现了问题；③由于此类患者运动量比健全人少，中年后容易发胖，肥胖加重了运动障碍与骨质疏松；④新的肢体功能障碍问题出现后，某些患者对未来生活出现失望情绪，甚至影响患者的睡眠、正常工作。

基本应对方法：

（1）仔细询问病史包括患者工作类型、生活背景，给予系统物理检查，找出导致残疾加重的原因。对残疾的程度、性质、新出现的问题从整体的观念、生物力学角度做出正确的评估，对评估结果与患者沟通，让患者心中有数。

（2）给患者列出以后生活、工作、运动、心态需要注意的问题。

（3）根据患者目前的情况，应告诉患者有无再医疗（包括手术）的价值，能治疗者的治疗周期与费用大约多少，预期疗效如何，如果年轻医生没有能力做出正确的评估与治疗建议，应当请上级医生或介绍患者去相关的专科医院进行检查。

（4）建议患者在家中定期做一些改善功能、防止并发症、减轻肥胖的训练，保护性使用自己的残障肢体。

六、如何与不同类型的残疾者进行交谈

医学模式的残疾观认为，医生的角色在于治疗患者，或者帮助护理人员解决患者的问题，以便使患者尽可能地融入社会生活。相反，社会模式的残疾观认为，残疾本身并不是障碍，公众对残疾的态度才是给残疾人的生活带来不必要困难的真正原因。残疾人士主张残疾观应超越医学模式，向社会模式转变。残疾的反义词并不是健康（able-bodied），而是健全（non-disabled 或 enabled）。

一些损伤导致的残疾并不会引起特别的沟通困难。因此在交谈上，与语言、听力、视力残疾以及能够引起沟通困难的严重学习障碍残疾与那些引起行动障碍的残疾有所不同。

（一）与语言残疾者交谈

医学生或低年资医生遇到的语言障碍者大部分是由老年人常见病引起的，如帕金森病和脑血管意外等。然而，年轻人也可能因为头部外伤或者神经疾病，如脑肿瘤和感染等引起语言障碍。此外，多发性硬化或运动神经元病也会导致渐进性说话含糊不清，这被称为构音困难。喉癌患者不得不采用喉切除术进行治疗，结果导致他们完全失声。但要注意的是，有些人（例如大脑麻痹患者）可能无法控制或协调说话时所需的肌肉活动，但他们没有任何学习障碍。

突然失去语言能力会格外令人感到震惊和恐惧，尤其是无法理解他人的意思或提问时。在人们为失去自我而黯然神伤的同时，又不得不学会新的交流方式，如打手势、写交流板或借助于机械装置。声音是自我认同的一部分，没有了它，我们会感到低人一等、羞耻、屈辱或孤独绝望。

　　语言障碍（有时又称失语症）这一涵盖性术语是指理解能力、语言和书面表达能力出现问题的疾病。语言障碍症与许多常见病有关，如脑卒中、脑肿瘤和头部损伤。语言障碍症者几乎没有理解能力，他们只能处理一些简单的语言。尽管语言障碍症并不影响推理能力，但患者却无法选择合适的词汇，架构句子并将一系列想法表达出来。

　播客

与语言障碍症者沟通的策略

美国国家失聪及其他沟通障碍研究所（National Institute on Deafness and Other Communication Disorders，1997）提供了以下与语言障碍症者沟通的策略：

- 试着从患者和其身边的人的交流中学会他们使用的沟通策略。
- 做好花费长时间沟通的准备，不要过于心急。
- 讲话要慢但不要失真。
- 使用简明的语言沟通，避免使用术语（适用于所有的患者）。
- 每次交流只涉及一个话题。
- 使用简短句沟通，避免使用长句或从句，以防出现理解偏差。
- 使用封闭式问题以确认你们彼此理解对方。
- 双方都要清楚非语言交流方式的重要性，尤其是手势、指向和眼神交流。
- 采用图表、图画和书写等辅助交流形式，如果患者有此能力，应鼓励他们也这样做。

（二）与感官缺损者交谈

1. 与失聪或重听者交流　"失聪"是一个描述各种程度听力损耗的通用术语。当英语单词中表示"失聪"的单词——"Deaf"首字母大写时，通常指失聪群体中的成员。他们将自己看作是文化和语言上的少数群体。失聪群体并不是把失聪当作一种残障，因此，他们不满意使用"听力障碍"这个词。"重听"是指人有某种程度的听力损耗，这既可能是先天因素，也可能是后天因素造成的。"弱听"是指某种程度的听觉减弱，或轻微或严重。其他一些词汇，如"聋哑"，现在被视为无礼而不被接受。

　　失聪者自有一套交流方法。失聪群体把手语作为首选语言。手语有自己的语法，而且因地而异。因此，手语是需要花费时间来学习的。合格的手语翻译必须能与失聪人士进行有效的沟通，他们可能会依靠助听器和读唇语来帮助理解。当你与失聪者或重听者交流时，你最好先搞清楚他们更喜欢哪种交流方式。如果他们使用助听器，请确认它是开机状态，并且能正常工作。

　播客

有助于与失聪或重听者交流的建议

交谈环境

- 尽量减少背景噪音。
- 确保房间内光线充足，你的脸庞明晰可见。确保你正对直射光（患者背对之）。
- 避免阳光或灯光过亮而耀眼，使患者无法读唇。
- 确定合适的位置和距离，以使患者尽可能清楚地听到和看到你。如果患者需要读唇，则通常的距离为 3 ~ 6 英尺（1 英尺 ≈ 0.3 米）。如果患者一侧听力较好，你应向该侧靠近。

自我介绍

- 说话前，确保你已引起患者的注意。轻触其臂、摆手或其他视觉信号都有助于介绍自己。
- 询问患者目前说话的音量及节奏是否合适。
- 谈话背景对于协助理解十分重要。所以要先说明谈话的主题，而且当你改变主题时，要及时提醒患者。

谈话过程

- 说话时要直视患者（即使有手语翻译在场）。
- 保持眼神交流，头要相对静止。
- 手应远离脸和嘴。
- 清晰地用正常的节奏讲话，但若平时说话较快，可稍稍放缓。
- 保持唇形清楚，但勿夸张或过分强调。
- 如有必要，说话可大声些，但切忌呼喊，因为这样会扭曲唇形（而且也很不礼貌）。
- 使用肢体语言、手势及面部表情协助语言交流。
- 要允许时间超出，并保持耐心。与失聪或重听者的交流对彼此来说都很困难。若患者疲劳，请及时停止交流。

若患者未理解你的意思

- 请注意，如果患者在微笑或点头，并不意味着他理解你的意思。
- 同样，你也不应在未理解对方意思的情况下假装明白，要进一步讲明并确认。
- 如果患者最初未理解，你可以重复关键词汇。如果依然无效，你应更换词汇，重新架构句子，因为某些单词更有利于读唇。
- 写关键词或画表格也是一个阐明意思的好方法。

请阅读《北京晨报》（2015-01-08）文章《麻醉师为聋哑产妇手绘漫画》，谈谈临床中如何与聋哑人进行医患沟通。

（三）与失明或弱视者交谈

对失明者来说，他们无法注意到非语言交流的任何微妙之处。你必须用语言表达一切，将一切大声地描述出来。而且，当你进入房间时，需要使其知晓，并从其前方接近。此外，还要将你和在场的所有人介绍给患者。同样，当你离开时，也需要使其知晓。否则，患者可能会与空房间继续交谈。当你引导失明或弱视者时，需要问明其需要何种帮助。若其需要带路，你可将肘部伸出，轻轻地把他们的手放在你的肘上。粗暴地抓着患者是不可取的。记得要描述每一处障碍，如正在接近的阶梯、地上的水渍等。对尚有残余视力的患者，要保证房间光照充足。如果失明者有导盲犬，要确保此犬可以履行职能，提供帮助。另外，抚摸导盲犬会使其注意力分散，所以在抚摸前应先征求主人的意见。

（四）与盲聋人交谈

盲聋人是指既有视力障碍又有听力障碍的患者。这两种障碍又相互加强了彼此的影响。因此，应避免像与一个听力正常的盲人或视力正常的失聪者一样与其交流。盲聋这种残疾相对少见，但在听力学或视力学情境下较多。由于缺乏经验、知识和技巧，一些医疗专家与盲聋人的交流经常会使其感到害怕而退缩。这通常会使得盲聋人感到孤立，增强了他们的孤独感。

盲聋人有各种不同的交流方式，但是其中大多仍是利用语言，只是他们的语言相对于常人来说更慢，也更清楚。许多盲聋人使用盲聋人手语字母交流。这是一种一个手势对应一个字母的字母表。除了少数几个字母外，它几乎与失聪者字母表一样。另一种与盲聋人交流的方式是使用积木字母表，这是一种在其手上拼出字母的方法。

播客

有助于与盲聋人交流的建议

上文所述的与视力或听力障碍患者交流时的建议大多对盲聋人仍然适用。除此之外，还有以下方法：

- 试着叫患者的名字，他们也许能听到话语和声音。
- 写便条：

  用黑色签字笔写在白纸上。

  询问患者纸张的大小。

  在行与行之间及单词结尾处留出足够的空间。

  字迹整洁，标点齐全。

  保持句子简短。
- 使用积木字母表这一手动交流形式，在盲聋人手掌上"拼"出单词。

  用手指在患者手掌上画出每个字母，须用大写印刷体。

  整个手掌每次只写一个字母。

  字母要大而且清楚。

  依次把字母写在上一个字母上。

  在每个单词结尾处稍稍停顿一下。
- 使用文本电话。

  盲聋人可使用多种技术打字，然后由操作员读出相应的信息。你通过正常方式回复（说得稍慢些），使操作员有时间将你所说的话变成可为盲聋人识别的文字。

（五）与学习障碍者交流

学习障碍指多种类型的智力缺陷疾病。在学习障碍者中，一个极端是他们与一般患者一样，并没有特殊沟通需要。与轻微学习障碍者的交流同与其他患者交流时一样，你需要牢记：

- 将要表达的信息分成几部分以便处理。
- 要求患者复述，以确保其正确理解。
- 避免使用医学术语。
- 禁止护理人员代其回答问题，除非患者要求帮助。
- 在采取行动前，需要简单明了地解释清楚可能产生的后果。

学习障碍者的另一极端是深度多重学习障碍（profound and multiple learning disabilities，PMLD）患者。尽管不太严重的学习障碍者可以在短句、图片和辅助技术等手段的帮助下与人交流，深度多重学习障碍患者却几乎无法表达和理解语言。此外，他们还可能存在身体和感官残疾，并且智力及社交能力严重受损，并患有相关疾病，需要长期的支持和监护。因此，深度多重学习障碍患者无法使用正常的交流方式，如说、写、比划手势或使用符号等。他们可能会通过自身独特的身体、面部表情、声音、反射性反应、动作、眼睛注视和指点等方式交流。所有这些都可能很难为人理解。

深度多重学习障碍患者会用语言或非语言的方式尝试控制自己的生活。他们拒绝护理人员提议的活动：慢慢远离，转过头去，面墙而立，被鼓励靠近目标时站定不动，发出尖叫或类似"内"的声音。有的行为被称作"挑战性行为"，比如"患者会故意吐出食物"。研究表明，医院中高达 45% 的智力缺损者以及社会上高达 20% 的智力缺损者通过使用抗精神病药物来缓解这种行为。

在与深度多重学习障碍患者见面前，首先应该与他们生活中最重要的人交谈。因为这些人是你了解与患者交流方式相关信息的源泉，如他们的家人、每天接触的人，以及他们的老师、陪护和语言训练师。在深度多重学习障碍患者面前，与他们最重要的人交谈时，一定要将患者也引入到谈话中。你可以询问他们的视力和听力如何，移动范围有多大，能否定向地移动身体或指向物体？他们如何表达疼痛和苦恼？你还可以询问他们的健康水平，以及健康是如何影响其反应一致性的。

向对患者最重要的人的提问：

- 你是怎样与其交谈的？
- 在不同情境下，他们是怎样理解事物的？
- 你与其交谈过程中有何困难？
- 你是如何帮助其交流的？
- 你如何确信你明白了他们的意思？

判断一个深度多重学习障碍患者是否疼痛，或者是否因其他事情而苦恼是非常困难的。因为苦恼导致的活动增加可能被误认为挑战性行为，或者是患者正经受疼痛。如果苦恼被误诊为疼痛，那么止痛方法带来的镇静作用会强化这种误解，即患者最初就处于疼痛中。对于无法用语言交流的人，可通过观察他们的行为姿势变化，或者更常见的，通过观察他们的面部表情、皮肤的自主变化，或者皮肤发红或出汗，来确定他们的苦恼。苦恼常常引起新的行为，或非正常的行为。此时，同样应该询问对其最重要的人的意见。

智力障碍者（本方法适用于深度多重学习障碍患者、痴呆晚期患者及其他重症患者等）疼痛或苦恼时的迹象及行为：

- 面部表情缺乏满足感。
- 停止服药，拒绝进食，举止、习惯发生变化。
- 好斗、易激动、身体活动增加。
- 呻吟、叹息、呼吸作响。
- 畏缩、愁眉苦脸、哭泣、声音发生变化。
- 远离他人、身体僵硬、头颈上扬、双臂交叉。
- 烦躁、坐立不安、絮絮叨叨。
- 肤色发生变化、出汗、血压升高、脉搏加快。

七、总结

对待弱者的态度是衡量一个社会文明程度的标尺。残疾人是社会上一个特殊的弱势人群，他们或者是生来有疾，或者是后天不幸，在现实生活中，他们或多或少地都会对外界有一些恐惧和躲避。同样，个体对疾病或残疾理解和重视的程度也有赖于所处的文化背景。人们逐渐认识到残疾产生的原因，看到的残疾仅仅是功能上受限，从本质上看，残疾人与健全人一样，都是"人"，是社会存在物。尽管残疾人生理上的缺陷，给他们的生活带来极大的不便，但他们与健全人一样享有人权、尊严、生命价值、社会价值。作为医生，基于我们的专业性、职业性，更应当在医疗活动中与残疾人平等、真诚地相处与沟通，尊重每一位残疾人的生命健康权，探明导致他们残疾的病因，并为他们提供积极有效的医疗服务。

[延伸阅读]

[1]　Washer P. *Clinical Communication Skills* [M]. Oxford: Oxford University Press, 2009.

[2]　Kvalsvig A. Ask the elephant [J]. The Lancet，2003，362（9401）：2079-2080.

[3]　奥利弗，萨佩 . 残疾人社会工作：第 2 版 [M]. 高巍，尹明，译 . 北京：中国人民大学出版社，2009.

（陈　妍）

第15章 如何与来自其他文化背景的人沟通

> 你会发现，作为一个普遍规律，一个地方的政治制度、人们的习俗与当地的自然特征相一致。
>
> ——希波克拉底

文化连绵不断，世代相传。尊重文化就是尊重患者。医者无疆。身为一名医生无论走到哪里，都要面对不同民族、国家、宗教的患者。即使患者来自同一群体，他们的社会阶层、性别和年龄等也可能不同。某些差异显而易见，有些则难以辨别。因此，作为医学生学习与具有不同文化背景的患者进行沟通是医学人文精神的重要体现。

"你会发现，作为一个普遍规律，一个地方的政治制度、人们的习俗与当地的自然特征相一致。"这是"医学之父"希波克拉底在《箴言录》中的一句话，他所言的"普遍规律"转换为当下的理解应为"文化"。文化是一个非常广泛的概念，笼统地说是一种社会现象，是人们长期创造积累形成的产物，同时又是一种历史现象，是社会历史演变的积淀物。具体讲即人们对某种理论、学说、主义、风俗习惯及思维方式的信服和尊崇，具有稳定性、传承性。

疾病是机体在一定条件下，由病因与机体相互作用而产生的一个损伤与抗损伤过程。过程中，体内有一系列功能、代谢和形态的改变，并出现许多不同的症状与体征，可分为器质性和功能性两大类。不同的文化、信仰对疾病预防与治疗所采用的方法与效果也存在着差异。如今，医生作为有文化胜任力的从业者和道德推动者，被期望采用充满人文关怀的方式来与患者进行沟通。这就需要医生学习并掌握与来自其他文化背景的患者进行有效沟通的方法。

一、文化与信仰的含义

文化是属于人类群体的事物，是人为的和为人的。英国人类学家，被誉为"文化学之父"的泰勒在《原始文化》一书中指出："文化是一个复合整体，其中包括知识、信仰、艺术、道德、法律、风俗及人们作为社会成员而获得的一切能力和习惯"。

（一）文化的含义

文化是一个国家或民族的历史、地理、风土人情、传统习俗、生活方式、文学艺术、行为规范、思维方式、价值观念等，具有人文性、历史性和区域性。每一个人都是文化的人，他（她）的身上总会或多或少地打上特定时代、特定区域的烙印，时代的文化、区域的文化总会在他（她）的身上得到体现。事实上，当一个人面对面与其他人交流，或置身于另外一个群体时，他就开始向对方传递自己的文化信息。比如，一个人的言谈举止、生活习惯、道德评价、审美倾向，凡是可以体现他（她）的文化内涵的东西，都可以通过他本人向对方传播。

（二）信仰的含义

信仰通常被人们理解为一种拳拳信服的心理状态。作为一种心理状态，它标志着人类精神意识的相对停滞和稳定。处于这种状态的主体往往在思想上信心百倍，在行动上兴致盎然。信仰的本质，归根结底是人类的一种自我超越。现代心理学的研究成果已经表明，在人的精神结构中有四种基本的意识，即潜意识、知觉意识、反思意识和超越意识。在这种整个意识的构架之中，超越意识是处于金字塔之顶的，是处于对整个精神意识系统的支配性地位的。

二、不同文化模式造就不同的价值信仰

信仰作为一种价值意识，实际上是人们对自己所处价值关系的意识和感觉。在世界历史形成之前，各个民族、国家在空间上彼此隔离，并且由于各自生存环境不同，而形成生存方式的差异，使得人和世界的现实关系以及由此形成的人类自我意识表现出差异性，并以此形成不同空间和时间背景下人类文化的不同。不同的文化决定了人们对价值的不同选择。

西方文化更加强调对个体自由的信仰，强调个体权利保障和个人意思自治，崇尚科学与理性。而东方文化更加强调社会和谐的信仰，强调群体利益为重和个体奉献牺牲，崇尚普世与礼教。表现在医疗方面，则西方文化更加强调患者的知情同意与自我决定权，而东方文化更加强调家庭在疾病中的集体决策和风险抵御；西方文化更加强调诊疗的循证依据，而东方文化更加强调诊疗的整体协调。

三、疾病的文化意义对人的影响

历史和实践证明，不论对于个体还是种群，疾病的文化意义已经成为人类文明不可或缺的重要组成部分。医学史上一直认为"疾病与地球上的生命几乎同时出现"。疾病可谓无处不在，无时不有，无人能免，渗透于社会的各个角落。对于人类而言，作为大自然产物的疾病同时充斥着生活和社会的烙印。正如美国哲学家图姆斯在《病患的意义》中论述的，疾病破坏了一个活体在现实生活中的整体感、确定性、控制感、行动的自由，导致熟悉世界的丧失，提出了"疾病状态下生命的价值、归宿的方向"等诸多最根本、本质和关键的问题。

同时，疾病是生命的另一种状态，在这种情况下，人的思维、感觉、情感、行为等方面与健康的状态是迥异的，仅就心理上而言，往往伴有焦虑、忧愁、惆怅、悲观甚至疯癫等一系列变化。例如习惯上，肺病常被看作可使人特别是艺术家细密和敏感，癌症常与个人失灵和颓败的虚幻连在一起。事实上，不同国家不同地区在医疗保健方面因文化、意识、心理、环境等社会因素，形成了它特有的传统文化和风俗习惯。非常体验下患有某种疾病的人甚至有了美的形象，例如东施效颦。由此可见，在具体的文化背景下，疾病不仅仅是对人体不适的一种称呼，某些疾病更是被赋予了社会文化的意义。

四、宗教与医学的渊源

在人类认识自然、改造自然的过程中，宗教和医学结下了不解之缘。在人类发展史早期，宗教作为一种原始的意识形态，为医学的初始发展奠定了基础。医疗是宗教最重要的功能之一，各国传统医学的起源，几乎都与宗教相关。在我国，历来就有"巫医同源""道医不分"的说法；在古埃及、古巴比伦，医生属于僧侣阶层；而《圣经》里亦曾描述，耶稣传道之初即招来彼得等门徒申明：传道、治病是基督教两大使命。因此，治病救人成为一项神圣的宗教使命。

医学的标志（图 15-1）来源于古希腊神话中医神阿斯克勒庇俄斯（Asclepius）之主要表征。阿斯克勒庇俄斯为太阳神 – 阿波罗（Apollo）的儿子，被宙斯封为主管治病救人的医神。有一次，他正在给人们治病的时候，一时找不到很好的方法。这时，有一条毒蛇悄悄地爬到了他经常使用的手杖上面，他发觉以后，便杀死了这条蛇。而过了一会儿，他却发现又有一条毒蛇口里衔着一棵草，爬到了那条他刚刚杀死的蛇旁边，并用口里衔着的那棵草敷在死蛇身上，那死蛇竟从蛇皮里爬出来复活了。在这件事情的启发下，阿斯科勒庇俄斯立刻有所醒悟：蛇具有一种神秘的疗伤能力，它熟知一些草木的属性，知道草木所具有的药性。于是他捡起这条

蛇，从此以后无论行医、采药，甚至休息时，都要把它缠在自己的身上或手杖上（图15-2），形影不离，把它当作能起死回生的灵物。渐渐地这根盘绕着一条蛇的手杖便开始被人们神化，成为了医神的标志，也成了从医者职业的标志。世界卫生组织会徽（图15-3）是1948年第一届世界卫生大会选定的。该会徽便是由一条蛇盘绕的权杖覆盖联合国标志组成。

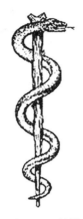

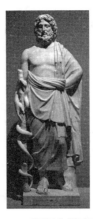
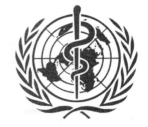

图15-1   蛇杖   图15-2   阿斯克勒庇俄斯   图15-3   世界卫生组组会徽

（一）宗教是一种复杂的社会文化形式

宗教作为一种社会历史文化现象，自诞生之日起，如同其他文化的自然观念一样，宗教也为人们提供了一套理解人、理解世界、理解人与世界的知识符号系统。宗教一旦控制人们的世界观，就要影响人们在协调人与人、人与社会、人与历史、人与自然等关系方面的根本看法和根本观点。从这种意义上说，宗教的本质是一种世界观理论。宗教存在的"最高原因"，就是人类力求理解与把握人和世界及人和世界相互关系而构建的一种世界观理论。

当然，宗教给人们提供的这样一种世界观价值符号系统，具有明显的超自然性、神圣性、神秘性，是人类精神索求中，从世俗世界到神圣世界、从此岸到彼岸、从有限到无限的"终极关怀"和内在超越性努力。所以，宗教的这一价值符号系统也充满了复杂性、多义性、综合性等特征，她是信仰群体安身立命的独特信仰体系和价值观念体系，更是临床医生面对患者时所不能回避的文化背景问题。

（二）医学源于宗教，医学与宗教相克相生

宗教传播曾对医学发展产生过积极的或消极的影响。在西方，《圣经》中关于身体洁净、营养与饮食、妇幼福祉等准则，古老的犹太教摩西律法中的关于预防医学的知识，对早期的医学公共卫生建设有积极的贡献；无论是"十字军东征"还是"伊斯兰教圣战"，都在深刻影响当时社会建制，在推动人口流动的基础上促进医学的交流和传播。在东方，道教的炼丹术给现代化学药物疗法带来启发；道教的养生理论也为许多医学经典所吸收；汉朝时一部分具有较高医学造诣的来华印度僧人翻译了大量印度医籍如《龙树菩萨药方》等，将印度医学传入我国，促进我国医学的发展；而近代基督教在我国的传播过程中，创立多所教会医院，培养了大批西医学人才，对我国现代医学更是产生了巨大的影响。然而，不可否认的是，宗教除了对医学产生过积极的影响，也一度成为其发展的绊脚石。如在中世纪，基督教一统欧洲，几乎排斥了所有经验性的医疗活动，使医学发展长期处于停滞状态。

与此同时，医学发展也推动了宗教的传播与发展。从一开始，宗教就依赖医学活动进行传教渗透。无论是基督教创始人耶稣，还是伊斯兰教的穆罕默德，佛教的释迦牟尼，都有借行医来传道的记载。如1835年美国公理会传教士，耶鲁大学医学博士彼得·伯驾在广州建立起第一所教会医院，协助西方教会通过开设医院的形式在我国进行传教。

医学科学的发展也在一定程度上丰富了宗教教义与理念的内涵和外延。如中医的"元气

说"和"阴阳五行说"理论曾被汉末及三国时的小乘佛教直接吸取，丰富了佛教中关于疾病起因的解释；现代宗教亦逐渐淡化与医学等科学的对立，甚至用科学理论来阐述宗教思想，如现代佛教常引用量子论、相对论、现代心身医学等科学理论来解释佛法。

此外，在现代社会的疾病观、医学观中，人们也会抱着宗教的观念面对医学。中国科学院院士韩启德就曾在中国科协第 16 届年会的报告中表达了对现代医学发展以及医学观演变的担忧，"我们现在的医疗出了问题，不是因为它的衰落，而是因为它的昌盛，不是因为它没有作为，而是因为它不知何时为止。在宗教强盛、科学幼弱的时代，人们把魔法信为医学；而在科学强盛、宗教衰弱的今天，人们把医学误当作魔法。"

（三）医学与宗教相依共存于人类生老病死的基本主题

几千年来，医学与宗教共同关注人类生老病死的基本问题，并都为此做出积极贡献。原始人类对生命的理解、困惑与探索，求生过程中的创伤、疾患乃至生死的体会随着人类的进化而积累、沉淀与升华继而系统化、理论化、体系化。向机械的、还原的、客观经验的思维方向发展而成为对生命的疗治，形成了医学；而向唯心的、玄学的、主观冥想的思维方向发展，就形成了宗教。两者从不同方向来阐释生命的起源与发展，并在实践中通过不同的方式治病救人，从而使人类得以绵延发展。

现代医学在创造生命奇迹方面所取得的技术进步及辉煌成就令人印象非常深刻。它在扬弃古希腊医学的基础上历经几百年的努力，发展形成了一个庞大而严密的理论体系。生命科学已经从系统、器官到细胞，突飞猛进到分子水平。在探索生命的纯技术层面上，可操作性达到前所未有的高度。

宗教所宣扬的宿命论思想，如基督教的"原罪论"、伊斯兰教的"信前定"、佛教的"缘起说"都能对信徒的心理起到强大的抚慰作用，使他们平和地接受回天乏力的现状，不做太多无济的抗争；宗教的仁爱、谦恭、敬畏、感恩、适当的禁欲精神，客观上有助于人的心理调节和身心健康；佛教倡导的"素食"与伊斯兰教的"斋月"对"肥胖""三高"等慢性病有显著的益处；而道教所提倡的"道法自然"对治疗当今由不良生活方式引发的疾病，如失眠、慢性疲劳综合征、神经性皮炎等亦有帮助；美国犹他州的摩门教徒提倡平衡饮食，重视健全的家庭关系，研究表明，该教门徒患癌率明显低于对照组。总之，优良的宗教通过信仰教育与清规戒律的约束，使有宗教信仰的个体更可能遵循规律的生活习惯和健康的行为模式，采用积极的人生观来承受生活中的负性事件，从而有效地预防包括癌症、心脑血管疾病和糖尿病等现代文明常见慢性病。

（四）现代医学与宗教应在维护人类健康的神圣使命下相得益彰

现代医学在物理、化学等技术应用层面上具有绝对优势，但在影响与人类健康息息相关的精神与心理层面上较宗教相形见绌，两者并举，才有可能满足各个层次患者的医疗需求。

稍微留意，我们可以观察到坚持归纳原则和实验手段，并以自身的有限性和可证伪性为前提的现代医学，在针对疾病本身及病因的物质实体方面的还原剖析及解释是非常出色的，但在针对导致生死的"偶然性"的诠释方面远较宗教薄弱。当医学面对一些目前尚不可治愈的疾病，无法提供实质性的帮助时，无论是传统的还是现代的医学或哲学理念恐怕都存在内在缺陷，难以帮助现实世界中的医患双方充分理解苦难的偶然性与必然性，使其恢复到对健康有序的认知状态。而在这种看起来极端其实相当普遍的疾病语境下，宗教自上而下地解释，特别是尚未能被科学证伪的逻辑契合科学因果律的佛教因果宗教观，在中国的国情下，应是一贴相对圆满的安慰剂。通过寄托宗教，寻求"信仰治疗"从而走向健康的例子在现实生活中并不少见。

五、如何与不同文化背景的患者沟通

每一种疾病都有许多不同疗法，而对于某类人来说，其中只有一种或几种是神奇和行之有效的。对因文化信仰产生的疾患，理当归于"文化纠正"，这类疾病的治疗与现代的心理疗法相类似。因此，了解文化信仰及环境对疾病的影响，一方面，使医患双方理解不同性质的疾病应当采用不同的治疗方法，另一方面，可以引导患者将疾病的认识和防治的视角转移，从而帮助患者获得更多的生存信心和机会。

（一）不同文化背景医患之间沟通的重要性

与拥有相同文化背景的医患沟通相比，来自不同文化背景的医生与患者之间，沟通具有不同程度的困难。患者如果来自一个文化背景完全不同的国家，发现自己不仅身处一个完全陌生的国度，同时，对医院的环境也不熟悉。对患者来说，医院是不同的文化价值观、文化期待（cultural expectation）及语言的代表。在一个陌生的环境里得了病，同时又远离自己的朋友和家人，使得这段经历异常艰难。

想象你自己不舒服，而且不知道得了什么病。但你很清楚，你必须到最近的医院去看病。当你来到医院，却不知道应该去哪个科室看病。所有的标志上都写着专业术语，你开始焦虑、烦躁，但你很清楚你需要找个人说明情况，你会怎么做？如果你已经很担心自己的身体状况，再加上陌生环境的压力，这些情况很有可能会削弱你的思考能力及解决困难的信心。

跨文化沟通不仅对患者来说是困难的，对医生来说同样也是挑战。例如在为患者看病时，你要考虑不熟悉的种族与文化因素，理解这些因素需要时间和耐心。此外，你可能也不清楚患者本人或其家属的想法和期望，以及患者出于特殊文化背景而来的想法。来自不同文化背景的患者处事方式是很不一样的，因此，接待这样的患者常使医生感到不自在。

（二）与不同文化背景的患者沟通时应注意的问题

为了与患者进行有效的沟通，在接诊任何一位患者时，都要理解患者的文化背景。文化可以定义为建立在不同人群的成长环境和个人经历之上的思想、价值观、信仰、习惯和行为方式。与拥有不同背景的患者沟通时，在众多因素中，文化差异突出地表现在语言、服饰、与性别有关的问题、家庭关系以及对待疾病的态度上。

对于医疗服务，医生与患者的文化视角和观念各有不同。在医疗环境中，医生要考虑患者看问题的角度，但与此同时，医生又不能根据自己对患者文化背景的认识做太多假设。医生需要在医疗过程中了解患者的期望、想法和信仰，而不能仅凭其外表或语言得出结论。

当遇到文化差异问题时，医生要言语自如地与患者一起讨论他（她）的需要，理解患者的想法，这一点很重要。如果医生能够轻松自如地询问患者有关疾病的问题，这会使患者感到轻松，并愿意回答。即使当患者认为这一问题涉及个人隐私、在家人面前都很难回答时，也会因对医生的信任而愿意回答。有时，当医生所处文化背景与患者所处文化背景发生冲突时，医生的做法会有很大的困难。这并不是说医务人员一定要对所有的文化差异都了如指掌，医生也是普通人，即使不表现出来，内心也的确存在对社会习俗的不同看法。

1. 称呼

- 弄清患者的全名。
- 针对西方患者，应以姓氏称呼，除非是已经熟悉的患者。在有些文化中，年长者希望别人正式称呼自己以示尊重。
- 如果患者的姓氏不常见，则需要请教患者，否则可能造成很多尴尬局面。
- 家庭成员的姓氏可能不同，所以不要用丈夫的姓称呼妻子。同样，也不要用妻子的姓称呼丈夫。例如，在印度语中，"婶婶（aunt）"和"叔叔（uncle）"的称呼有4种。在孟加拉语中，普通名词和代词没有性的区别。所以，孟加拉人对"他"和"她"是不区分的。

2. 与患者关系密切的人

- 询问患者，在陪同者中谁与其关系最近。问清患者是真心希望有人陪同还是迫不得已。
- 问清楚患者，希望在问诊过程中由哪一位与患者有重要关系的人陪伴。

- 征求患者意见，多少人可以参与医生的诊疗过程？他们如何参与？在哪个阶段参与？

3. 饮食

- 患者是否有希望遵守的饮食原则？例如，穆斯林患者不吃猪肉、狗肉、蛇肉等。
- 患者是素食者还是严格素食者？
- 患者是否对提供食物的形式有特别的要求？例如，穆斯林患者不吃用左手提供的食物，因为他们认为只有右手才是纯洁和干净的。
- 是否允许家属为患者带食物？如果允许，必须提供明确的膳食指南与原则，即在不违犯文化信仰及饮食习惯的基础上，明确哪些食物有助于患者康复。

4. 宗教相关活动

- 询问患者是否有宗教信仰，是否参加宗教活动？
- 询问患者是否希望在住院期间祈祷、祈祷的方式和频率，而且要弄清如何与值班护士协调此事。如果有可能，应该弄清患者对待某些医疗措施的宗教观点，因为这些观点可能成为医疗措施，如输血、流产实施的障碍。

5. 个人卫生

- 患者对沐浴是否有特殊要求？例如，在锡克（Sikh）文化中，必须由同性别的人为去世的人沐浴。
- 患者如何看待在异性医生或护士面前脱掉衣服？
- 患者是否拒绝理发，或者剃除身体其他部位的毛发？

6. 着装

- 患者身体的某些部位是否要保持不暴露？例如，对东正教妇女来说，要将身体除了手以外的所有部位遮盖起来，这一点非常重要。
- 珠宝装饰与头巾是否有宗教含义？
- 其他有特殊意义的服饰。

（三）与不同文化患者沟通的最好方法

美国霍普斯金大学医学教授鲁宾森（George Canby Robinson）在其著作 *The Patient as a Person* 中告诫医学界不能以"科学的满足"取代"人类的满足"，要求医生"把患者看作一个整体来治疗"。医生在对患者进行治疗时，应重视精神因素，强调"以患者为中心"，因此，思想交流是不可或缺的。与来自不同文化患者沟通的基点应该是：医生眼里的患者是一个完整的人，是有尊严、自由、情感和需要的人，而不是被分割的机体、组织、送检物、病原体、数据和物品。患者不仅需要客观检查和技术操作，更需要倾诉内心感受和获得精神抚慰。因此，作为一名医生与不同文化患者沟通的最好的方法应是：

- 要谨慎地探索文化问题和文化行为，但也不要拐弯抹角，在恰当的时候询问文化问题，不要有顾虑。
- 承认文化问题的重要性并且尊重其他人的信仰。
- 要向患者解释自己为什么要问文化相关的问题，也就是说要保证患者明白你的问题与他们的治疗是有关的。
- 要对以下方面的文化差异很敏感。
  - 非语言的沟通方面，如是否握手、眼神交流等。
  - 语言的沟通方面，如表示礼貌的习俗、称谓方式、是否委婉等。
- 要意识到你自己对健康和疾病的看法是由特定文化（西医或中医）决定的，患者同样如此。
- 不要认为自己的文化比那些你自认为"稀奇古怪"的文化自然得多或正常得多。
- 如果不懂，就不要装作自己很清楚别人的文化行为和信仰。

- 要记住，患者可能不会奢望你理解他们的文化信仰或他们运用的医学体系，因此，你需要自己去积极地探索，而不是等着患者主动告诉你。
- 也许你很了解某种文化，但要记住，你的患者很可能就是这种文化的例外。

（四）应该由谁提出文化差异的话题？

在给患者看病时，对文化或种族的话题应该由患者提出还是由医生提出存在争论，因此，有关文化与种族的讨论也经常被忽视。近年来，文化差异的培训工作已经有所改进，医疗工作者承担起更多的责任，更注意谈论患者文化背景中的重要问题。文化差异在医生与患者的接触中至关重要，这些问题总会直接或间接地出现在医疗工作的某些环节中。例如，如果医生没有顾及患者的文化需要，患者可能感到沮丧，因此不配合治疗或爽约。这是一种间接的方式，它告诉医生考虑患者的需要是非常重要的。

如果患者已经暗示了文化因素的存在，但没有直接说出来，医生就有责任鼓励患者开诚布公地谈论这个话题。如果医生将这个话题作为与患者交谈的内容之一，文化因素就不太可能干扰医疗工作。但在日常的医疗工作当中，患者有时会以一种隐讳的方式提出文化差异的问题，或者干脆避免这个话题，主要有以下几种原因：

- 他们可能怕医生生气、对此妄加评论，或者不理解该问题的重要性。
- 他们不知道医生对他们的文化了解多少，也不知道医生是否会认真对待该问题，害怕会冒犯医生的文化习惯和医生所接受的医学教育，从而可能会影响对他们的治疗。
- 在某些文化中，医生（特别是男医生）拥有极高的社会地位和绝对的权威。
- 为了看病，需要长时间的等待。有些患者对此很生气，但他们怕医生看出他们的怒气。因此，他们对治疗上遇到的问题保持沉默，但以间接的方式表达他们的不安情绪，如不来赴约或不配合治疗。

（五）医务人员提出文化差异的话题为什么困难？

- 怕自己看起来像种族主义分子，或者对文化问题有偏见之人。
- 谈论此问题时感到能力不足或缺乏经验。
- 有关文化问题的知识不够多。
- 怕被误解。
- 患者当时可能不能接受谈论此问题，怕被拒绝。
- 不能肯定患者的文化背景。例如，患者是移民还是来自主流社会的当地人？在主流社会中，患者又倾向于哪个方面？

（六）跨文化沟通中的障碍

1. 价值观　患者所处文化体系中的价值、规范、信仰和行为准则可能与医护人员不同（事实上的确不同或者医生感觉上不同）。对观念、行为和礼仪共同的文化认识，有助于我们与其他社会群体的沟通。但当我们与来自不同文化体系的人进行沟通时，这些认识就可能成为沟通的障碍。简而言之，文化差异表现为如何看待个人与社会的关系。某些文化体系强调个人主义，而另一些文化体系强调集体主义。我们对一些文化体系强调个人主义，而对另一些文化体系强调集体主义。我们对其他文化体系的认识根深蒂固，以至于我们认为来自某一特定文化体系的所有患者都会有相同的想法和行为。

关于医务人员跨文化沟通的建议如下：

- 清楚自己的价值观，同时不将自己的价值观强加给患者。
- 尝试了解患者的文化背景。
- 让患者知道自己尊重医患之间的不同。
- 找到自己和患者之间的观念及期待的相似之处，并尽可能依靠这些相似性。
- 对自己不熟悉的文化行为保持开放的心态。

- 在不损害医疗服务质量的前提下，在治疗中对患者的文化观念给予考虑。
- 向患者解释，你将竭力为患者提供最好的医疗服务，但你不是患者所属文化方面的专家。

在与患者谈话时，如果需要考虑文化因素，医生应该请患者声明他的文化行为（cultural practice）。例如："你们的婚姻是由家人安排的吗？"这样提问的目的在于视患者为独立的个体。社会中的每一个体都可能接受社会的某些价值观，同时又排斥另一些价值观。所以，如果假设个人的行为是由个人所在的文化体系的价值观决定的，也会造成误解。例如，信奉伊斯兰教的华人、信奉佛教的华人及无宗教信仰的华人，尽管他们拥有某些共同的基本价值观，但是对待遗体问题的态度却明显不同。

 播客

跨文化沟通时"应该"和"不该"做的

应该做的：
- 使用开放性问题提问。
- 探讨有益于医疗服务的、基本的种族和文化背景问题。但除非有必要，这种探讨不必很深入。
- 承认任何你不明白的问题。
- 尊重文化差异。

不该做的：
- 假装明白你并不清楚的文化体系。
- 评论文化体系。
- 假设患者所处的文化体系与发病及治疗效果有关。
- 如果在与患者的第一次谈话时没有涉及文化问题，则假设文化问题不重要，而医疗工作的任何阶段都可能出现有关的文化问题。

2. 人体发育　人体发育每个阶段的定义都体现特定的文化理念与实践。例如在英联邦国家，"青春期"指人体特定的发育阶段，这一阶段人的心理和行为表现为特定的经历、冲突与矛盾、对事物的迷恋、胸怀人生目标与理想等。因此，如果假设一名意大利青春期女性与一名同年龄的英国女孩会经历相同的与年龄有关的青春期冲突，显然是不正确的。因为拥有不同文化背景人群的生命阶段存在差异，所以医务人员应了解患者的经历。

3. 对疾病、护理及治疗的看法　对于可被接受的、有效的治疗及其他医疗服务形式，不同的文化体系有不同的看法。所有患者对自己如何得的病、需要什么样的治疗都会有一些看法。如果医务人员不予考虑或回避患者的这些看法或文化信仰，患者则会认为受到了医生的误解而感到沮丧。

患病的原因多种多样。比如，一个来欧洲旅行的非洲人被诊断为 HIV 阳性，他感到非常震惊，因为他认为这是"白人的病"。得知这一诊断后，他感到得病是上帝对他的惩罚。既然是上帝的意愿让他去死，也就没有任何治疗的理由了。对此案例，医生发现用医生的知识很难让患者的信仰妥协。在这种情况下，就有必要在尊重患者宗教观点的同时，与其商量如何使他获得最好的支持。另一种做法是，在获得患者同意的前提下，请另外一个人为患者提供心理帮助，而这个人须与患者拥有相同的文化背景，并对 HIV 感染有正确的理解。

4. 语言　语言在跨文化沟通中至关重要。甚至当患者熟悉主流文化所使用的语言时，语言中细微的差别、比喻、惯用语、非语言暗示也能造成误解或迷惑，因为对患者来说毕竟不是母语。误解会威胁医患关系，严重影响到对患者的治疗和护理。

为对汉语知之甚少或完全不懂的患者进行治疗时，有些医生使用卡片，在上面用不同语言写上关键词及汉语释义。给患者看这些用其母语写的词，医生则读出相应的中文。例如，当医生想弄清患者想说的是不是"难过""沮丧"或"生气"时，会选择带有相应词汇的卡片。在难以找到翻译的情况下，可以使用卡片系统。或者，为加强与患者的沟通，即使有翻译在，也可以使用卡片。因为卡片可以使医生和患者的沟通更直接，而不是通过第三方。

有时，给患者看一些用患者所使用的语言印刷的出版物也很有帮助。但是，必须对这些小册子进行适当解释，而且，这些出版物也不能替代医生与患者面对面的沟通。纸质出版物常用来让患者在较轻松的环境下充分阅读，以便吸收和理解看病时所获得的信息。

（七）医生的文化背景

- 除非文化或种族问题对患者来说非常重要，或者不提出来可能造成误解，否则没有必要提出来。

- 有时人们有一种错误的认识，即为使医患之间易于沟通、提高服务质量，应该让与患者拥有相同文化及种族背景的医生诊治患者。对某些患者来说，这样可能更理想，但对其他患者来说，文化与种族背景的差异不会成为障碍。或者说，这种差异与治疗本来就无关。患者有能力选择自己要找的医生，并有能力说明他们希望获得什么样的治疗。例如，医生可以这样问："您是不是觉得找一个和您的文化背景相似的医生交谈起来更容易？"或者"和一个对您的文化一点不了解（或不懂您的母语）的人沟通是很困难的，对此我非常理解。但是，您或许可以告诉我，对您来说很重要的、看病时必须遵守的文化规则。"

在以上例子中，医生承认在与患者的沟通中存在困难，并努力与患者一起克服困难。另一种情况是，有些患者会选择与其文化背景不同的医生。这类患者不愿向与他们拥有相同文化背景的医生透露所患疾病。因为患者知道，某些行为是不能被他们所属社会的价值观所接受的。而对另一些患者来说，选择同性别的医生可能比拥有相同文化背景更重要。通常情况下，刻意为患者选择医生的结果是强化社会群体对彼此模式化的认识。同时，如果为某一患者选择一个与之拥有相同文化背景的医生，这个患者可能会期望医生与他（她）拥有相同的价值观，这将会使一个在另一个文化系统中接受教育和培训的医生处于尴尬的境地。

尽管患者与医生拥有不同的文化背景，但医患之间仍然可以进行有效的沟通。人们常认为，如果医生和患者的文化背景差异太大，他们就不能进行有效的沟通。这种想法会导致医护人员有意回避某些少数民族患者，原因是他们不知道如何与患者沟通。实际上，差异并不总是沟通的障碍。医务人员可以用各种方式获得有关患者文化背景的信息，富有建设性地实施治疗。患者也可能对客居国家的文化有相当多的了解，因而在看病时愿意超越自身文化限制来看待问题。

（八）讨论跨文化问题的指南

1. 环境　医院或其他医疗机构里陌生的氛围和人员会使患者焦躁。因此，尊重患者的情绪、不在医院公共场所内谈论患者的病情非常重要。患者会根据所处的环境对自己将受到的治疗做出相应的预期。如患者对有住院部的医院预期会高于只有全科医师任职的社区医院。有关医院工作程序的信息应该清晰、准确，而且要向患者进行耐心的解释以减轻患者的焦躁情绪。

2. 相互认识　有资料显示，在我国 55 个少数民族中，信仰各种宗教的人口占其总人口的比例超过 50%。与汉族相比，那些几乎全民信教的少数民族的宗教生活更严格，表现形式也更多，信仰程度更虔诚。在日常医疗工作当中，医生与少数民族患者沟通方式多种多样。少数民族患者由于普通话说得不流利，还有些因为没有接受过文化教育，而认为自己没有来自文化社会的人聪明；少数民族患者本身也可能认为自己不那么聪明或能力不够强。另一种常见的现象是，医生可能由于大都面对的是普通患者，可提供更多、更直接的信息，因此，医生应开门见山先行自我介绍，再询问患者，彼此相互认识。

有一点很重要，就是要直接用患者愿意别人称呼他的名字称呼患者，而不要用第三人称称呼患者（例如，那位亚裔先生），因为这样的称呼有损患者人格。在某些文化中直呼其名（而不是姓）是冒失行为。关于这一问题，医生可以这样问：

"那么您是……先生？我的发音对吗？"

"您希望我怎么称呼您？"

查看一下病案记录里的患者名字，看看拼写是否正确，并弄清正确的发音。少数民族患者的名字有时读起来非常困难，甚至让人无法尝试去读。但是，不要表达你对不熟悉的东西不感兴趣。在拥有众多少数民族患者的地区，医院病房应该有一个姓名系统，包括不同文化人群使用的姓名。例如，在西欧使用穆斯林和印度姓名系统与其他地区是有区别的，这就可能对患者及其病案造成混淆。穆斯林有几个继承的名，例如，东南亚男人的姓与其妻子的姓不同。他可能被称为 Mohammed Ishak，前一个是他的教名，后一个是他本人的名字。名字的顺序一定要这样排列，通常没有姓。穆斯林女性也有两个名字，但是与男性不同。例如，在名字 Fatima Bibi 中，第一个是名，第二个相当于"小姐"或"夫人"。如果译过来，Mrs Bibi 的字面意思是"妻子女士（Mrs Wife）"。但是为了方便与非穆斯林人沟通，有些穆斯林会把他的第 2 个名作为姓使用，尽管仅是他个人的名。

与跨文化患者的沟通可能需要以更间接的方式进行，避免那种与普通就诊患者相同的问答式谈话。至少也要让人感到，医生在努力以患者要求的方式与之交谈。由于我国医疗资源相对紧张，日常医疗工作当中，每一名医生的接诊时间是有限的，对前来就诊的患者可能更多地采用直接的、流程化的沟通方式，当面对来自不同文化背景的少数民族患者的时候，如果医生想立即开始看病，他们可能觉得很奇怪。基于这些原因，对于你将如何给患者看病，需要向患者解释清楚，这一点很重要。例如医生可以对患者说，"我需要问你一些有关你健康的问题。我要逐个问这些问题，我希望你回答'是'或'不是'。然后我们谈治疗效果怎样，以及你的担心和想法。"

3. 获取有关文化问题的信息　基本的地理信息通常为进一步询问患者的文化背景提供线索。医生以一种开放和探索的态度对待自己所不熟悉的文化，尤其是少数民族患者大多拥有自己的民族宗教信仰，这样可以避免将患者的文化强加上某种意义。例如，在一次例行查房中，一名回族孕妇说她在禁食。医生在提出医疗建议之前，想了解她不平衡膳食的原因。

患者："我已经禁食 10 天了，我感到很虚弱。"

医生："我不知道你为什么禁食？"

患者："因为现在是开斋节。"

医生："哦，那你愿意跟我说说吗？我对开斋节的禁忌还不是很了解。"

医生关注的焦点应该是与现有疾病相关的文化因素。在以上案例中，医生应该问她打算禁食多长时间，然后再建议她在回族斋月期间，在恪守宗教信仰的前提下，摄入可以接受的食物，以保证孕期自身与胎儿所必需的营养。当患者说出与其文化取向相关的信息时，医生应该承认这些因素对于患者的重要性，特别是当患者要住院时，医生可以问些不太具体的问题，如：

"关于治疗您还有别的要问吗？在看病期间（或住院期间），您还有别的事情吗？"

"对于特定的文化差异问题，有时我不知道是不是可以问您，这样可以让我对此有所了解，以便尽可能地为您提供帮助。"

有些情况下，在一个忙碌的医院里，某一特别的文化行为可能由于太繁琐而无法进行，这就有必要事先告诉患者，并需要与患者进一步谈话（如通过护士或病房护理员）。如果文化行为不能在医院里进行，则需要向患者解释清楚，以避免误解。

4. 探讨患者对疾病的看法   正如我们前面所强调的，患者对其所患疾病的原因可能有自己的看法。医生可以通过提问尝试了解患者的看法。患者的回答可能有利于医生对病情的了解，也可能有利于医生提出合适的治疗方案。

医生可以问这样的问题：

"您想得到什么样的治疗？"

"您期望的治疗结果是什么？"

医生向患者解释疾病及相应的治疗时，所用术语既要符合患者信仰，又要体现医生权威和专业知识。如果由于文化差异的存在，医生与患者观点相互对立，医生应该承认这种认识上的差异，以表明患者的看法并没有被贬低。总之，患者有选择接受哪种治疗的自由。例如，在斋月期间，一名穆斯林患者询问医生治疗是否可以推迟到宗教节日结束以后。但从医学的角度，治疗必须马上开始。此时，医生就要让患者理解现在开始治疗是为患者着想，而不是不尊重宗教。很多宗教在涉及治疗，特别是紧急情况或生死攸关时，都是允许在某种程度上灵活考虑的。

 播客

探讨患者对疾病、护理和治疗的看法指南	
指南	**向患者提出的问题**
探讨个人对疾病、护理和治疗的看法	你最近感觉怎么样？能跟我说说吗？你认为什么样的治疗会有效？你认为我们应该怎样进行治疗？
患者认为疾病是源于自身（生物的和生理的）因素还是源于外部因素（如超自然因素、宗教因素）？	你认为你得病的原因是什么？
疾病的表现是心理上的，还是生理上的？	你哪儿不舒服？能让我看看吗？有什么症状？什么时候发现的？怎么发现的？
患者是否认为他（或她）对疾病或者对疾病的治疗和护理有某种控制能力？	自从你发现自己得病后，采取了哪些措施？
患者是否有对其生活有重要影响的亲属或朋友？他们对疾病有什么看法？	谁（指患者的亲属）建议你用该方法治疗的？你为什么认为你的亲属身体也不太好？
总的来说，某一特点的文化怎样看待该病？	你的文化怎样看待得癌症/艾滋病的人？
在对该病的认识上，医生与患者的文化体系之间是否有共同之处？	尽管你感觉好多了，我还是建议你再用几天药。你同意吗？

5. 兼顾医疗与文化价值观   对下列话题，医生与患者可能有不同的世界观或态度：

- 精神信仰与实践
- 社会文化理念
- 家庭经历与价值观
- 对健康、疾病和治疗的认识
- 对少数民族文化的认识与模式化看法

对医生来说，患者的某些生活方式听起来很陌生或怪异，但这是患者文化价值观的一部分。例如，一名患者要求其家属在他看病时全程陪同，这种做法很难让人理解，因为西方文化更强调个人隐私。同样，医生的价值观对患者来说可能看上去也不正常。在跨文化沟通时，医生在开始治病前，必须建立一种和谐关系。目的是缩小与患者因世界观不同造成的文化距离。不要把自己的文化态度强加给患者，而是要在医患之间创造与治疗有关的共识。这种共识既要考虑到患者的需要和文化背景，也要考虑医院的环境和治疗要求。

案例

宗教禁忌与医疗需要的冲突与沟通

Shereen，一位 17 岁的印度女孩，因外伤、腹部疼痛前来就诊。她腹痛，但不想让男医生给她做检查。她的父亲坚持让女医生看病。护士理解他们的想法，但解释说这是不可能的，因为外伤门诊目前只有一位男医生。在与患者沟通的过程中，患者感到自己暴露在了大庭广众之下，因此，不愿在候诊室与医生谈论自己的病情。意识到这一点后，医生请护士把他们带到一个安静的、可以与患者单独谈话的地方。

患者父亲："让男人碰我的女儿是我们宗教不允许的。只有结婚以后，她的丈夫才能碰她。"

护士："但现在，在这里值班的只有一位男医生。您能听我解释吗？我们医院的常规做法是，当有妇女需要做妇科检查时，都有一个女护士在场。您看这样您能接受吗？您的女儿会放心吗？"

护士试探性地提出了建议，因此患者及其家属不会感到被强迫。如果他们感到要太多地放弃自己的文化及宗教信仰，他们可以拒绝接受治疗。而此时女孩疼得很厉害，这就只好让文化价值观让步了。于是女孩同意让男医生检查，但要求在医生面前不脱衣服，同时女护士要在场全程陪同。她让自己的父亲去和医生谈。

女孩和护士去了旁边的一个房间里。护士问 Shereen 感觉怎么样，并努力取得Shereen 的信任。这一点对于检查至关重要，同时，也关系到患者是否愿意服从治疗。

护士："你感觉哪儿不舒服？请告诉我疼的位置，我好告诉医生。"

Shereen："你看，好像是这儿疼（指腹部）。"

护士："你能告诉我确切的位置吗？"

女孩让护士看了疼痛的地方，并问护士是不是还要让医生看。护士说这样最好，因为诊疗是需要医生意见的，并由医生决定怎样为患者解除疼痛。女孩换上了医院为检查准备的长袍，但护士让她在长袍下面仍然穿着衬衫，以便继续建立与女孩的信任关系。然后，护士带女孩去见医生。来到检查室后，医生做了自我介绍。在这之前，医生已通过与女孩父亲的沟通对其病情有所了解。

医生："我很抱歉得让男医生为您的女儿做检查，但是今晚我是唯一的值班医生。我认为她必须马上接受检查，所以检查只好由我来做，因为现在我们没有别的选择。如果可能，在必要时，我们一定会尽可能地安排一位女医生对她进行跟踪观察的。"

医生给了患者选择的余地，同时，医生也告知患者的父亲，他认真地考虑了他们的文化要求和他女儿的病情。然后，医生问了一些问题，患者父亲代自己的女儿回答。

医生："什么时候开始疼的？"

患者父亲："从今天早晨开始，然后就越来越重。"

医生通过护士从女孩那里证实了其父亲的说法。这样做很重要，因为患者家属很紧张，并竭力想帮忙，但可能会传达错误的信息。合适的做法是，要做出合理的诊断，医生要把重点放在患者的感受上，并强调这样做是因为医生不能肯定患者的病情是否确如家属所说，所以需要进一步地了解情况。

患者父亲急切地想知道女孩到底得了什么病。他关心女儿是否能生育，想就此得到医生的证实。医生明白，向患者及其父亲解释清楚他们所关心的问题是很重要的。同时，如果真的发现患者有卵巢囊肿，还要如实告知他们可能的治疗措施。

此外，医生需要阐明以下问题：

- 下次谁来陪同女孩看病？
- 下次来看病时，是否可以让他接待？是不是想让他把患者转诊给一位女医生？
- 患者及其家属对医疗措施有哪些了解？（医生不想让患者离开医院时有不必要的担心）
- 是否有必要找一位翻译来解释具体的医疗措施？
- 如果找一位与患者有相同文化背景的翻译，患者及其家属有什么想法（妇科疾病及生育问题是很敏感的）。
- 如果确是囊肿，是现在就告诉他们疾病可能的后果，还是等到下次来看病时再说？

医生："我想，现在 Shereen 应该和护士谈谈接下来几周内将如何安排，如果她还感到疼的话。另外，还要谈谈如何确定是否有其他的症状。如果你们愿意，下次可以为你们预约一位女医生。"

医生告诉患者父亲有可能发生的情况。在另一房间里，护士向 Shereen 重复了医生说的话，以保证让 Shereen 明白并有机会提出自己的疑问。同时，护士为 Shereen 预约了下一次看病的时间。

6. 征求患者亲属的意见   在治疗过程中，有时要征求患者亲属的意见，这样可以了解患者家庭如何对待患者所患疾病。在处理带有强烈感情色彩的事件，如家庭成员的死亡时，需要征求亲属意见，以便使医生的做法让患者的文化所接受。例如，回族的丧葬民俗，无论是回民聚居区还是回汉杂居区，都实行土葬，忌火葬。犹太教要求应尽快埋葬去世的人，一般在 24 小时之内完成，且不允许破坏尸体，除非法律要求进行尸体解剖。印度教则要求患者死后，不能覆盖尸体。在患者死亡前后进行的仪式中，患者的亲属是很动感情的，如果医生不征求他们的意见就做出有关决定，会被认为是对患者亲属的冒犯和不尊重。

7. 利用翻译   在很多医疗服务场合，利用翻译是很普遍的。如果患者或其亲属几乎不会中文，就需要求助于翻译以确保患者及其亲属能明了疾病的性质和治疗方案，还要给患者及其亲属提问的机会。即使患者懂一点中文，翻译也是很重要的，因为患者说母语时会更放松。此外，一个与患者拥有相同文化背景的翻译可以发现重要问题，并给患者以安慰和支持。当然，在看病时使用翻译也可能会出现问题。

利用翻译可能出现的问题有：

- 依靠第三者进行沟通时，会产生偏见。
- 翻译过程可能改变原话的意思。
- 翻译通常是外行，因此常常不熟悉医学术语，这就限制了沟通的准确性。
- 当患者的疾病被看成是禁忌话题时，翻译的存在使患者感到难以开口，特别是当翻译与患者来自同一国家时。
- 翻译重复患者的意思，可能简化患者对症状的描述。因为在很多时候，翻译对于治疗会有自己的想法和偏见。这会使医生很恼火，因为医生此时正在竭力与患者沟通，以便获得更多的信息。从这一点上看，翻译可能帮忙，也可能碍事。理想的情况是，利用受过良好培训的翻译，或者是专门在医疗机构从事翻译工作的人。

8. 征求同事的意见　有时，为更有效地消除文化差异与医疗活动之间的分歧，有必要征求患者同事的意见。与患者拥有相同文化背景的同事此时特别有用，他们可以建议医生如何保证患者得到相应的支持（例如，这些同事可以找一个会说患者母语的人陪同）。

9. 利用其他社会组织　应该让患者知道，有各种资源可供不同文化背景的人利用，如咨询服务、少数民族中心及其他专门提供文化信息的组织。组织或社团的支持对患者及其家属来说是最有用的。在很多国家，现代医学并不是最主要的医疗系统，常常要寻求其他形式的支持，如传统的信仰治疗师及草药师治疗，请牧师主持宗教仪式等。每个病房都要掌握这些社团的详细资料，在需要时提供给患者。

 案例

宗教信仰需要保障与正常医疗秩序维护

Mahmooda，43 岁，有 3 个孩子，她是病房里的一位阿拉伯女患者。因患癌症已经住院好几个月了，现在她的状况已经恶化。她感到住院非常难受，对她来说唯一的安慰就是祈祷。然而，由于她常常夜里起来祈祷，弄醒其他患者。于是其他患者向护士投诉她。第二天，护士想和她说这件事，但她不想听，而且继续夜间起来祈祷。护士将此事告诉医生，医生建议让一个在医院工作的翻译来与患者及医生共同讨论此事。医生通过翻译向患者解释了目前的问题，但没有评论患者的行为。

翻译："您一直是夜里起来祈祷，其他患者因为睡觉受到了干扰，所以对您有意见，对此我能理解。我想，我们是不是能找到一个办法，既能让您在想祈祷的时候能祈祷，又不会影响别的患者睡觉。"

Mahmooda："告诉医生，我需要祈祷。我有病，看看我都变成什么样了？我现在像一个老太婆。"

医生："我知道最近几周对您来说很不容易，您要面对很多事情。"

患者沉默了几分钟，医生也没说话。接下来，医生问她对这段时间的治疗感觉怎么样。

Mahmooda："我感觉很不好，我想念孩子。你看，我现在不能照顾他们，我很难过。"

医生点点头，问她的孩子是否来医院看过她。

Mahmooda："是的。昨天，小的和两个大孩子来过。通常是大孩子来看我，小孩子留在家由父亲照看。因为孩子太小了，看到我病成这个样子，她很伤心。我们都很伤心。我不想让孩子们看见我病成这个样子（哭泣）。"

医生问她祈祷什么，于是理解了祈祷为什么对患者来说是如此重要。

医生："在夜深人静时祈祷对您似乎是一种安慰。"

Mahmooda："是的。如果没有信仰，我不知道该怎么办。"

医生："Mahmooda，我知道祈祷对您很重要。这就是为什么我们要找到一个办法，既让您能祈祷，同时又保证不惊醒其他患者。"

Mahmooda："我不知道怎样做到这一点。只有在夜里我才能独自一人并集中精力。"

医生："也许在别的时间您也可以独自一人祈祷。附近有个家属接待室，那里经常没人。您想不想过去试一试？如果您觉得合适，也许可以在那里祈祷。这样，您可以拥有隐私，其他患者又不受打扰。"

Mahmooda："但是，我不知道那个房间在哪？"

翻译说她可以带 Mahmooda 去，然后看房间什么时候没被占用，好让 Mahmooda 有个独处的祈祷场所。

　　不同的医疗服务项目、治疗措施及医生在不同的文化系统中所处的地位是不同的。当与来自不同文化系统的患者打交道时，要随时强调对医生的信任问题。因为在某些文化中，如果是女医生，其社会地位则较低。在实践中，医生应首先表达对患者文化行为的理解。当为穆斯林妇女做体检时，也需要医生有这种理解。特别是在进行妇产科检查时，穆斯林妇女通常要求由女医生来做。在 Mahmooda 的案例中，尽管是男医生，但是通过承认她在医院的痛苦，医生尽力表达了对 Mahmooda 的尊重。同时，医生也礼貌地向她说明了在医院里不能做的事。

六、总结

　　世界唯一永恒不变的就是"变化"。文化曾经是一个背景，但随着全球化的深入，它已经从幕后走到前台。医学作为有一定的意识形态性的一门科学，具有相对的真理性和有效性，要使现代医学造福人类，真正成为一门富有人性和批判理性的科学文化和人文文化内在统一的学问，医学领域的医务人员应走出专业主义的壁垒，聆听、了解、尊重所有的观点，努力接纳与包容更多的内容，除了关注现代医学技术的增长及这种增长的合理性，还应关注替代的、补充的和边缘的医学。与来自其他文化背景的患者，特别是具有宗教信仰的少数民族患者进行沟通时，需要医生不仅具备与时俱进的医学知识，同时还需要拥有丰富的人文医学方面的修养，即便与患者的世界观完全不同，也要以平等心来关心、爱护他们，只有这样，在遇到此类情况时，医患之间的沟通才具备基本的桥梁，医生对患者的劝导才更具有说服力，并真正实现全心全意为患者谋求健康的医学宗旨。

［延伸阅读］

　　[1] 张大庆，王一方，许锋，等 . 医学人文 [M]. 北京：人民卫生出版社，2016.

　　[2] 史密斯，彭迈克，库查巴莎 . 跨文化社会心理学 [M]. 严文华，权大勇等译 . 北京：人民邮电出版社，2015.

　　[3] 郑茜 . 中国民族与宗教 [M]. 北京：五洲传播出版社，2010.

　　[4] 宝贵贞 . 中国少数民族宗教 [M]. 北京：中国民主法制出版社，2015.

　　[5] 李中元 . 文化是什么 [M]. 北京：商务印书馆，2017.

　　[6] 克拉克·威斯勒著 . 人与文化 [M]. 北京：商务印书馆，2010.

　　[7] 荆学民 . 当代中国社会信仰论 [M]. 北京：人民出版社，2008.

（陈　妍）

第16章

如何与患者谈论性相关话题

> 性原本不是今天这个样子，历史上曾经有一段时间性只是性而已，和吃饭、睡觉没有区别。

> ——福柯

生存与繁衍是人本性的两个基本方面，伴随着人的一生而存在。其中繁衍所代表的性，影响着人们生活的各个方面，表现形式也是错综复杂的。因此，作为一名医生如何从容自如地与患者谈论性相关的话题是非常重要的。

一直以来，受不同时代、不同文化、不同伦理道德规范等因素影响，性在人的大脑意识里具有隐秘性，人们对谈论性抱有羞耻感和罪恶感。因此，与其他人类心理活动的研究相比，对人类性心理的研究显得尤其困难，甚至一度成为科学领域的研究"禁区"。在临床工作当中，大多数医生与患者谈论性及相关话题时都会感到不舒服，其原因至少有两个：①缺乏这方面的训练；②临床医生对有关性及相关话题有偏见。由于我国医科院校尚未广泛开展性医学专科教育，因此多数医生未受过心理治疗、婚姻咨询或性治疗方面的专业培训，但他们却有义务成为一名健康性知识的宣传教育者。要想与患者有效地谈论性相关话题，医生就必须要具备临床心理学、精神病学的专业知识。同时，在与患者谈论性及相关话题时所导致的内心冲突，常常要上溯到早期生活中发生的事件，而此类经历往往是创伤性的。因此，对于医生或医学生而言，具备较高的心理和精神病学专业素养和实践经验，能够保护他们自身并帮助他们从容自如地与患者谈论性相关的话题，进而为患者提供有针对性的医疗服务。

一、性、性行为及性健康的概念

性是人的自然属性与社会属性的统一体。作为自然属性的性，是指男女在生理构造上的差异和人生来具有的性欲和本能，它是人类生存和繁衍后代的必要基础条件。从生物的形态学和生理学来理解，性是伴随着性生殖而出现的。社会属性的性，是性的本质体现。人的性需要，不仅包括生理性需要，也包括社会性需要。现代性学对性行为的定义很广泛，凡是可以带来性愉悦、获得性快感、引起性高潮、达到性满足的行为都是性行为。性行为是人类的本能行为之一，是最自然的生理需要，是种族延续的基本纽带。性行为同时也具有享乐功能，是人类生活乐趣的重要形式。

事实上，人们已经认识到性禁锢与性放纵均不利于人体健康及人类文明，但性行为及性观念本身也与社会文化传统、人们价值观念、道德标准等密切相关。对何为性健康、何为健康的性行为，制定放之四海而皆准的标准是不切实际的，但某些基本的原则还是得到大多数人的认同。

世界卫生组织提出性健康是指有性欲的人在躯体上、感情上、知识上和社会方面等的整体表现，是积极的增进人际交往和情爱。正确的性知识和正常的性快感是性健康的基础。性健康包括三个方面的基本因素：①根据社会道德和个人道德准则充分享有性行为和控制生殖行为的能力；②消除抑制性反应和损害性关系的恐惧、羞耻、罪恶感和虚伪的信仰等心理因素；③消除器质性紊乱、各种疾病及妨碍性行为与生殖功能的缺陷。而性健康最终通过性行为方式予以体现。

二、有效谈论性相关话题需要医生具备的条件

与患者有效地进行性相关话题的沟通是一个专业性很强的工作，对医生的要求主要包括专业知识、心理素质和职业道德这三个方面。

（一）专业知识

医生的知识面要十分广泛，除与泌尿外科、妇产科、心血管内科、内分泌科等相关的性生理、病理、解剖等医学知识外，还需要掌握性心理、性伦理、性法学、性社会学以及婚姻家庭治疗等相关的科学知识，尤其是需要熟练地掌握和运用与性功能障碍和性心理障碍有关的基础知识。这样才能对患者的性问题进行全面的评估，给予最恰当的治疗。

（二）心理素质

与患者谈论性相关话题时，对医生心理素质的要求包括以下三个方面：

1. 观察能力　在人际沟通过程中，非言语方式所传达的信息量往往大于言语方式，因此医生需要具备良好的观察能力。患者的面部表情、目光接触、肢体动作、语音、语调、语速等非言语信息，均对心理评估有着重要的意义。这也是强调临床治疗观察能力的重要原因。

2. 人际沟通能力　在临床医疗工作当中，对患者病史的采集尤其是性及相关问题的交流主要依靠医生和患者的人际交往完成。如果医生在治疗过程中缺乏与患者谈论性及相关话题的沟通能力，就可能在评估和治疗的过程中遗漏某些重要信息，影响对患者治疗的疗效。良好的沟通能力取决于医生对待患者的态度以及沟通技巧的训练和实践经验的积累。医生应当平等、尊重、诚恳、热情地对待患者，要站在患者的角度去体会、理解和分享他们的情感体验，让患者感到被理解和接纳。患者只有感到安全、舒适时才会敞开心扉，畅所欲言。

3. 自我认识能力　医生应对自己有比较客观、明确的认识，清楚了解自己的价值取向、道德标准、宗教信仰、情绪状态、兴趣爱好等。当患者与自身观点不一致时，医生应当尊重他们，并且注意不要把自己的价值观念强加给他们。只有具备良好的自我认识能力，医生才有可能对患者有一个客观的认识和评价，才能够做到真诚地接纳患者，提高患者的疗效。

（三）职业道德

性及相关话题所涉及的都是患者绝对隐私的东西。医生首先要尊重患者的隐私，特别是尊重异性患者。其次，在整个治疗过程中，医生有可能会受到来自患者的性吸引，这就更加需要医生具备良好的自我控制能力，严格遵守在治疗过程中的一切道德规范，必要时可建议患者转诊以防止诸如移情现象的发生。

三、性相关话题谈论原则

（一）理解与支持

患者希望通过诊治医生能够帮助他们解决自身的性问题。他们对医生是抱有很大信任前来求诊的，但同时也可能存在某些担忧和疑惑，既担心医生不能理解他们的苦衷，也担心不能解决他们的问题。因此，医生要热情、诚恳地接待患者，向他们阐明在性相关话题上的基本精神和原则，鼓励他们消除顾虑、畅所欲言。医生还必须给予他们必要的心理支持。

（二）耐心倾听，鼓励疏泄

倾听是交谈性话题的重要步骤，只有认真倾听，才能了解患者存在的问题，并且认真倾听本身就能缓解患者的心理压力，有一定的治疗意义。在倾听的过程中，医生一定要专注、耐心，不要随意打断对方的谈话，并及时给予鼓励，使其能够宣泄自己内心的困惑和痛苦。

（三）解释得当，提供知识

患者的痛苦常常是因为性知识缺乏造成的。医生可以通过自己掌握的性科学专业知识来解除或减轻患者对性的困惑和烦恼。但在患者问题没有明确之前，不要轻易回答。医生的解释要言之有理、分寸恰当，不要简单草率地敷衍患者，切忌发表模棱两可、没有根据的咨询性意见。

（四）尊重来访者，严守秘密

患者与医生所谈论的性话题内容因涉及患者隐私，很多人不希望被其他人知道。因此，医生应当尊重患者意愿，与其交谈的内容必须严格保密，不得随便谈论。在未得到患者允许的情况下，也不得随便透露给其家人。

四、医生与患者谈论性相关话题的前提条件

（一）建立相互信任的医患关系

良好的医患关系是能够顺畅地与患者谈论性相关话题的关键因素。医生要满腔热情，同情关心患者，还有要精湛的技术和高尚的职业道德。熟练运用倾听和晤谈技巧，尽快与患者建立相互信任的医患关系是十分必要的。

（二）收集资料

进一步了解与核实患者具体问题以及心理社会背景，查清问题的来龙去脉，评定症状的严重程度。注意三个区别：其一，属于一般的性问题还是病理的性问题；其二，由心理因素所致还是器质性因素所致；其三，患者有无主动求治的愿望。在明确这三点之后才能着手制订和实施相应治疗方案。

（三）分析评估

与患者顺畅谈论性相关话题，必须详尽地收集可靠材料，经过分析比较，找出关键问题。为帮助患者分析和认识自身存在的问题，常用方法有询问、提出问题并要求患者自我解释，对自己所诉说的内容进行准确、有重点的复述，提醒患者注意可能与其有关但容易被忽略的因素等。医生要与患者协商确定其能够接受的治疗方案，并借此调动患者对相应治疗的积极性。

对于一般的性问题，主要是对患者进行有关性生理、心理知识教育和行为指导。患性功能障碍的患者除了一般交谈外，还需要进行特殊的性治疗。当然这还要考虑患者本身有无求治的要求。如果患者能够配合治疗，适当选用一些简单的性治疗方法就能取得一定效果。对较重的性功能障碍或性心理障碍的患者处理，已超出一般性谈论的范畴，可以委婉地建议患者找更专业的性治疗师进行治疗。

（四）强调性教育

在性教育方面我国和西方发达国家存在很大差距，不少性功能障碍者仅仅是因为性知识缺乏而造成的。所以，性教育也是性相关话题的重要组成部分，而且，有些知识和观念是患者在开始其他治疗前必须获得和具备的。树立"性是以大脑性中枢为中心，而以皮肤为终末器官"的观念。这是否定了几千年来认为"性的中心是生殖器"的错误观念后，当代性学的一大发展。在广义的性观念中，生殖器仅是最敏感的部位之一，而在生殖器之外还存在其他的性敏感区，性行为也并不仅仅限于生殖器的接触。这就为性交前、后爱抚的必要性和丰富多彩的性技巧提供了理论基础。在这种观念的指导下，人类性生活的质量有了很大的提高。

五、与患者谈论性相关话题时常用的技巧

（一）倾听技术

倾听是一项十分重要的技术，然而并不是所有医生都懂得如何去倾听。掌握倾听技术是对每一位医生的基本要求。

1. 保密承诺　尽快和患者建立起相互信任的医患关系，这是在与患者交谈过程中采集病

史、倾听患者陈述之前首先要做到的。为达到这个目的，医生在开场白中可以简单介绍一下科室和自己的情况。如科室雄厚的技术力量以及自己的专业特长、从事性相关治疗的经验和学术成就等，让患者知道医生有能力和信心来处理好他的性问题。同时要充分说明科室严谨保密的规定。如性医学科的病历是不归入医院病案室，而是由科内专柜保管的，任何人不得随意调阅。强调即使是夫妻间存在的隐私，也会受到充分的尊重和保密等。在此基础上，医生通过端正的仪表，富于同情和理解的语言，完全可以在短时间内和患者建立起相互信任并倾心交谈的合作关系。在以后的晤谈和接触中，医生要随时注意自己的形象，始终维护患者对自己的信任和对治疗的信心，这将是取得满意疗效的保障。

2. 倾听的主要程序　常用的倾听技术有澄清、释义、情感反映和总结。①澄清是在患者发出模棱两可的信息后，对患者所提问题的反应。它开始于"你的意思是……"或"你是说……"这样的问句，然后重复患者先前的信息。②释义是把患者信息中与情境、事件、人物和想法有关的内容进行逻辑组合，找出与性话题相关的因素。③情感反映是对患者感受或信息中的情感内容重新加以编排。信息中情感成分通常揭示出患者对有关内容的感受，比如患者可能对自己在性生活中的表现（内容）感到失望（情感）。④总结则是释义和情感反映这两种技术的进一步延伸，它把信息的不同内容或多个不同的信息加以连接，并重新编排。

3. 细心观察、耐心倾听　在谈论的过程中，医生除了要倾听患者的谈话之外，还要注意观察患者的非言语行为，以协助了解患者的情绪、情感和内心的真实想法。非言语行为包括面部表情、躯体动作和副语言等。在交谈过程中，医生需要对这些非言语行为给予仔细观察和理解。当患者开始陈述自己的性问题时，医生要专注倾听，不要轻易打断，可以用点头或偶尔重复一句患者的话来表示自己听懂了。在回答问题前，应让患者把所有的问题和想法都讲清楚。很多女患者在谈到因性问题（自己的或丈夫的）而受到的困扰或委曲时都会哭泣，这时医生应在理解的基础上以关切的态度让她休息一下，待平静后再继续谈。切莫在患者情绪不稳定时急切提问，更不要在未倾听完患者的陈述时就主观下结论或作出判断。和内外科以问诊为主的采集病史不一样，医生首先要十分耐心地听取患者对自身性问题的陈述，这是性话题谈论的一大特点。

4. 尊重患者，不要强加于人　医生自己首先要树立正确的性观念，以科学和客观的态度来看待患者的性问题。当患者谈到自己的隐私时，医生要以落落大方、从容不迫的态度仔细听取，绝不能表现出惊讶、拘谨、冷漠或轻浮，这样才能使患者放心地进一步说出自己内心深处的问题或感受。有的患者在陈述中谈了很多和配偶的生活琐事而始终未能谈到性问题的实质，使医生听后不得要领，这时医生也可作一些提示。但要避免打断话题、先入为主的高谈阔论。即使发现患者存在一些错误的性观念也不要急于纠正，可留待以后的晤谈和治疗中去解决。更不要试着将自己的性价值观强加给患者，甚至要求患者以医生的性价值观来评价患者的性问题。

总之，倾听技术要求医生把自己摆在和患者平等的位置上，在相互信任和轻松和谐的气氛中，耐心倾听患者的陈述。除非很有必要的提示，医生要避免打扰患者。这种仔细倾听是正确评估病情以及对患者进行有效治疗的基础。

（二）晤谈技术

晤谈是继倾听后与患者谈论性相关问题并采集病史的第二项必备技术。它是一种以患者自述为中心的谈话技巧。

1. 晤谈的主要内容　晤谈首先要听取患者介绍目前存在的问题和通过问诊找出隐藏的问题。一旦确认患者存在性问题，就应依次了解下列情况：①患者主要的性功能障碍表现是什么？它是突然发生的还是逐步加重的？已持续了多长时间？②导致性功能障碍的病因可能是什么？如意外事件、吵架、婚外恋、工作压力等。还应注意有无引起器质性性功能障碍的因素，如女性患者阴道炎、附件炎及绝经期后内分泌改变的影响等。③患者对性生理、解剖和心理知识了解多少？如对性器官的认识，以及对手淫的态度等。这在中国是有普遍意义的问题。④除性功能障碍外，还有什么性方面的问题？如手淫的方式、频率，婚前或婚外性生活的情况，有无同性恋倾向等。⑤配偶的性功能状况，是否存在交流不够或婚姻问题？⑥患者夫妇间还存在哪些非性方面的问题？如经济问题、性格问题和与家庭其他成员的关系等。⑦是否在其他医院进行过诊治？用过何种药物或治疗措施？疗效怎样？⑧患者来院就诊的真正动机是什么？对治疗的信心和耐心有多大？⑨患者想要达到的治疗目标是什么？这些目标是否现实？⑩患者是否存在病态心理或精神疾病？当然，上述问题只是采集病史时应了解的基本情况，对每例患者的具体情况，医生都应进行有针对性的深入晤谈，包括对有深层性心理问题的患者进行耐心的心理分析。

2. 常用的晤谈技术　常用的晤谈技术包括提问、解释、提供信息、即时化、自我暴露和对质。①提问是提出开放性或闭合性的问题，以便从患者那里寻求详细的解释或信息。②解释是在患者的讲述中找出主题和模式，使患者隐含的信息更清晰地显现出来。③提供信息是指与患者交流有关经验、事件、行动选择或人物的资料和事实。④即时化是在咨询面谈中对当前正在发生的事情作出言语反应。⑤自我暴露是与患者分享个人的信息或经验。⑥对质则是指出患者行为和言语表达中的矛盾或不一致之处。

3. 注意不同晤谈对象的特点　医生在和患者进行晤谈时要根据患者的智力、学历和处世经历的不同而有所区别。不恰当地使用医学或心理学术语不仅不能使问题澄清，还可能使问题混淆。如对只有初中文化程度的患者使用"性游戏""潜意识阻抗"或"性应答功能失调"等术语或诊断，就只能造成患者的困惑甚至误解。对这样的患者一定要使用通俗易懂但不失科学性的语言，这样才能达到沟通和交流的目的。

不同年龄段的患者也有其相应的特点。如对青、中年女性来说，晤谈的内容往往会集中在婚姻上，因为性与婚姻是分不开的。由婚姻中产生的怨恨、内疚和畏惧常是造成女性性功能障碍的原因。因此对这一年龄段的女性患者，必须认真探视婚姻和性的相互关系，并找出明显的或潜伏的影响因素。当然，由于妊娠和孩子的出生影响到性的调整，以及工作和家务的矛盾，婚外关系等可能影响到性表现能力的问题，都可能成为晤谈的内容。此年龄段的女性，晤谈内容所涉及的领域相对要广泛些。而对老年女性来说寻求性治疗的原因几乎都是对性功能减退的焦虑，当然也包括对丈夫过强性欲的不理解。在这一年龄段，老年女性来就诊的人数远低于老年男性，而且很多老年女性就诊的目的不是对自身性生活的追求，而是维系或重建婚姻以获取安全感。老年妇女因受陈腐观念的影响，往往比年轻妇女有更多的顾虑，医生必须抱以十分尊重、理解和耐心的心情来进行晤谈。在没有获得来访者充分信任前，她们将不会暴露真实的想法和感受。

另外，患者的社会地位、民族和宗教信仰等都会影响到医患关系和晤谈的方式。医生必须综合考虑这些因素，拟定出患者能够接受的晤谈内容和进程安排，才能收到预期的效果。

（三）注意提问的技巧

📺 播客

尴尬的未成年人

16 岁的男孩龟头发炎，其父母带他去了他家附近的一家医院就诊。

医生当着父母的面说："这是龟头炎，包皮有点长……平时你撸管吗？"

男孩一脸尴尬："啊……"

医生说："就是'撸管'，自慰……"

男孩："偶尔吧……"

医生说："那有过性生活吗？"

男孩："还没有……"

医生把头一扭说："你一个大小伙子怕啥？这年头，哪个年轻人不自慰呢？要多玩，把包皮翻上来，否则还得割（包皮）。"

在此之后，男孩很尴尬、无奈地说："自从这之后，总感觉我爸妈有时会对我欲言又止，是的，他们的意思是让我多自慰……"

1. 提问的方式　提问与晤谈和倾听不一样，它是在医生的询问下和患者进行交流的过程。提问时一定不能刨根问底式，而应充分尊重和保护患者已经很脆弱的心理，并遵循以患者自述为中心的晤谈原则。因此，提问最好以委婉的方式进行，让患者以比较轻松的节奏来陈述他们的问题。很多患者在表达性问题时是比较隐晦的。医生为搞清情况提问时可遵循由"学习"到"态度"再到"行为"的程序。如果想了解手淫情况就可先问："你是从哪里知道有关手淫行为的？"而后问："你觉得男孩子（女孩子）手淫有什么问题吗？"最后问："你是否尝试过？"而不是一开始就问："你手淫过吗？"使得一些敏感的患者难以启齿。

当然，医生在提问前也可先做些陈述，表明自己对一些性问题的看法，以消除患者的疑虑和窘迫感。同时，对一些涉及个人隐私或可能危及夫妻关系的敏感问题，在问诊前一定要先做出慎重的保密承诺，并在能使患者放心的单独晤谈中提出来，如对乱伦的回忆、婚外恋情及卖淫的经历等。

2. 提问步骤

（1）讨论敏感性问题之前，医生要对所揭示的患者个人隐私问题予以解释。

"这些是我们经常询问患者的问题。因为近来性传播疾病十分严重，作为医生必须要问一些以往认为属于个人隐私的问题，我打算问您关于性行为的几个问题。其中的两个问题就足以满足您需要的资料：'您是性活跃者吗？''近来您有性功能障碍或其他性疾病吗？'"

（2）询问患者的性伴侣。

经常出现问题的询问还包括：同性恋、异性恋、双性性行为和性工具等。对这些问题的回答医生只要听而不要评判。

（3）询问患者预防性疾病和损伤的方法。

（4）询问基本的事实：

医生（对自己说）："这是我需要的基本资料，我总要问患者这些问题。"

医生（对患者）："健康检查包括性行为和性疾病。我可以问题您两个问题吗？"

患者："我想可以。"

医生："您的性生活频繁吗？"

患者："最近不多了。"

医生："您对性生活满意吗？有些问题吗？"

当然，因为询问的问题都是事实，所以这并不意味着蔑视患者。事实上对待有性问题的患者的不自在感你应像对待其他患者一样富于同情心。询问患者有无危险的性行为。"有些性行为会比其他的疾病带来更大的危险，所以我要问您这些问题。"

医生："现在婚外性行为已相当常见，你对此有何看法？有没有这方面的经历？"

医生："很多自慰器具对促进性快感和体验性高潮是有帮助的，你同意这种看法吗？是否有这方面的体会？"

（5）询问关于性功能和性问题的程度。性功能包括：男性方面的性欲、勃起和射精；女性包括性欲、润滑、感觉和高潮。所谓性问题，引用患者的话说，就是有关性交频率、性欲低落、射精痛和感觉问题，以及性引发的疾病、缺乏性高潮和性知识、性交痛、缺乏性功能和性引发危险的知识、早泄、过去性经历中受过伤害、避孕工具的作用、手淫等。

（6）当你觉得心烦时不要对患者的性行为持有自己的偏见，不要打断患者的叙述或妄加判断。

医生（对自己说）："我从来不想做那家伙所干的事，他是怎样想的？最好把他的性生活慢慢记录下来。"

医生（对患者）："鞭打，是吗？"

（7）耐心地听患者讲关于性行为的叙述并顺其自然。

患者："我经历过男女乱交的事。"

医生："我知道了，尽量详细地告诉我。"

医生："只有这样的一小阶段吗？好，您还有其他问题吗？"

警惕各种中断交谈的行为出现，如过早终止交谈、忽视或忘记患者所关心的问题、未能继续讨论性行为和性传播疾病、对患者的痛苦表情缺少反应。大多数医生都想回避可能令患者感到不悦的问题，纠正的最好方法就是对患者的不悦情绪加以识别与克制。在和患者交谈时对其行为和表情反应敏捷，也是对有效与患者谈论性相关话题极为有帮助的。

（8）坚持询问，直到得到满意的答复后才终止对话。

医生："在性行为方面还有您关注的其他问题吗？"

患者："只是缺少……没有其他的（大笑）。"

医生："噢，缺少冲动（笑），是吧？"

虽然是医生常问的问题，可又没有获得答案，医生应该继续问下去，好像医生乐于询问，直至有答案时为止。如在得到答案之前，医生转移话题，将会失去重要的信息。

医生："您患过性病吗？"

患者："没有，不，至少是没有确诊。"

医生："好吧，继续下面的问题，您一直使用安全套吗？"

医生必须弄清"没有确定"和"没有确诊"的含义。许多患者不知道什么是性病，因此询问患者几个短问题对他是会有帮助的。"您患者过性病吗？如梅毒、淋病？"说完这些疾病名称后稍加停顿，等其回答。

3. 提问过程中的不当行为

（1）避开话题，特别是患者的年龄比自己大或已婚。

（2）问一些模棱两可的问题，得不到满意的回答。

（3）忽视医生和患者之间的不悦情绪。

（4）当患者叙述性行为时，医生表现出憎恶、好奇或不相信。

4. 提问的忠告　性健康问题中应该包括性行为，因此，在诊疗过程中必须要提问。

（四）消除心理阻抗的技术

与患者谈论性相关话题的过程中，有时患者或医生对某些特定性问题表现出心理阻抗的现象。为消除心理阻抗应注意以下几个方面。

1. 鼓励患者积极参与　在准备谈论性相关话题的初期应多给予患者关怀与鼓励，肯定他们的某些观点和进步，让患者自己选择更适合他们生活的治疗计划，从而调动患者的参与积极性，有助于减少患者心理的影响。一旦发现患者有阻抗现象，医生应减少强调自己的影响，相反，要充分肯定患者自身所具有的能力以及尽量让患者表达自己的意见。

2. 妥善处理医生的焦虑　缺乏经验的年轻医生可能由于担心自己的能力不足而出现焦虑，或因对患者过强的责任感而使患者的阻抗表现得更为明显。处理医生焦虑的第一个有效步骤就是承认它，向同事或高年资医生倾诉自己的焦虑，并在工作中尽量减少对自身的关注，这将有效降低焦虑的程度。医生还要明确自己在性话题谈论过程中的界限，区分出哪些是自己应该负责的事情，哪些是应该由患者负责的事情，避免替患者做他（她）该做的事情。

3. 关怀自己，避免同情的疲劳　如果医生忙于关心患者的生活而忽略了自己的需要，甚至过度投入工作而导致身心疲惫，那么医生本身的心理阻抗就会变得严重。这种现象被称为"同情的疲劳"，即由于对他人比对自己有更多关怀而身心俱疲的现象。解决这种阻抗的最佳方式是预防其发生。可通过合理安排工作强度和丰富多彩的休息方式，使疲劳和耗竭比较不容易发生。尤其需要强调的是，不要把工作带回家或者在休息时间仍沉湎于工作中发生的事情之上，这一点对年轻医生来说是尤其需要注意的。

六、谈论性及相关话题的实践指南和提问技巧

1. 开门见山，直截了当，例如：

- 您是否介意我问您一些关于两性关系的私人问题？

2. 使用一些泛泛的概括性的陈述方式可使患者感觉他们与普通人没什么两样，而且你并没有在评价他们。例如：

- "很多男性平时有时会有勃起不能。"
- "医生经常能遇到患者出国旅游时不小心罹患性传播疾病的情况。"
- "关于您的症状，我们推测可能是由感染了性传播疾病引起的，您觉得有这种可能吗？"
- "您说您发生过性行为，您指的是普通性交、口交还是肛交？"

3. 请注意在这种情况下，封闭性问题会比较有用；相反，开放性问题可能会加重患者的尴尬情绪。请使用你和患者都能听懂且不会感到不适的语言，并且遇到任何不能理解的词汇或说法时，请及时发问。例如：

- "很抱歉我没听懂您刚才说的，您想表达什么意思？"

4. 避免使用"曾经"或者"总是"——他们会暗示正确答案。例如：

- "您使用避孕套吗？是每次性行为都使用吗？"
- "您肛交过吗？"
- "您与除伴侣外的人发生过性行为吗？"

5. 同样，请牢记在被问到"您多久发生一次性行为"这样的问题时，患者很可能会根据他们认为普通的情况来做出回答。一些人认为"经常"发生性行为是指一天两次，另一些人可能会把"经常"解释为一周一次，或者一个月一次。

6. 如果你不能确定患者伴侣的性别，试试这样问：

- "跟我多说说您的伴侣……"

如果患者的回答依然不是非常清楚，但你又需要知道的话，直截了当地问出来，并且不要道歉：

- "我需要知道，您的伴侣是男性还是女性？"

7. 保持一张无表情的"扑克脸"，尽可能实事求是，哪怕你再震惊或者尴尬也不要表现出来。

8. 最后，也是最重要的，要设身处地地为患者着想，不要对患者进行道德层面的评价。

七、如何与同性恋者交谈

同性恋（homosexuality），又称同性爱，是性取向之一。"同性恋"一词在 1869 年才由匈牙利人本克尔特提出，1890 年由性学家 Havelock Ellis 等人引入英语世界。从此，社会就用"性身份"去界定不同的人：异性恋者和同性恋者。同性恋是指只对同性产生爱情和性欲的人，具有这种性取向的个体被称为同性恋者。同性恋与异性恋有相类似的需求和所关心的问题。因此临床工作中，医务人员应努力去帮助他（她）们，使他（她）们感觉舒适、得到理解，有时你只要倾听而不要做评判。尽管一些医务人员或许不习惯面对同性恋。

（一）如何认识同性恋

亲属的角度

父亲对同性恋儿子性取向的看法

三年前一位父亲得知儿子是同性恋。对于父母亲而言，这确实是非常沉重的一件事情。三年里，他与儿子争论过几次，但都不了了之。父亲一直认为同性恋是种变态，也很在乎外界看待的眼光。

父亲给儿子的一封信

"你想想，你与同性交往这事，一直以来都是一件不健康的事，一定要去深深反思。你不觉得这直接影响你与他人的交际吗？知道的人对你没有看法吗？也许人们是用鄙视的眼光在看你？不知你是否有所察觉？结婚，生一个子女，有一个属于你自己的家庭，传宗接代，责无旁贷。改变吧！"

匿名　患者父亲

多数同性恋患者家属对患者的性取向持反对态度。与患者相似，家属同样要承受来自社会的压力。父亲希望孩子能够改变性取向，希望他能收获自己的家庭和孩子。

来访者的角度

第一位：

来访者："老师，同性恋是病吗？我是女生，喜欢女生。别人都说我是变态，连家里人也这么说，我觉得很困扰。"

咨询师："同性恋并不是病，是自然性取向。但也不排除有一些假性的同性恋倾向，是有一些心理因素影响，需要分清。你现在最困扰的是别人对你的看法和说法？"

来访者："是的。"

咨询师："什么让你觉得自己是同性恋者呢？"

来访者："因为不喜欢男的。"

咨询师："对男生是一种什么样的情感呢？"

来访者："一种厌恶感，是那种发自心底的不喜欢。"

咨询师："听起来你对男生有强烈的厌恶感，这让你觉得自己可能是同性恋。"

来访者："是的，可以这么说。还有，我现在真的很痛苦。"

匿名　心理咨询者

有些求助者有喜欢同性的感觉和（或）经历，但他（她）们可能并非真正的同性恋者，而是对自我认知存在困惑。这是同性恋咨询经常会遇到的情况。

第二位：

"和同性交往不是疾病，这是一种心理的本能。"

"与同性交往，绝不是因为儿时的经历，或家庭不完整导致，这个我很清楚。""性取向也许会让我显得和别人不同，被人看做另类，但这是我无法改变的。""我也不会刻意去改变生活方式。同时，我也不会故意去做与人群、与社会对立的事。"

"但我是幸运的，我积极、乐观，对于负面情绪，自己懂得消化和调适，对人尽量真诚以待，至少在我生活的圈子里，我没有感受到歧视。我的心态很健康。感情上，我追求的是健康、稳定、彼此帮助的感情，除了对方性别与我相同外，和一对异性追求真爱的心情是完全一样的。"

匿名　患者

并非所有同性恋者均带有负面情绪，觉得受到巨大的歧视和压力。那些能正视自我，善于自我调节以适应外界的同性恋者，更能获得积极、健康、愉悦的身心体验，更易融入社会。

（二）对他（她）们的心理干预

播客

来访者的角度

来访者："老师，我是女生，喜欢女生。我觉得很困扰。"

来访者："我对男的有一种厌恶感，这让我觉得自己可能是同性恋。我现在真的很痛苦，我不知道我何去何从，你知道吗？我很迷茫。"

咨询师："你现在感到很迷茫，让你迷茫的是什么呢？"

来访者："我感觉我一点也不了解自己，我没有办法正确地认识自己。"

咨询师："听起来我感觉你内在对自己的性别认同有一些模糊，在性别认同上沾染了一些情绪和情感，阻碍你去探清。在性别的认同上你有一些阻碍和模糊，对男生有厌恶感，这也是一种强烈的情绪感受，厌恶是喜欢的对立面。你现在要处理的可能是去探清一些感受，化解一些情绪。"

来访者："那我应该怎么做？"

咨询师："听完你的描述我感觉你现在的困扰包括：他人和家人对你的评价让你困扰。还有在男女性别的认同上有一些迷茫。接下来我们一起来探讨。"

来访者："好的。"

匿名　心理咨询者

同性恋族群相对于主流社会来说，一直是处于弱势地位的边缘群体。迫于社会压力，他们只能压抑起性向隐藏在普通人群中生活。和喜欢异性的人一样，同性恋者也会有各种各样的心理烦恼，以下是一些同性恋心理咨询案例中的常见心理问题。他（她）们可能会为自我认同茫然、为同性恋情纠结、由性取向问题导致心理障碍、由异性伴侣导致情感问题。我们应该主动去帮助他（她）们。

例如，有些求助者虽然有喜欢同性的经历，但却不知道自己是不是真正的同性恋者。还有些求助者虽然喜欢同性，却又坚决地自我否定。对自我认知的迷茫和困惑是同性恋心理咨询中最常见的一类。我们应该通过心理咨询，尽量减轻患者所背负巨大的精神负担，增强其归属感和被认同感。

同性恋者同异性恋者一样，也会在恋爱中产生矛盾、摩擦，也会有背叛和分手。此外，还有一些同性恋者因为爱上别人而痛苦不堪。当这些愤怒的、悲伤的感情郁积久了就会出现心理问题。这时，同性恋者往往会求助于我们。此时给予同性恋者心理咨询、指导可能会减低其负面情绪造成的心理损害。

还有，同性恋者往往不被家人和社会所接受，因此内心承受着很大的心理压力却找不到宣泄的通道，很容易出现心理问题。英国一项对 1285 名男同性恋和双性恋的调查显示：他们中83% 曾被歧视，并遭受财务损失、人身攻击等；66% 的人把自己遭到的歧视归因于自己的性取向。另一方面，男同性恋群体中艾滋病等性病高发。罹患艾滋病等性病所引发的心理障碍症状不在少数。这时，对其心理咨询和治疗显得更为必要。

此外，一些在与同性恋者交往或处于婚姻关系存续期间的异性往往是同性恋者迫于家人和社会的压力所选择的对象。当这些不知情的异性知道自己的恋人或伴侣喜欢同性，被背叛、被利用的想法无疑是一种巨大的精神打击。这时心理咨询可以帮助这些人缓解和消除由于这类问题而面临的抑郁、愤怒、烦躁、焦虑、失眠等问题。

（三）你还可以为他（她）们做些什么

📺播客

一个孩子与父亲的对话

孩子："爸爸，你对同性恋是什么看法？"

爸爸："同性恋是对上帝的嘲笑。"

孩子："如果你的公司有同性恋的话怎么办？"

爸爸："毫不犹豫地开除他们。"

孩子："爸爸是暴君。"

匿名　父亲

这位爸爸的观点有一定代表性。表达了一部分人对同性恋的态度。殊不知面对有同性恋倾向的孩子如此说教，父母的这样一个态度，只能使孩子在这条路上越走越远，不能自拔。

1. 父母接纳的态度是给有同性恋倾向的孩子最好的治疗　当父母得知自己的孩子在和同性谈恋爱时多数都持反对态度，有的父母会感到不可理解、愤怒，有的甚至感到羞耻。父母的反对态度会使孩子产生逆反心理，只能加剧他（她）对父母的不认同，得不到理解，又如何接受对方的建议？

有一对父母在这方面做得很好。当他们得知自己的女儿和同寝室的女孩谈恋爱时，虽然也很震惊，也不愿意接受现实。但他们没有把不悦的情绪加到孩子身上，没有指责她，也没有抱怨她，而是压抑住了不满，找到心理咨询师。把他们的困惑和烦恼宣泄了出来，待情绪平静后，咨询师和他们进行观念上的调整。他们接受了女儿喜欢同性的事实，并分析女儿同性恋倾向的可能原因，同时把决定权交给了孩子。通过这样的处理方式，父母和孩子的心贴得更近。孩子对自己真正负起了责任，开始面对自己，知道了自己真正想要的是什么。

所以，父母接纳的态度是对有同性恋倾向的孩子最好的"治疗"。

2. "后天"同性恋的治疗　如前所述，先天的同性恋和基因有很大关系，不是病态，不需要治疗。而"后天"同性恋往往与后天被传授的性行为、幼儿期身份和性别角色的混乱、青春期异性行为受压抑、家庭的严格限制、自幼被父母异性装扮、与同性为伍、同性恋者的引诱相关。心理治疗有可能改变其性取向。因此，对于后天同性恋者心理治疗是很重要的。

目前，心理学界对后天同性恋的心理治疗主要应用精神分析、行为疗法、社交训练等手段。通过这些手段了解同性恋者的心理矛盾与痛苦、挖掘导致同性恋的深层原因、改变患者的性取向，重塑其社会角色。

（四）与同性恋者沟通交流的方法和技巧

1. 注意保护同性恋者的个人隐私　隐私权是指自然人享有的私人生活安宁与私人信息依法受到保护，不被他人非法侵扰、知悉、收集、利用和公开的一种人格权，而且权力主体对他人在何种程度上可以介入自己的私生活，对自己的隐私是否向他人公开以及公开的人群范围和程度等具有决定权。隐私权是一种基本人格权利。对于同性恋群体来说，隐私权的保护更为重要。根据我国的国情和社会现状，国人对同性恋群体的接纳度和包容度都较低，因此大多数同性恋者都不希望被别人知道自己的性取向。医务人员在与此类患者沟通交流过程中，除了对患者的就诊信息、私人信息进行保密以外，更应注意交谈时不要将患者的敏感信息暴露在周围环境中。医院是一个社会人员复杂、繁多的公共场所，有时诊室的环境很难维持秩序井然，一旦遇到同性恋者等敏感群体，医务人员也需要提高自己的敏感度和谨慎度，维持好诊室等环境的秩序，防止其他患者旁听到同性恋者的信息，进而避免产生医患矛盾。

2. 与同性恋者沟通时尽量使用委婉的语言　虽然目前我国倡导不歧视同性恋群体，但是同性恋者仍然是主流社会中处于弱势地位的边缘群体。同性恋者难免会产生自卑、敏感情绪，尤其是当同性恋群体成为患者时，其自身的紧张和压力会使负面情绪愈演愈烈。因此，医务人员在与这类患者沟通时，应尽量使用委婉的语言，避免敏感性语言的刺激，使用易被接受的语言与其进行交流。在听患者陈述时，医生应表现出关心和关注，面带微笑注视患者。如果同性恋患者过于紧张，不知如何说话时，要鼓励患者"不要着急，慢慢谈"，"再想想还有那些不舒服"等。

3. 掌握并运用心理学知识与同性恋者进行交流　同性恋者来医院看病，尤其是专科门诊时，其心理活动是十分复杂的，有共性也有个性。医生必须了解同性恋群体的心理变化特点，很好地掌握和运用心理学知识抓住患者的心。同性恋者共同的心理活动是希望找到一位好的医生，能够治愈他的疾病，希望医生对他重视、负责。不同的患者会有不同的心理活动，心理活动的焦点各异，因此医生应有针对性地进行心理疏导，使其对医生产生信任感。有的同性恋患者会有"忌医生"的心理特点，尤其是因同性恋行为而产生性病的患者，特别害怕讲出自己的病史和症状；有的患者"惧怕医生"，见到医生比较紧张，甚至忘了讲出自己的主要症状；还有的患者"希望医生对自己多多重视"，渴望医生多问问题，细心检查，认真思考自己的病情……

八、总结

世界上没有一个人与性行为无关，每个人都是性行为的产物。性行为与人类生活有很大关系，因为性是生物繁衍的基础，性活动是人类的基本活动之一。"食色，性也。"除了吃饭以外，性要求是人类第二自然本能，人们在满足性要求的过程中获得了极大的快乐。但由于当前我国性教育学研究尚处于"禁区"，导致许多患者因性问题就医时，虽饱受自身疾症困扰却又难以启齿。这就需要医生在具备较全面的专业知识和实践技能外，还能正确分析自身的性观念、性感受和对某些性行为所持的道德评判，在不断提高自己业务能力的同时，克服某些固有的偏执观念，通过有效的沟通帮助患者更坦然地面对自身的性问题，在治疗过积中，给予患者一定的空间并鼓励他们向医生讲述自身的两性关系以及所遇到的性问题。

而同性恋群体一直是主流社会中处于弱势地位的边缘群体。古往今来，世界范围内同性恋群体受到了来自家庭、朋友、社会的异样眼光，尽管随着社会进步，人们对同性恋的认识和理解有所加深，但似乎他（她）们来自内心和外在的压力仍然巨大。同性恋者的性取向多为先天，很难通过后天改变，自己亦无法选择和控制。对同性恋者而言，歧视比疾病更可怕，他（她）们只能压抑性取向隐藏在普通人群中生活。作为一名临床工作者，你需要正视这一群体，同时思考如何运用专业知识与其沟通，走进他（她）们的内心世界，以及你应该怎样帮助他（她）们。

（陈　妍　伊　诺）

[延伸阅读]

[1] Washer P. 临床医患沟通艺术 [M]. 王岳，译. 北京：北京大学医学出版社，2016.

[2] 方刚. 多元的性别 [M]. 山东：山东人民出版社，2012.

[3] 方刚. 电影性教育读本 [M]. 北京：中国人民大学出版社.

[4] 张滨，陈俊，陈斌. 性医学 [M]. 广州：广东高等教育出版社，2015.

[5] Carol M D. 医患沟通实训指导. 5 版 [M]. 柳艳松，译. 北京：中国轻工业出版社，2016：303.

[6] Platt F W，Gordon G H. 医患交流指南 [M].张勉，林静娜，刘令仪，译 . 天津：天津科技翻译出版公司，2004：222.

[7] Gordon T，Edwards W S. 顶好医生 – 让病人成为伙伴 [M].宋鸿立，译 . 北京：知识产权出版社，2002：164.

第17章 如何与患者谈论坏消息

告知坏消息对医护人员来说是一项艰巨的任务，但是当我们学习了一些告知坏消息的技术后，就会感觉到坏消息的告知也并没有我们想象的那么艰难，我们还是可以胜任的。

坏消息，即对被告知者期望的目前或将来的情况进行否定的消息。医学上的坏消息指会给患者及其家属带来打击、导致今后的生活或工作不得不发生行为改变的消息。例如，患者确诊恶性肿瘤或在抢救过程中出现死亡。坏消息形式多样，但同样让人难以启齿。坏消息的告知是医患沟通中最为复杂的内容，也是让医生最为难的环节：约有90%的一线医务人员不敢向患者告知坏消息。

肿瘤的诊断、复发、转移、终止治疗都是坏消息，告知的方式不仅会影响患者对疾病的理解，也会影响他们长期的心理适应。一项新诊断恶性肿瘤患者对就诊信息回忆的研究发现，医生给予患者的信息越多，患者能够回忆起来的越少。20世纪60年代，临床医生对恶性肿瘤患者的诊断及病情进展的告知也是回避或者避重就轻，主要是担心患者难以接受身患"肿瘤"的事实，影响后续的医疗和护理工作。然而现在的观念完全不同，普遍认为应该告知患者坏消息。病情的告知会影响肿瘤晚期患者的抑郁、焦虑情况。国内的一项研究显示，不知病情的患者比知情患者的焦虑抑郁情绪更严重。研究建议应该向患者交代病情，但须注意告知方式方法，提高姑息治疗效果，提高生活质量。

患者与医生间的沟通，意味着患者和医生之间交换语言性和非语言性的信息。成功的沟通不仅只有语言，连同表情、姿势、动作、语气及语调等非语言性信息也扮演着很重要的角色。一项研究显示，在沟通过程中，言语占沟通中的7%，音调占38%，而表情、姿态、动作等占55%。治疗组成员和肿瘤患者之间的有效沟通会改善患者社会适应、决策制定、治疗依从性和治疗满意度。很多恶性肿瘤患者对信息有很高的要求，临床医生则是他们信息的最主要来源，特别是关于诊断、治疗和预后的信息。研究显示66%的恶性肿瘤患者希望重要的信息是由医院的专业人士提供的。除了提供信息以外，有效的沟通还需要个体化。这个过程包括解释、解决问题和了解患者的感受。临床医生告知患者信息的方式会明显影响患者对这个信息的回忆。调查数据显示，被人所接受的沟通方式是"医生能敏锐地察觉到患者的情绪并以令人安心的"方式来沟通，并将患者作为个体来对待。

告知坏消息的一般规则：

在国际上流行两个用来培训临床医护人员告知坏消息的模型。第一个是由美国Walter Baile医生发明的SPIKES模型。该模型由六个步骤组成，分别为：①设置（Setting），②患者对疾病的认识（Patient's Perception），③患者对信息的需求（Information Need），④如何提供医疗知识给患者（Provide Knowledge），⑤用共情对患者的情绪反应作出回应（Responding to Emotions with Empathy），⑥对以上的步骤进行总结（Summary）。第二个模型是由日本的Fujimori等医生提出的SHARE模型。该模型由四个步骤组成，分别是：①告知坏消息要有支持性的环境（Supportive Environment），②如何传递坏消息（How to deliver the bad news），

③一些附加的信息（Additional Information），④给患者适当的安慰和情感支持（Reassurance and Emotional Support）。这两个模型共同的地方是告知坏消息都要有适当的环境，都培训如何传递坏消息，都需要提供共情或情感支持。所不同的是，SHARE 模型注意到了东方文化在疾病中起的作用，因此他的告知坏消息中有患者家属的参与，而 SPIKES 模型只适合于对患者本人的坏消息告知。关于两个模型的具体内容见最后一部分。

以下将这两个告知坏消息模型中的核心内容和重要技能展示如下：

一、如何与患者或家属建立关系和信任

患者通常会从门诊、病房、医生办公室或者是检查结果中获知诊断消息。在 Fujimori 关于告知坏消息的综述中，对于设置的要求包括告知需要面对面的咨询，需要有充足的时间以及告知需要在一个安静的并且能保护隐私的地方进行。此外，40%～78% 的患者希望告知时有家属陪同。国内黄雪薇等的一项问卷调查研究 311 名恶性肿瘤患者，发现大部分患者对于诊断告知设置的期望为肿瘤科医生在最短时间内、面对面地、在医院内、以关心同情或较好接受的态度告知其或其家属恶性肿瘤诊断。

医患沟通需要通过言语和肢体语言共同参与完成，相对言语而言，肢体语言更为重要。肢体语言由动作、表情、姿势等组成，暴露给患者的动作、表情、姿势哪一个不适当都有可能无法与患者或家属建立相互信任的关系。沟通首先是态度，试想，用一种傲慢的表情和患者谈话，结果会是怎样。言语中重要的部分并不是文字，而是语调。比如，要给一个患者检查口腔，你可以大声吆喝："张嘴！"也可以轻声细语地说："请您把嘴张开。"可以看出从文字上这两句话的意思完全一样，但因为语调的不同，给患者留下的印象就完全不同。沟通有时只需要说一句话，但一句话就可能是一把双刃剑。一句话没有传递好甚至可以带来医源性的问题。举个例子，一个肿瘤患者进行放疗前的画线标记，他与给他画线的医生说我最近经常头疼，医生没加思索就说了一句话，"那你可能是脑转移，脑转移的症状就是头疼。"患者因此变得焦虑不安，夜不能寐，拿着头颅 CT 和核磁片子到处会诊，坚信自己真的是脑转移了。通过这个例子可以看出，这一句话已经给患者造成医源性焦虑。Mast 关于医患互动中的非语言交流（包括眼神交流、点头、语调等）的综述显示，非语言交流在医患关系中非常重要，非言语交流会影响患者对医生的满意度和治疗依从性，医生也可以通过患者的非语言动作表情等来与患者进行诊断、治疗决定方面的沟通。

二、告知坏消息要先学会倾听和开放式提问

Fujimori 告知坏消息的综述显示，96%～98% 的患者希望被告知他们所患疾病是否是恶性肿瘤，57%～95% 的患者希望医生告知关于疾病全部的信息，包括好消息和坏消息，91%～97% 的患者希望知道治愈的机会和治疗的有效性。国内的调查显示，大多数患者希望被告知诊断和预后以及治疗相关情况，包括经济费用等，在充分尊重患者意愿的基础上尽力满足患者的病情信息需求，为其配合治疗打下良好基础，也能减轻患者家属的思想顾虑。

患者对疾病了解多少，知道了哪些内容，想知道什么，不想知道什么，在告知坏消息中是需要医生去把握的。要想准确把握以上信息最好的方式是倾听患者诉说或以开放式的提问来问患者问题，所谓开放式的提问是相对于封闭式的提问而说的，封闭式的提问是指能以"是"或"否"，"好"或"坏"，"行"或"不行"来回答的。而开放式的问题就是不能用这些简单的是否来回答，需要患者比较详细的陈述，比如，用封闭式的提问问患者的睡眠情况就可以说："你昨天睡的好不好？"患者可能会回答："不好。"提问就结束了。而如果要用开放式的提问来问患者的睡眠，就要说："请您聊一聊您昨晚的睡眠情况"，还可以提示他"做了几个梦？睡眠时间有多长？"等等一系列问题。看似封闭式提问很节约医生的时间，但是会漏掉大量有用

的医疗信息，对进一步告知坏消息起不到很好的信息收集作用。

三、学会共情这门艺术

共情是 1909 年 Edward Titchener 创造的一个词汇，并把它定义为："一个把客体人性化的过程，感觉我们自己进入别的东西内部的过程"。共情（Empathy）是一种感同身受的能力，在乎或关心他人是否安好，也叫神入。需要注意的是共情与同情（Sympathy）完全不同（见表 17-1）。

表17-1　共情与同情的区别

	共情	同情
定义	将客体人性化的过程，是一种感同身受的能力	对他人的苦难、不幸产生关怀、理解的情感反应
表现	准确地理解他人的体验，有"和他/她在一起"或"和他/她一起承受"的感受，并作出非常协调性的反应	以观察者的身份看到了别人的情感或境遇，但并不投入情感进去或尝试去与承受者沟通
动机	试图减轻他人的承受感	表示对他人的担忧或遗憾

我们设想一个情境：患者得知自己恶性肿瘤的诊断后，情绪爆发开始哭泣。共情的表现是准确理解他的情绪体验，告诉他我知道你很伤心、难过、委屈；同时也要做出非常协调性的反应，比如，给他递一张纸巾或帮他擦拭眼泪，或轻拍他表示安慰。而同情没有这些部分，同情是以观察者的身份看到了别人的情感或境遇，但并不试图理解和感受对方或尝试去与承受者沟通。

首先，共情有助于医患沟通。临床医生在咨询的开始阶段要使用开放式提问，给予共情、发现患者话语里的深层含义，如此更易识别患者的心理痛苦。虽然相关研究是在家庭医生中开展的，但是这些有成效的医患沟通技巧同样适用于肿瘤患者的临床治疗。其次，共情可以增加患者满意度、减轻患者痛苦。美中不足的是作为证据的研究不够全面：基本都是从患者的角度来评价共情，缺乏来自医生的评价。共情还可以降低患者的焦虑。在一项评价医生的共情对患者焦虑影响的随机对照研究中，仅仅观看了 40 秒"增强共情"视频（视频里医生了解患者的心理需求，给予支持和陪伴，理解患者的情绪状态，触摸患者的手以及使患者感到安心）的干预组的焦虑水平显著低于对照组。最后，共情能力有利于医务人员作出有助于患者的适当反应，促进医患关系，利于患者的临床结局。如果医护人员能够给患者更多的情绪认知关注和共情反应，将有助于建立合作、和谐的医患关系模式。目前国内关于共情与医患沟通尚无实证性研究。

四、以患者理解的方式传递坏消息

医学中的术语非常多，但患者或家属对非常专业的医学术语通常无法理解，这会影响到坏消息的告知和沟通，因此如何以患者或家属能够理解的方式传递坏消息就显得尤为重要。以患者理解的方式告知就是将非常学术的医学知识以科普的语言来呈现给患者。比如告诉患者要做一个毕罗（Billroth）氏Ⅰ式手术患者可能会显得特别恐惧、担心或害怕焦虑，但是如果你能够给患者画一张生动的图告诉他切去了哪一部分胃，如何将剩余的部分与肠道连接，患者可能很快明白手术并没有那么可怕。

Fujimori 告知坏消息的综述显示患者希望医生用清晰的语言和诚实的态度告知坏消息，这种方式便于患者的理解，要小心措辞，避免医学术语，展示检查结果和在需要时写下重要的信息。《肿瘤患者告知与同意的指导原则》中指出，鉴于恶性肿瘤的凶险性和预后的多变性，肿瘤患者的告知更应强调告知的真实性、全面性和准确性，为患者及家属提供较为充分的信息，以便患者及家属有更多的选择和充分的思想准备。

相关综述研究显示，患者在会谈中会忘记大量的信息。有证据显示，理解和回忆可以通过以下方式提高：①给予清晰、具体的信息；②解释医学术语和避免医学专业术语；③针对不同的患者给予不同的告知方式；④最先告知最重要的信息；⑤重复和总结重要的信息；⑥主动鼓励提问；⑦主动询问理解程度，如"到现在为止，我所解释的都清楚吗？您可以总结一下您的选择是什么吗？"这几项研究都是观察研究，不是随机对照研究。国内由 24 家医院、8 所大学和 6 个学术团体于 2008 年共同起草、制订的伦理学性质的文件《肿瘤患者告知与同意的指导原则》中也指出，要采取个体化原则告知，鼓励患者或家属提出自己的疑惑，并尽可能地给予解答，吸取其合理的意见，满足其合理的要求。该指导原则是国内伦理学性质的文件，属于经验性共识。

五、如何为患者提供支持和希望

通常情况下，鼓励患者谈论他们的疾病和疾病的影响并给予适当的支持是很重要的。公开、坦诚地面对疾病和表达情绪能增强患者的适应能力，如果避免谈论这些问题反而会引起患者高水平的痛苦。Fujimori 的综述研究显示，患者希望医生使用支持性的表达方式帮助他们减轻痛苦，允许患者表达他们的感受，并给予患者支持。

在给予信息时要强调希望。一项关于转移性乳腺癌患者（包括 17 名患者，13 名医护人员）的定性研究显示，患者渴望预后的信息，但是也不希望整个生活中就只充满着各种可能性，访谈还强调保有希望的重要性。一定的沟通技巧能增强患者希望的观念。Roberts 等调查 100 名新诊断乳腺癌患者发现，患者希望医生采取一种"自信开放的态度，像一个支持和鼓励的教练而不是一个分离的医生或安慰的看护人"。《肿瘤患者告知与同意的指导原则》指出对治疗效果的介绍也应适度，实事求是，要注意帮助患者及家属树立信心，保持乐观的心态，以利于治疗。

六、讨论预后

研究告知预后的合适时间的文献较少，一些研究建议在第一次会谈时就应该告知。在一项乳腺癌患者的调查中，91% 的患者希望在第一次与肿瘤科专家的会谈时，在谈论治疗之前就讨论关于预后的问题。虽然如此，64% 的患者希望她们的医生在告诉他们预后之前要先确认一下。建议告知患者信息的时候要有一定的程序，给她们机会去确认她们的诊断和预后，提出问题，在提出治疗之前先回答这些问题。考虑到每次给予的信息都会有变化，在告知之前与患者确认她们想知道多少是很重要的。为了患者能全面了解信心并作出治疗决定，关于预后的信息可以与不同治疗选择的结果一起告知。

讨论预后的过程包括沟通风险概率。然而，很多患者是很难理解概率的具体含义的。当谈论到预后或者治疗结果时，医生需要去确认患者对数据和非数据评估的风险的理解程度，以判断患者是否正确理解这样的复杂信息。临床医生需要去修正患者对于预后和治疗获益的估计，虽然这种调整对于患者和家属来说是很痛苦的，但是需要给予患者时间和资源来考虑获益和风险。

七、SPIKES 模型与 SHARE 模型

医疗质量不仅取决于医疗技术还取决于沟通技能。调研结果显示许多临床医生对自己的沟通技能并不满意。沟通欠佳的原因在于缺乏信心或者缺乏知识。沟通技能训练可以协助医生开展诊疗工作，持续的培训是大有裨益的，并且这项技能需要不断巩固和加强。

目前在国际上应用比较广泛的两个告知模式，一个是在西方国家运用较多的 SPIKES 模

型（SPIKES model），见表 17-2；另一个是在东方国家运用较多的 SHARE 模型（SHARE model），见表 17-3。这两种模型的简要介绍如下：

表17-2　SPIKES模型

设置（setting）

- 回顾一遍病例，认真考虑一下你准备告知信息的内容。选择一个安静而不会被打搅的房间，将通信设备调至静音。
- 如果有必要，可以让患者带一个或多个家属。
- 与患者面对面坐下来，平视患者，这样可以减轻他们的"白大衣综合征"。

患者认知（patient's perception）

- 查明患者当前对病情和化验结果的理解程度。这样医生就能清楚患者对疾病的认识程度与实际情况间的差距大小。
- 简单的陈述："在我告诉您结果之前，我得确定我们对病情的掌握情况是一致的。那么，请您给我讲一下您对当前病情的了解。"

对信息的需求（information need）

- 在这个步骤中，要避免将大量信息托盘而出。
- 首先提问，"我现在能谈一下检查结果的情况吗？"当有家属在场时，这样的提问尤为重要。因为患者可能不愿意让家属知道。
- 有些患者（特别是晚期患者）可能不愿意听到详细的情况。

给予信息（provide knowledge）

- 最好通过下述带有共情的陈述来让患者做好心理准备："我有一个不好的消息要告诉你。"而不至于太突兀。然后要用清楚的语言告诉患者这个消息，而且避免使用专业术语而造成误解。
- 虽然医生有时会设法让一个坏消息看起来没那么糟糕，但沟通过程中需要注意，保留部分信息或将错误信息告知患者，反而可能会导致患者丧失对医生的信任感。
- 在告知时要尽量做到诚恳、共情，也可以适时握住患者的手，表达对患者的关切。
- 避免引起患者产生恐慌的陈述。

情感和情绪支持（responding to emotions with empathy）

- 当告知的消息很糟糕或是出乎意料时，患者往往会表现出一系列的情感和情绪反应，惊愕、哭泣、愤怒等。
- 不论患者出现什么样的情绪反应，医生都应表现出耐心和理解。如果患者痛苦不已，甚至哭泣，你可以靠上前去，递给患者纸巾。下列的陈述也会有帮助："我知道这件事在你的意料之外……"或者"能告诉我你现在有什么想法吗？"
- 这些方法往往可以预防患者的情绪恶化，也会让患者感谢医生并感到"医生是关心我的"。
- 如果再告诉患者"情况虽然不是太好，但是我们要一起努力战胜它。"也可以再次让患者相信医生对他的关切不会因为病情的变化而改变。

策略和总结（summary）

- 一个策略可以为患者指明方向，帮助其减少因为对疾病和对未来的不确定而带来的紧张情绪。
- 鼓励患者带来一个家属或重要的人，这样患者因为紧张而没有记住的信息也可以得到传达。
- 应该和患者谈及这个消息对整个家庭的影响。"我不知道该怎样告诉我的孩子"是需要讨论的一个重要问题。
- 在告知坏消息后，一定要将你推荐的治疗计划告知患者。
- 永远都不要说"我们已经无能为力了"。

表17-3　SHARE模型

支持性环境的设定（supportive environment）

- 在保有隐私的场所进行（避免在病房床边或楼道里，宜使用面谈室进行）。
- 设定充分的时间。
- 确保面谈不被中断（在传达坏消息时，不要接手机，事先静音，如果必须接听，须向患者和家属致歉）。
- 建议家属一同在场。

坏消息的传达方式（how to deliver the bad news）

- 态度诚实、清楚易懂，仔细说明病情，包括疾病的诊断、复发或转移。
- 采用确定患者可以接受的说明方式。
- 避免反复使用"肿瘤"字眼。
- 用字遣词应格外谨慎，恰当地使用委婉的表达方式。例如，"接下来要说的是你这几天你一直担心的问题（停顿），你准备好之后，我再继续说明（停顿，面向患者，视线停在患者身上，等待患者回应）。我可以继续说吗？"
- 鼓励对方提问，并回答其问题。

提供附加信息（additional information）

- 讨论今后的治疗方案。
- 讨论疾病对患者个人日常生活的影响。
- 鼓励患者说出疑问或不安。
- 依照患者情况，适时提出替代治疗方案、备选意见（second opinion）或预后情形等话题。

提供保证和情绪支持（reassurance and emotional support）

- 表现体贴、真诚、温暖的态度。
- 鼓励患者表达情感，当患者表达情感时，真诚地理解接受。
- 同时对家属与患者表达关心。
- 帮助患者维持求生意志。
- 对患者说"我会和你一起努力的"。

美国临床肿瘤学会（American Society of Clinical Oncology，ASCO）推荐向恶性肿瘤患者告知病情时使用 SPIKES 沟通模型，可以有效减少恶性肿瘤患者心理负担。国内采用 SPIKES 模型对乳腺癌患者进行告知的研究显示，对年轻乳腺癌患者采用团队协作的 SPIKES 沟通模型告知患癌的坏消息，可以有效提高其生存希望指数，减轻心理负担，提高积极应对能力，但这项研究是非随机对照研究，样本量偏小，病种较少。Wuensch 的一项关于对中国 31 名医护人员进行 SPIKES 培训之后的研究显示，参与者在接受培训后，在告知家属和患者诊断、预后及死亡方面的表现都有所改善。Pang 的研究显示国内培训师与国外培训师在 SPIKES 的培训方面无差别。

肿瘤病情告知也是存在文化差异的，为了探讨病情告知的文化差异，日本将美国 MD Anderson 恶性肿瘤中心所使用的病情告知喜好量表（The Measurement of Patients' Preference，MPP）翻译成日语版本，以此来给日本恶性肿瘤患者进行测试，结果显示日本恶性肿瘤患者的想法倾向于"情绪性支持"的因子。例如，"医生会安慰患者的情绪""鼓励患者说出内心感受"。同时在美国的研究中发现恶性肿瘤患者看重"内容与传达方式"因子。中国台湾的病情告知采用了日本的 SHARE 模式。研究结果显示，进行了培训的 257 名医疗人员在告知坏消息的技能方面都有提高，而且也增强了告知的信心。这项研究是一项前后对照研究，非随机对照研究，且只对培训的医疗人员进行了评估。日本的一项随机对照研究显示，将医生随机分成两组，干预组进行了 SHARE 模式培训，对照组未经培训，对 1192 名患者进行告知，干预组的医生在随访中比对照组医生更自信，干预组患者的焦虑抑郁水平明显低于对照组。证据显示两种告知方式都会减轻患者的痛苦和医生告知的压力，但必须注意到东西方文化的差异性。

八、《中国肿瘤心理治疗指南》推荐意见

（1）我们推荐在安静、能保护隐私的地方，在有充足的时间的情况下面对面地进行告知，是否需要家属陪同可以征求患者意见。（强烈推荐，中等质量证据）

（2）临床医生在与患者沟通中应该注意共情，应在开始时使用开放式提问，了解患者的感受，在交流中恰当地使用适合患者的非语言交流。（强烈推荐，中等质量证据）

（3）我们推荐以患者为中心的咨询方式，但在少数情况下，临床医生需要及时觉察到某些喜欢以医生为中心的沟通方式的患者（强烈推荐，低质量证据）。

（4）临床医生应该清晰和诚实地提供信息，使用非专业术语，以患者能理解的方式告知病情。（强烈推荐，中等质量证据）

（5）临床医生在沟通过程中应该确认患者对交流内容的理解和记忆，用通俗易懂的话语来告知医学信息，解释困难的术语并避免医学专业术语，鼓励患者提问并主动询问患者理解程度。（强烈推荐，低质量证据）

（6）临床医生在告知过程中要以保有希望的方式告知，鼓励患者表达他们的感受，对他们的情感给予共情和支持。（强烈推荐，中等质量证据）

（7）临床医生应该告知患者明确诊断，是否是恶性肿瘤，以及关于疾病全部的信息，包括预后及治疗方式，及治疗的风险。（弱推荐，中等质量证据）

（8）SPIKES 模式出现较早，国内多采用该种模式。SHARE 模式出现较晚，但 SHARE 模式可能更适合东方文化人群，在日本和中国台湾都取得了比较理想的效果，因此我们推荐使用 SHARE 模式。（强烈推荐，高质量证据）

[延伸阅读]

1. 唐丽丽. 中国肿瘤心理治疗指南 [M]. 北京：人民卫生出版社，2016：51-59.
2. 唐丽丽，王建平. 心理社会肿瘤学 [M]. 北京：北京大学医学出版社，2012.
3. 霍兰. 癌症人性的一面 [M]. 北京：中国国际广播出版社，2007.
4. 沃森，基桑. 癌症患者心理治疗手册 [M]. 北京：北京大学医学出版社，2016.

（唐丽丽）

第18章

如何与儿童患者交谈

儿童不是"缩小的成人"。

与成人相比，儿童常常起病急，临床表现不典型，病情变化快、容易反复。各年龄阶段儿童患病种类不同，各系统发育不完善，疾病种类、对致病因素所致的病理、病生理反应与成人有很大的区别，并且儿童辅助检查手段有限。因此，儿童疾病的诊疗策略与成人有很大的不同。

在医患沟通方面，虽然儿童与成人有许多相同之处，例如所有年龄的患者都需要询问主诉、现病史、既往史、个人史、家族史等，医患沟通方面尊重、保密、热情等基本技能和价值相同，但是由于儿童发育不成熟的特点，参与交流对话、提供信息资料的常常不是儿童本人，而是儿童的父母和（或）监护人，获得的信息许多不是儿童的亲身感受，而是家长的主观判断和感受，因此病史的客观性、真实性与儿童实际情况可能会有差异。这使得儿童的医患沟通较成人更为复杂。医护人员不仅要懂得如何和儿童沟通，还要懂得如何跟儿童的家长们沟通，因此对于交流沟通能力的要求更高。

此外，儿科涉及的对象包括新生儿、婴幼儿、学龄前儿童、学龄儿童和青春期儿童。在不同的年龄阶段，儿童的沟通方式又有很大不同。

📖 播客

一位医学生的角度

"老师，我快要崩溃了，完全不知道该怎么跟小孩子打交道。我刚走进病房，对着那个1岁的小宝宝眨了眨眼睛打了招呼，其他什么都没干，宝宝就哇哇大哭。妈妈好不容易哄好不哭了，宝宝看了我一眼以后又开始大哭。我好尴尬，只好出来了。"

"没关系，慢慢来，可以等宝宝睡着了再去找妈妈问病史。有没有找一个大点的孩子试着聊聊？"

"先找的是一个8岁女孩，也很崩溃，开始还聊得还挺好的，后来我无意中问了一句落下的课怎么办呢？她就开始哗哗掉眼泪，怎么劝也不行。"

阿明　一位初来儿科见习的医学生

一、影响与儿童沟通的重要因素

儿童时期是一个人成长发育的关键时期，变化最大，可塑性也最强。儿童心理行为发育的不成熟、来自家庭以及社会的过度关注等都是影响与儿童沟通的重要因素。

1. 儿童理解和自我表达能力差　儿童理解医学术语和现象的能力比成人更差，对于疾病过程的不理解会影响儿童对于诊疗行为的配合度。婴幼儿患病常常不会通过语言来表达其不适和要求，由于不能很好地表达自己的意愿并向大人倾诉，稍有不适和疼痛，就表现出烦躁和哭闹不安。有时年长儿也不能完整、准确地自我表达病情，常靠家长代述，因此，家长对病情的陈述往往是病史的关键部分，但其可靠性差异很大。

2. 儿童情感控制能力低　儿童患者的心理活动大多随诊疗情景而迅速变化。学龄前和学龄期儿童认识事物时常以自我为中心，情绪变化快，情感控制能力较成人明显低下。尤其是 3 岁以下儿童，更是缺乏理解能力及对因果关系的判断能力。如婴幼儿患者在候诊时，一旦被抱上诊疗床，看见穿白大褂的医生，往往马上精神紧张、哭闹不止。儿童注意力相对不集中、转移较快，容易被外界事物所吸引。有些孩子生性好动，医务人员询问病史时常很难控制与他们的谈话，做体格检查、治疗时部分患儿表现出不合作。因此，医务人员必须要有足够的耐心，有时甚至需要反复多次才能获得正确的检查结果。

3. 儿童心理承受能力差　儿童心理承受能力有限，特别是在疾病和治疗所产生的痛苦面前常常会将自身的弱点暴露出来，并且缺乏应对能力。因此，患儿常常表现出恐惧、愤怒、惊骇、烦闷、不安、抑郁、沉默、孤独等情感，表现出不愉快、饮食不佳、睡眠不宁等。有的患儿甚至发生夜惊、尿床等现象，害怕打针、吃药，害怕与穿白大褂的医务人员接触。尤其是既往患病后留下不愉快体验的儿童紧张、焦虑或恐惧的情绪更为明显。

4. 家长的态度会影响跟儿童的沟通　儿童患病后对家长的依恋及依赖性增强，家长的焦虑和紧张在所难免，家长的紧张情绪会影响孩子。此外，家长对患儿过分的照顾和溺爱、对患儿不正确行为的容忍和支持、对于医疗工作者及医疗行为的怀疑和不信任等，也会影响与医务人员的正常沟通以及诊疗行为。

5. 社会因素和周围环境的影响　儿童（尤其是独生子女）生病后脱离学校、社会环境，突然面对一个陌生的环境，心理上会有一个不适应的阶段。

💻 博客

一位住院医生的角度

"今天好高兴啊，珊珊看见我终于不哭了。以前只要我一推开门，就哇哇大哭，她一哭旁边的小宝嘴也开始撇，好打击我啊。"

"那你是怎么做到的呢？"

"当然得提前做好功课了。我之前趁珊珊睡着的时候跟妈妈聊了聊。妈妈说她主要是看到穿白衣的阿姨、害怕又要打针就哭，还告诉我她最喜欢的玩具是米老鼠。于是，我跟妈妈商量好，珊珊午睡醒了以后心情比较好的时候，妈妈带她到游戏区，然后告诉我。我脱掉白大衣，拿着我挑选好的米老鼠，到游戏区找她，她看到我手里的米老鼠一亮。哈哈，我俩先玩了米老鼠，又玩了几个游戏，跟我可好了，都不找她妈妈了，趁着她高兴，查体都顺利完成了。"

阿云　一位儿科住院医师

二、儿童沟通策略

由于儿童的特殊性，儿科的医患沟通常常主要是在医务人员和患儿家长之间进行，但是也不能忽视与患儿之间的交流。以下措施有助于与儿童之间建立良好沟通。

1. 建立有效沟通的环境　一个相对私密、舒适、安静的交流环境对于患儿和家长都很重要。关闭电视和其他音像设备。如有可能尽量制造单独交流的环境，同屋的其他患儿暂时移至别处。如果做不到，也应该拉上帘子，尽量营造一个较为私密、安静的环境。色彩丰富的墙壁、精心设计的儿童游乐设施和玩具、符合儿童身材的小桌子和小椅子会让孩子感觉舒服。这些都将会有利于沟通的顺利进行。

2. 正确运用语言　交谈话语要符合儿童的认知水平，交流节奏要符合其发育阶段，这样儿童才会有被理解和被尊重的感觉。不要用高人一等的语气跟孩子讲话，也不要以低于该年龄段儿童认知水平的语言讲话，他们会认为你不尊重他们。确认孩子是否能听懂非常重要，在适当的时候让孩子重复你说的话，以确认他们是否能听懂，也可以借助玩具以证实孩子是否听明白了。医生和父母在各方面保持一致非常重要，尤其对于青少年，他们希望了解可能会发生的事情。如实、清楚的解释比隐瞒病情，可能更容易缓解他们的焦虑情绪，并且可以促进医生和儿童患者之间关系的和谐。

3. 合理利用玩具和游戏　儿童在玩耍时更容易放松。如果情况许可，可以让孩子在就诊的时候携带自己喜欢的玩具和书籍。孩子看到自己喜欢的玩具，也容易减少对于疾病的担忧，这样也有利于交流的顺利进行。此外，医务人员也可以借助玩具向患儿解释医疗步骤，同时了解患儿对于诊疗措施的认知程度，泰迪熊、洋娃娃等玩具都能够发挥很大作用。比如："我们看看娃娃哪里疼了呢？"

4. 医生的穿着、仪容和态度　医生恰当的穿着和仪容能够让孩子舒服，也会有利于与患儿顺利的沟通。比如，医生的听诊器是彩色的，再别上个小熊；口袋里装着小巧的毛绒玩具随时可以拿出来逗逗孩子。如果孩子看到穿白大衣的就哭，也可以在跟孩子接触前脱掉白大衣，穿便服跟孩子交流。

在开始交谈前，花很短的时间与孩子建立良好关系，对婴幼儿微笑、抚摸、拥抱。与学龄前儿童谈论下他喜欢的玩具、动物、动画片以及他感兴趣的话题，称赞下他的衣着打扮。这些举动都有利于跟孩子建立亲善的关系，解除他们的生疏、恐惧感，比只单纯热情地打招呼要好很多。

5. 关注儿童的感受　医生跟每一个人的交流都特别重要。即使孩子年龄特别小，也能从医生的肢体语言中获取信息，了解其所表达的情绪。随着年龄的增长，孩子参与交流会增多。医生在与患儿父母沟通的同时也要注意跟患儿沟通，不能把你的全部注意力都转向他们的父母。要注意询问孩子是愿意自己讲述他们的故事，还是愿意让他们的父母来讲述。儿童常常有他们自己的需求，需要时刻注意他们的需求，给孩子机会表达情感、提出有关诊疗的问题。尤其对于年龄较大的儿童更要耐心听其讲述，适时给予肯定和引导，这样能提高他们的满意度和对治疗的依从性。查体及做各种检查、治疗尽量征得孩子同意，动作轻柔，尽量不给患儿突然的刺激。诊疗过程要经常关注孩子的感受，帮助孩子维护自尊，对于孩子的表现要经常给予肯定和表扬。对于一些患慢性疾病的儿童，要经常鼓励他们，给予他们战胜疾病的信心。此外，要注意有些患儿因惧怕打针、住院等不肯实说病情，有些患儿因不愿上学、去幼儿园而谎说症状（如腹痛、头痛等），刚会说话的儿童往往把不痛说成痛，对这些均需综合分析判断。

6. 尊重家长的感受　儿童是患者，但在许多事情上他们的父母是医务人员进行沟通的重要对象。父母对孩子的焦虑程度常常难以用语言表达，对孩子的病情常常过度担忧，父母的焦虑和孩子的实际病情常常不成正比。医务人员需要充分理解家长的焦虑和担心，不要总认为家长小题大做，耐心细致跟家长交谈，认真对待家长的每一个问题，无论遇到任何问题都不要与家长发生正面冲突。并且应该理解，无论医生拥有多少关于儿童疾病的经验积累和专业知识，父母往往比任何人更了解孩子的状况，并且他们也非常希望能够积极参与孩子的诊疗决策。

表 18-1 是在与儿童进行沟通时鼓励的行为和应避免的行为。

表18-1　与儿童进行沟通的注意事项

鼓励	避免
• 跟儿童交谈时，身体尽量与患儿保持同一水平线 • 开始交谈和查体之前，要建立融洽的关系，获得信任 • 学习和掌握孩子用来表达情感及解剖部位的词汇 • 跟孩子讲话的语气要镇静，有利于消除恐惧感，安抚患儿 • 诊疗行为之前，尽量解释每一个步骤，争取得到孩子的配合，可以借助泰迪熊或其他玩具 • 适时求助患儿家长 / 监护人	• 过分依赖小礼物和小恩惠。过分依赖会形成一种难以扭转的依赖关系 • 许诺实现不了的承诺，比如"不会疼"。反而会使儿童迷惑、沮丧、不信任 • 使用复杂的语言或医学术语 • 诊疗时间过长，让孩子忧心过重 • 将孩子单独留在一个陌生的环境，或者与陌生人待在一起 • 让孩子坚强，不让他们哭喊出来

　　1996 年，加拿大 Calgary 大学 Kurtz 教授和英国剑桥大学的 Silverman 博士联合完成了《Calgary-Cambridge 指南》，旨在以具体、简明、可及的方式回答医患沟通中的技巧问题。该指南界定了基于四种主要元素（结构、技巧、合理性、广度）而建立的以技巧为基础的课程设置，描述并简单定义了 71 个核心的，也是基于循证基础的沟通技巧。在应用该指南与儿童沟通时，需要特别注意的环节是交谈的开始和构建关系阶段，不管是刚刚学步的幼童还是青春期前的儿童，在接诊的初期创造和谐、融洽的氛围最为重要，这将有利于患儿在随后的诊疗过程中情绪稳定、态度配合。下表 18-2 是应用《Calgary-Cambridge 指南》与儿童沟通的一些技巧。

表18-2　儿童沟通中应用《Calgary-Cambridge 指南》的沟通技巧

沟通框架	沟通项目	沟通技巧
开始	准备	为孩子及其家长营造一个适宜的环境，包括玩具和适龄书籍；关注参与交谈人员的就座情况
	营造最初的和谐融洽氛围	问候并确认在场的所有成人 / 儿童的身份。如果儿童年龄足够大，则最好通过她 / 他来介绍。通过一起玩耍、聊天，或者与患儿父母建立和谐的氛围，来让孩子参与。评估孩子与你在一起初期的舒适程度，并据此调整你的方法
	找出就诊咨询的原因	如果可能，尽量让孩子来确定，谁来"主导"故事以及其他人如何发挥作用
采集信息	倾听、辅助、恰当使用开放或者封闭式的问题	年龄较小的孩子可以边玩边采集信息。积极鼓励他们用孩子和家长的话来讲述他们的故事。运用适合于孩子年龄的开放式和封闭式提问技术。一般来讲，带选择的封闭式提问适用于较小的孩子，而叙述性的问题对于较大年龄的孩子更有效。了解孩子和父母双方的意见（父母和孩子之间可能存在差异）
	理解孩子和父母的观点	鼓励他们表达感受（父母也许能描述患儿的感受，但也需要让孩子自己描述）。除现病史外，还包括孕产史和出生史、免疫接种和既往疾病史、生长发育、药物及过敏、家族史等
组织结构	使用内部总结和提示标志	可以反复使用这些技巧，特别是当你把注意力从孩子转向父母然后又转回来时。比如："小明，你妈妈刚才告诉我你肚子疼，她觉得是这样……现在我想听你说说。你能告诉我到底哪里疼吗……你能指给我看吗？"
体格检查	营造一个适宜体检的气氛和环境	对幼儿的全面体检注意：可选择在父母的膝盖上 / 床上 / 玩耍中；将容易受哭闹影响的项目趁儿童安静时最先检查，刺激较大的项目如咽部，留在最后。等待合适机会，可以运用跟孩子玩耍来辅助检查 对于较大孩子的体检注意：注意他们的隐私问题；事先询问孩子愿意让谁陪伴

续表

沟通框架	沟通项目	沟通技巧
解释与计划	提供正确的信息	提供的信息数量和种类要适合于孩子及其父母做出正确的理解；某些情况下，让家长代表你向孩子做出解释可能更合适
	结合患者的看法	在给予信息时应结合家长和孩子双方的意见
结束会谈	让患者参与决策	让家长和孩子双方都适当地参与决策
	安全网	这对于家长的满意度以及确保准确理解都非常重要

📖 播客

一位青少年的角度

"我非常不满意上周接诊我的那位大夫姐姐，她只是跟我妈妈交谈，我坐在那儿只是听她们说，她问的问题我妈妈如果不清楚就回头来问我，然后由我妈妈再告诉她答案。其实她完全可以直接问我，我自己的不舒服只有我最清楚，而且我完全可以清楚地回答她的问题。因为我不喜欢她，她让我做的事情我就不想听她的。"

"好的，你更希望我跟你直接交谈对吗？是不是你还喜欢像这样咱俩单独聊聊？"

"我妈妈在场也没关系，但是要对我们两个人说话。而且我也不喜欢我被叫离房间，你们自己跟我妈妈谈话。我不是小孩子了，有什么事情希望能够当着我的面说。"

雯雯　一位因胸痛来就诊的 14 岁女孩

三、与不同年龄阶段儿童的交谈

随就诊儿童年龄阶段的不同，医患沟通的内容和方式都有所不同。比如，对新生儿的问诊内容和对青少年的问诊内容差距会很大；围生期情况在新生儿疾病问诊中非常重要，但是随着孩子长大，逐渐就不那么重要了，青春期以后提的就更少了。此外，不同年龄阶段的儿童其交流方式方法差距也很大，比如对新生儿、小婴儿的问诊主要是针对家长，跟孩子的交流更多的是在体格检查部分，而大年龄的儿童必须要兼顾孩子本身和家长的意见。

1. 与婴幼儿和学龄前儿童交谈　即使有家长的陪伴，与婴幼儿的单独交流也是不可能完成的任务，但这并不代表我们可以不关注与婴幼儿的沟通。婴幼儿有其独特的个性和喜好，需要通过特殊的沟通方式加以了解，比如目光接触。我们需要俯下身体，保持的距离需要既让他能看清你，又让他感觉安全；镇定而温和的与婴儿说话，如果他看上去很开心，可以语速加快、语调升高、跟他更多的交流，如果他有点紧张，我们则需要改变交流方法，如应用孩子喜欢的、感兴趣的玩具哄逗一下孩子，等他们情绪平稳些再跟他们交流。通过与婴幼儿的沟通，可以掌握他们的气质特征，知道孩子如何能获得安全感，如何跟他们交流。比如，有些婴儿吸吮安抚奶嘴能够安静下来。当然，也不能忽视父母的存在，孩子看到你和他的父母在愉快地交谈，也会放松对陌生人和陌生环境的警惕和戒备，对你产生信任感。

学龄前儿童由于心智发育还不成熟，无法从他人的视角看待世界，他们对于世界的理解简单，认为凡事非好即坏。比如他们可能认为弄疼了他们的医生护士是故意要伤害他们，他无法理解现在的疼痛是为了他未来更好。并且，先前的一些就医体验可能会造成儿童对医务人员的恐惧，曾就医过并且有不良体验的孩子会更害怕医护人员。

与婴幼儿学龄前儿童交谈可以采用以下方法：

- 叫孩子常用的名字，比如小名。

- 以屈膝等方式让自己的身体降低到与孩子同等的高度，不要用弯腰的方式，以免有压迫感。
- 使用简单的语言和幼儿熟悉的词汇。
- 用儿童的节奏来交谈，比如：将信息拆分并分层次。
- 开始与孩子交谈前，先跟孩子们一起玩会儿玩具，与父母聊一会儿。
- 可以让其坐在父母的膝盖上接受检查。
- 先征得父母的同意，然后向孩子解释你准备做什么并征得其同意。如果你首先征求孩子的意见，他们可能会说"不"。

2. 与学龄期儿童的交谈　随着孩子的逐渐成熟，学龄期儿童对于自身、周围情况以及疾病相关信息的理解逐渐深入，对于医护人员的恐惧、戒备、疏远感逐渐减少，绝大多数孩子可以配合整个交谈过程。与婴幼儿和学龄前儿童相比，学龄期儿童能够提供的信息更多，但是这些信息往往太宽泛、难以涉及主题，因此需要向其父母求证信息的准确性。

与学龄期儿童交谈可以采用以下方法：

- 介绍自己，并询问他们的姓名、年龄、就读学校以及他们熟悉的话题。
- 解释你同他们交谈的原因。
- 让他们坐在你和家长的中间，这样你能平等地分配与父母和孩子交流（谈话与观察）的时间。
- 询问孩子担忧什么，或者他们来医院的原因。
- 如果你没有理解他们的意思，可以请父母进一步解释和澄清。
- 耐心地向其解释医学概念，尤其对那些有慢性疾病的孩子。如果你解释得适当，孩子是有能力理解复杂概念的。
- 询问他们有关学校和朋友的事情。但是要记住，他们可能在父母面前不愿意谈及，尤其是他们受到欺负的时候。
- 注意使用他们能理解的词汇，以及他们习惯的叫法。
- 不要用上司的口气对他们说话，这可能会导致他们不配合。
- 采用适合他们的节奏交谈。
- 在他们哭的时候不要做检查。相反，要等到他们安静下来再进一步诊疗。
- 尽量不要给予无法实现的承诺，比如不弄疼他们，因为这会降低他们对你的信任感。

3. 与青少年的交谈　青春期是从儿童向成年过渡的时期，这一时期生理、认知和心理都会发生巨大变化。青春期的孩子比儿童时期的孩子更需要自己的独立空间，而且容易挑战权威，比如拒绝就诊，不配合治疗等。要承认他们是独立自主的，但也需要强调准时非常重要。医生要创造一切机会让青春期孩子自己做出诊疗选择。要给他们表达自己意见的机会，切记不要一味说教。每个青春期孩子都不一样，要考虑到不同个体和不同情形，根据实际情况来处理。

与青少年交谈可以采用以下方法：

- 无论父母在不在场，都要注意并关注他们的存在。
- 尊重他们的观点。
- 强调保密性和对隐私的保护。但是要注意，当你担忧他们的健康时，你必须基于知晓原则向上汇报。
- 当与其单独相处时，再询问有关性、酒精、吸烟和抑郁等问题。
- 如果合适的话，需记录青少年的整个心理状况，包括：家庭生活、教育、活动、情感、用药史、性、自杀、抑郁和自残、睡眠等。
- 不要以恩人自居。
- 认真对待他们对健康的关注和担忧，无论看起来有多荒谬。

- 对他们所说的不要感到震惊或者指指点点。
- 正常表现即可，不要试图模仿青少年的表现方式，比如表现得很"酷"。

四、总结

由于儿童发育不成熟的特点，参与交流对话、提供信息资料的常常不仅是儿童本人，还包括儿童的父母 / 监护人，因此与儿童的沟通较成人更为复杂。医护人员不仅要懂得如何和儿童交谈，还要懂得如何跟儿童的家长们交谈，要在跟儿童沟通和跟父母家长沟通之间找到平衡。此外，因为不同年龄阶段儿童的沟通需求不同，因此要针对不同年龄期儿童的沟通特点，应用不同的交谈方式。每一个孩子成熟情况不同，理解能力也会有不同，要根据具体情况调整交谈内容和难度，并且让孩子和父母都参与临床决策。

（齐建光）

第19章 如何与精神疾病患者沟通

精神疾病患者的身心特点及其所面临的社会环境因素，与躯体疾病患者相比具有明显特殊性，与精神疾病患者沟通的基本要求是以共情为基础，需要医生更加耐心、细致，心怀包容心和同情心，与患者建立融洽的治疗关系。

现代医学倡导的生物－心理－社会医学模式认为，精神疾病的发生、发展和转归是生物－心理－社会等多因素影响的结果，因此，精神疾病的治疗和预防不能只关注药物，心理干预和社会支持在健康转归中也发挥着非常重要的作用。作为精神科医生应该遵循生物－心理－社会医学模式，除使用药物治疗外，还应该通过沟通向患者提供心理－社会支持。事实上，精神病学的治疗目标与其他专业的治疗目标是一致的，都是要通过与患者进行交谈，给予温暖，积极倾听，并以共情的方式与患者建立融洽的治疗关系。而与精神疾病患者交谈时所需要的沟通技巧与任何医学分支领域所需的技巧相同。对于轻症患者的诊断信息，应当首先选择与患者本人进行充分的信息交流，由患者决定是否告知他人；对于重症患者，特别是自知力缺乏的患者，沟通的内容主要是鼓励患者讲述自己的症状，最后的诊断则主要是与其监护人和近亲属进行沟通，沟通的内容主要是鼓励患者讲述自己的症状，最后的诊断则主要是与监护人和近亲属进行沟通，不得向其他任何人透露，除非法律有特殊规定。

一、精神疾病患者身心特点

精神科疾病以心理和行为改变为特征，因病种的不同其心理和行为特征也不同。精神疾病患者的心理特征及其涉及的社会心理因素，与躯体疾病患者相比具有明显的特殊性，主要体现在以下几个方面。

（一）广泛而强烈的病耻感

精神疾病患者的病耻感是一个不容忽视的问题，病耻感的存在严重影响到患者的生活质量和康复。1963年，社会学家Goffman首先提出病耻感的概念。病耻感又称自我污名（self-stia）指在社会公众对精神疾病患者抱有负性偏见及采取歧视性态度和行为的背景下，患者（及其家属）对自身罹患精神疾病持负性偏见，觉得患有精神疾病是一种耻辱并为此自惭形秽。精神疾病的耻辱感伴随着人类历史而产生，至今仍然非常广泛和强烈。罹患精神疾病之后，多数人羞于启齿，讳莫如深，哪怕是非常普通的抑郁症、焦虑症等也可能讳疾忌医。同时，社会公众对精神疾病患者的包容、接纳、同情做得不到位，不自觉的歧视和排斥也加重患者的心理负担和病耻感。许多病耻感强烈的患者和家属由于担心受到歧视而选择了隐瞒病情或不遵医嘱，导致许多患者未能及时得到有效的治疗或者治疗依从性很差。

（二）疾病自知力的特殊性

躯体疾病患者尽管不清楚疾病的性质和诊断，但基本上能意识到自己有病而主动求医；与之相反，许多精神疾病患者不能恰当地意识到自己的疾病。一般来说，"非精神病性精神障碍"（即以神经症为代表的轻症精神障碍）患者多数对疾病有一定的自知力，主动求治。但也有一些特例，如疑病症、躯体化障碍患者等，否认症状的精神疾病性质，坚持认为是躯体疾病的表现，反复就诊于综合医院各科，过度检查和治疗，不相信医生的解释，成为各科医生都感到难缠的患者。另一些患者对严重的躯体问题也视为正常，如严重厌食症的患者尽管已经骨瘦如柴，多项化验指标异常的证据以及医生的反复解释，都不能纠正他们认为自己太胖的观念，继续节食而导致严重后果。以精神分裂症为代表的重性精神疾病患者，在疾病的发展期大多数丧失自知力，不承认有病，拒绝医治。所以，自知力问题在精神疾病中比较特殊，并且经常是影响医患沟通的重要障碍。

（三）人格异常导致沟通困难

人格缺陷是精神疾病的一个重要致病因素（或称危险因素）。常见的人格缺陷有自卑、抑郁、怯懦、孤僻、冷漠、悲观、依赖、敏感、多疑、焦虑或对人格敌视、暴躁冲动、破坏等。人格缺陷并没有一个标准的行为模式，因人而异。主要表现为性格偏激、行为异常、乖张、情绪控制能力差，性格孤僻、话语真假混淆等现象，可以考虑为人格缺陷。依其具体表现可以分为：反社会性、回避性、边缘性等。一些患者和家属存在不同程度的人格缺陷，而人格缺陷往往是导致沟通困难的重要因素。不了解这一点，沟通时就会对患者的表达与交流方式感到不理解和难以接受，从而出现明显的情绪和行为上的冲突。

（四）精神疾病本身的症状有交流障碍

以精神分裂症为代表的精神病性障碍患者，许多都存在交流和沟通的障碍。有时交流障碍是疾病的原发症状（或核心症状），比如思维松弛和情感淡漠的患者，一般人很难听懂他们的言语表达，也很难了解到他们真实的心理需要；有时交流障碍是其他症状的影响，比如迫害妄想患者，为防御假想对象的迫害，而拒绝交流与沟通；有的患者受偏执观念或妄想的影响，沉浸在自己的思路里，在交谈中很难听取别人的意见；有的患者处于思维高度活跃的言语兴奋状态，滔滔不绝很难打断；有的患者则完全缄默不语，对任何提问都毫无反应。这些都会给医患沟通带来较大困难。

（五）精神疾病涉及的社会因素复杂繁多

社会心理因素是精神疾病发病的两大因素之一（另一个是生物学因素）。一般来说，心理因素或多或少会在发病与治疗中发生不同程度的影响，心理治疗是某些疾病的主要治疗方法，也是多数精神疾病的重要辅助治疗。对抑郁和焦虑障碍来说，心理因素对发病和治疗都起到很大作用，而创伤后应激障碍则直接由心理应激导致。另外，不同民族、不同文化和不同社会风气以及宗教信仰、生活习惯等与精神疾病的发生也密切相关。

二、临床常见精神疾病患者的心理特点

目前，国际上将精神和行为障碍分为如下 11 类：①器质性精神分裂症；②使用精神活性物质引起的精神和行为障碍；③精神分裂症、分裂型障碍和妄想性障碍；④心境障碍；⑤神经症性、应激相关的以及躯体形式障碍；⑥与生理紊乱和躯体因素有关的行为综合征；⑦成人人格和行为障碍；⑧精神发育迟滞；⑨心理发育障碍；⑩通常起病于童年与青少年期的行为和情绪障碍；⑪未特指的精神障碍。临床常见精神疾病患者的心理特点如下：

（一）精神分裂症及其他妄想性障碍

1. 精神分裂症（schizophrenia） 精神分裂症是一种病因未明的常见精神障碍，具有感知、思维、情绪、意志和行为等多方面的障碍，以精神活动的不协调和脱离现实为特征。通常能维持清晰的意识和基本智力，但某些认知功能会出现障碍。多起病于青壮年，常缓慢起病，病程迁延，部分患者可发展为精神活动的衰退。发作期自知力基本丧失。

2. 妄想性障碍（delusional disorder） 妄想性障碍又称偏执性精神障碍（paranoid mental disorders），突出的临床表现是出现单一的或一整套相关的妄想，并且这种妄想通常是持久的，

甚至终生存在。妄想内容有一定的现实性，并不荒谬。个别可伴有幻觉，但历时短暂而不突出。病前人格多具固执、主观、敏感、猜疑、好强等特征。病程发展缓慢，多不为周围人觉察。有时人格可以保持完整，并有一定的工作及社会适应能力。

3. 急性短暂性精神障碍（acute and brief psychotic disorders）　急性短暂性精神障碍的共同特点主要有：①在 2 周内急性起病；②以精神病性症状为主；③起病前有相应的心因性因素；④在 2～3 个月内可完全恢复。

（二）心境障碍

心境障碍（mood disorder），旧称情感性精神障碍（affective disorder），是以明显而持久的情绪高涨或情绪低落为主的一组精神障碍。心境改变通常伴有整体活动水平的改变。其他症状大多是继发于心境和整体活动的改变，严重者可有幻觉、妄想等精神病性症状。大多有反复发作倾向，每次发病常常与应激性事件或处境有关。

1. 躁狂发作（manic episode）　躁狂发作的特点主要是：情绪高涨、思维奔逸、精神运动性兴奋，很容易受周围环境的影响。患者说话口若悬河、滔滔不绝、高谈阔论，别人没有插话余地。患者感觉自己"脑子非常灵活""变聪明了"等。同时，患者动作迅速、敏捷，可以无休止但无次序地进行，整天忙忙碌碌，片刻不得安宁，特别是人多的场合更是活跃。

2. 抑郁发作（depressive episode）　抑郁发作的特点主要是：情绪低落、思维缓慢、语言动作减少和迟缓，表现为无精打采、兴味索然、郁郁寡欢等。由于抑郁发作，患者表现出焦虑、悲观、绝望进而产生自杀观念和行动。同时，患者生活被动，丧失主动性，工作、学习困难或不能，活动减少，反应缓慢，懒于生活，自愿处于孤立无援的境地，像掉进大海中间或深渊的底部。回答医生的问题时反应迟缓，低声细语，内容简短。

（三）神经症

神经症（neurosis）是一种精神障碍，主要表现为持久的心理冲突，患者觉察到或体验到这种冲突并因而深感痛苦且妨碍心理功能或社会功能，但没有任何可证实的器质性病理基础。具有如下特点：

（1）起病可与精神应激或心理社会因素有关。

（2）无任何可证实的器质性基础。

（3）患者对自己的病有相当的自知力，一般均能主动要求治疗，到处求医。

（4）患者病前多有一定的素质与人格基础。

（5）不具有幻觉、妄想等精神病性的症状。

（6）一般社会适应能力良好。

（7）主要表现有焦虑、惊恐发作、恐惧、强迫、抑郁、疑病和神经衰弱等症状。

（8）患者表现为无法摆脱的精神痛苦，妨碍到自身正常的工作、学习、生活或社交活动。

（四）应激相关障碍

应激相关障碍（stress related disorders）又称反应性精神障碍或心因性精神障碍，是指一组主要由心理、社会（环境）因素引起的异常心理反应而导致的精神障碍。

1. 急性应激障碍（acute stress disorder）　急性应激障碍患者在遭受急剧、严重的精神打击后，在数分钟或数小时内发病，病程为数小时至数天。患者主要表现为：意识障碍、意识范围狭窄、定向障碍、言语缺乏条理、对周围事物感知迟钝；可出现人格解体，有强烈恐惧，精神运动性兴奋或精神运动性抑制。

2. 创伤后应激障碍（post-traumatic stress disorder，PTSD）　创伤后应激障碍又称延迟性心因性反应，是指患者在遭受强烈的或灾难性精神创伤事件后，延迟出现、长期持续的精神障碍。从创伤到发病的潜伏期可从数周到数月不等。PTSD 患者主要表现为：①创伤性体验反复重现；②对创伤性经历的选择性遗忘；③在麻木感和情绪迟钝持续的背景下，发生与他人疏远、对周围环境无反应、快感缺失、回避易联想起创伤经历的活动和情境；④常有自主神经过度兴奋，伴有过度警觉、失眠；⑤焦虑和抑郁与上述表现相伴随，可有自杀观念。

三、精神疾病患者家属的心理特征

精神疾病患者的家属在患者发病、诊断、治疗、康复的整个过程中扮演着非常重要的角色。精神科医生与精神疾病患者的交谈，在更多情况下是需要与患者的家属进行交谈，这是精神科的特殊性。因此，了解患者家属的心理特点对于医疗信息的有效沟通是十分重要的。

（一）对治疗效果和预后不恰当的期望

不少精神疾病患者的家属对治疗效果和预后有着不切实际，或者违背疾病性质与发展规律的高期望值。即使从临床治疗的实际情况和疾病本身的性质出发，当前疗效是完全可以接受的，患者家属也往往因为没有达到他们所期待的疗效而产生不满，甚至出现医疗纠纷。因此，在诊断确立之后，应当全面了解和评估患者家属对疾病性质的认识，以及对治疗效果的预期，及时就相关情况进行沟通。

（二）对药物不良反应的担心

精神疾病患者对精神药物存在许多误解，比如"是药三分毒""西药副作用大而中药没有副作用""长期吃药使人变傻"等，这些观念严重影响治疗的规范性和依从性。如果事先没有进行良好的沟通，当患者真正出现一些常见的不良反应时，如嗜睡、手抖等，则会强化家属对药物不良反应的错误观念，导致频繁换药、病急乱投医，甚至产生医疗纠纷。

（三）对住院的担心

精神疾病患者家属普遍担心住院可能对患者产生不良影响，比如强迫患者非自愿住院是否会给患者留下永久心理创伤？在一个"都是精神病"的环境里，患者是否互相影响而导致病情更加严重？是否会受到其他患者的伤害？是否会接受传闻中的"残忍"治疗？如此等等。这些都需要精神科医生与患者家属在患者住院前进行有效沟通。

（四）由于亲人患病导致的各种不良心态

精神疾病，尤其是重性精神疾病对家庭影响非常大。家属在担心社会歧视和忍受患者异常行为的多重压力下，常出现各种情绪反应。由于社会上存在着对精神疾病患者的歧视和偏见，很多家属都有病耻感，缺乏科学态度。表现为不能正视现实，采取否认的态度、拖延或掩饰病情，甚至有的明知亲人患有精神疾病，却避重就轻，不及时治疗，以至错过了最佳治疗时间，增加了治疗难度，直接影响到对患者的治疗效果。还有的家属有内疚和自责感，在态度和行为上矫枉过正，影响治疗和康复的正常程序。有的家属则在照顾患者的压力之下，自己也逐渐发展成焦虑、抑郁患者，需要临床医生的专门处理。与家属沟通的难度丝毫不亚于与患者的沟通，如果忽视或不能正确理解家属的情绪反应，势必埋下沟通失败甚至医疗纠纷的隐患。

四、如何与精神疾病患者沟通诊断信息

精神疾病的诊断信息主要是通过交谈来获得，而从不需要进行沟通的躯体检查和实验室检查获得信息相对较少，这是与其他躯体疾病诊断的明显不同之处。与精神疾病患者交谈即精神检查，有时也包含病史采集（就合作的患者而言）；与患者家属交谈则是精神科的传统病史采集方法。对于轻症患者的诊断信息，应当首先选择与患者本人进行充分的信息交流，由患者决定是否要告知他人；对于重症患者，特别是自知力缺乏的患者，沟通的内容主要是鼓励患者讲述自己的症状，最后诊断则主要是与患者的监护人和近亲属进行沟通，不得向其他任何人透露，除非法律有特殊规定。总的来说，精神疾病诊断信息的沟通和披露，涉及对患者隐私保密的伦理原则，因此，需要医生认真严肃地对待，否则，将会触及法律禁止性的规定。

（一）与精神分裂症患者的沟通

精神分裂症患者常常沉湎于自己的世界里，言语和行为都明显异于常人。相当一部分患者不愿意主动诉说，甚至隐瞒内心体验，增加了医生获得诊断信息的困难。在进行精神检查时应该首先具备接纳的态度，不要排斥，更不能耻笑患者。应当在耐心倾听和仔细观察的基础上，根据具体情况谨慎应对。

对于不愿交谈的精神分裂症患者应保持关心和耐心，鼓励患者多说，选择患者感兴趣的话题先说，比如从拉家常开始。对于具有幻觉和妄想的患者，不要与之争辩和讨论症状的"现实真实性"，因为多数患者没有症状自知力，争辩和讨论容易导致患者的不信任，甚至激惹患者。应当在恰当的时机肯定其所见所思的"个人感受的真实性"，即肯定他见到或者听到了，他的想法有他自己的道理。然后告诉患者，医生以及其他人都没有和患者同样的感受或者想法，这些现象可能是他独有的精神症状。

对于有被害妄想的患者，不能轻易地发生身体接触，以免患者误以为你带有敌意。同时注意不宜在患者面前或者他能看到、听到的地方，与别人窃窃私语、行为神秘，以免患者因敏感、多疑而产生新的妄想。

少数患者有明显的兴奋躁动或者暴力行为，与之交谈时首先要注意安全，不要单独相处。而多数思维和言语异常的患者，只要不受到激惹，一般不会出现危险行为。因此，关心、接纳的态度和言语是避免风险、有效沟通的最好方式。

📝 **举例** ┈┈➤

1. 开放—封闭　尝试评估患者的思维程度、信仰和思考过程可能很难，需要判断性地运用开放和封闭的问题。经常使用"跟随"技术，伴随以封闭式问题而非开放式问题，搞清楚患者思维紊乱的程度且不与之发生对抗。这样能够使医生在获得临床病史的同时对患者精神健康状况进行评估。

患者："我看见窗户上有人。"

医生："哦……您能告诉我是谁吗？……他们在说什么？"（而不是说"告诉我一切关于他们的事。"这样的话可能使患者心烦意乱并可能激怒患者，造成这样的反应："难道你看不见他们吗？"）。

患者之后可能会跟随你的问题路线，这样就可以搞清楚他们的幻视和幻听问题。不过，不太疑心的患者常常想详细讲述他们的精神症状。提及对患者的担忧被认为更有支持性，且有助于使患者接受精神科诊疗服务。

2. 共情但不共谋　重要的是不要将妄想当作伪信仰与之冲突——设身处地于患者的处境，认可他们经历的合理性，但不必赞同，或者共谋他们对现实的解释。不要回绝他们，但要保持对他们观点的兴趣，提供共情并对他们的问题提供帮助。

医生："我确实理解您感觉如此不安全是因为您认为您被下毒了。"

在回应"你不相信我吗？"时，你可以做如下回答：

"您问我是否相信您被下毒，我可以明确地告诉您，我没有毒害您。现在我还不能肯定告诉您有没有其他人毒害您，但我愿意听您说，并尽我所能帮助您。"

3. 将拥护、支持与挑战结合　与精神疾病患者相处是一个困难的平衡行为。既要承认患者经历的合理性，并显示出共情，又要提出另一个替代性观点。这是一个艰难的平衡动作，特别是如果患者向你提出挑战，问你是否认为他们是疯子时。对医生而言，找到一些在不同情况下都很奏效的措辞会特别有帮助。

"我知道您觉得自己这会儿没有病，但我今天要关心您的是……我认为您需要一些治疗，而且我愿意帮忙。"

（二）与躁狂患者的沟通

躁狂患者的突出特点是过分的喜悦和滔滔不绝、信心"爆"满，同时，很容易被激惹而发生争吵、打斗。在进行检查时既要保持平静、温和、诚恳、稳重，同时又要有坚定的态度。不要随意打断患者的叙述，更不要发生争辩。躁狂患者对于诊断的信息都是主动诉说的。

对于患者的一些越轨行为，如粗鄙言语等，要采取忽视、不理睬等冷处理方式进行淡化。对于其过分且无理的要求，应该以诚恳的态度予以拒绝，同时提供其他可能的解决渠道，比如对要求的合理部分给予满足，对不合理的部分延迟满足或适当拒绝。

（三）与抑郁症患者的沟通

抑郁症患者心情低落、自我评价低，进行精神检查时要特别注意言语表达的恰当性，不要说有可能影响到患者的情绪，或者降低其自我评价的言语。

患者的思维反应速度慢，要注意长话短说，提问要简明清晰，语速要慢一些，要恰当地予以重复，核实患者是否听明白或者真正理解了提问，并且要耐心地等待患者回答，不要催促。

许多抑郁症患者都有不同程度悲观厌世的想法，在精神检查时，如果患者主动提到，要鼓励其说出真实的想法，并评估其自杀风险。如果患者没有提到，医生也要主动询问，而不要担心会增加患者采取行动的风险，因为隐藏的自杀风险比公开讨论的自杀风险更大。

轻度抑郁发作的诊断和轻度自杀风险评估的结果，应该首先和患者本人进行沟通；中度和重度抑郁发作的诊断以及中度以上自杀风险评估结果，应该同时告知患者本人、监护人或近亲属。

举例

与抑郁证患者的沟通

在临床诊断上，抑郁的两个主要症状是显著的压抑情绪以及对日常活动普遍缺乏兴趣。一个常规问题"您对什么感兴趣？"可能使患者感到困扰，可替换成另一个更好的问题"和过去相比，您感兴趣的事情多吗？"

对抑郁的具体生物学症状需要探查，包括睡眠和食欲。最好尝试将问题融入到一个自然的对话中，而不是一个又一个地问封闭性问题。连续的问题会导致患者给出更简短的回答。

现举一个封闭性问题例子：

"您睡得好吗？"——封闭性 / 诱导性提问。

"不太好。"

"您入睡有困难吗？"

"是的，需要过好大一会儿才能睡着。"

"多久？"

"一到两个小时"

下面的提问更有效：

"听起来您感到压抑有一段时间了，抑郁在其他方面对您有影响吗？"

"是的，我睡眠很糟。"

"您能说说晚上睡觉时发生什么吗？"

"好的，开始入睡时要花一到两个小时，之后每一个小时左右会醒一次。"

评估自杀风险

对所有抑郁患者以及其他严重精神疾病患者都应该进行自杀风险的评估。你不应害怕直接谈论自杀。过去曾有观点认为提问会向头脑中植入原本不存在的自杀观念。实际上，如果患者真的想要自杀，他们常常希望有机会谈论它。通常对此的询问都显得有些迟钝，例如"您想要自杀吗？"更好的做法是问一系列谨慎的问题。这个敏感的领域可以用一些"正常化"的问题引入，"这是常规问题，我们会问每一个人。"这与患者的感受紧密相关，例如，"考虑到您近期感到的抑郁程度，您是否感觉到它是如此之糟糕，以至于您认为不值得活下去？"

接下来的问题应该从以下对话中选取：

- "您怎样看待未来？"
- "您是否感到没有希望？"
- "您是否曾感觉好像不想继续坚持？"
- "您是否有时感觉早上不想醒来？"

如果是，接着问：

- "您能再多谈谈这些感受吗？"
- "您是否曾想过伤害自己？"

如果患者有具体的想法，接着问：

- "您具体想到什么？"
- "您是否有计划？"
- "您进展到什么程度？"
- "是什么阻止您做这些事情？"
- "您最近是否尝试过伤害自己？"

如果答案是肯定的，然后问：

- "具体发生了什么？"

如果患者曾经伤害自己，这就需要全面地进行评估。重要探查的内容包括患者当时的意图，以及在事后的感想，例如他们是因为能生存下来而感到高兴，还是希望当时能成功自杀。

（四）与神经症患者的沟通

神经症患者基本上都能主动讲述病情，精神检查和病史采集可以合并进行。但是患者的心理特点和行为类型差别较大，在交流中首先要了解和理解患者的内心需求，分析患者的性格特点和行为方式，根据具体情况采取不同的方式进行沟通，以达到最佳效果。由于多数患者具有良好的疾病自知力，在建立诊断后，应当就疾病诊断、性质、预后等信息与患者进行沟通，为随后的协商治疗打好基础。如果认为有必要将诊断告知患者亲属，一定要首先征得患者本人的同意，或者由患者本人告知其亲属。

疑病症患者不仅对自身躯体的任何细微变化都特别在意，容易往疾病方面联系，而且，对于医生的态度和言语也特别敏感。因此，医生对于患者的任何提问都要认真对待，不能随口回答，以免让患者产生新的疑病观念。多数疑病症患者对于检查结果抱有怀疑态度。与患者交流检查信息时，态度要耐心，讲解要明确，应该尽量避免模棱两可的回答，以免患者产生不恰当的联想。对于患者不合理的纠缠性疑问，应该给予耐心、坚定、明确的回答。

强迫症患者害怕出错，害怕变化，对任何不确定因素都很担心，事无巨细小心谨慎，讲述病症不厌其烦，因此，在精神检查时不必担心患者会遗漏症状，而是要注意帮助患者分清主次，并保证让患者相信医生已经充分注意到他所讲述的所有内容。

举例 ---→

焦虑症，尤其是无端恐惧症，在很多精神疾病患者中都有体现，无论是主要症状还是继发症状。焦虑和抑郁普遍存在，并且，焦虑常常是抑郁症状的表现。

你可以问：

- "您是否曾经突然感到焦虑？"
- "您能描述一次典型的恐慌吗？"
- "当您感到恐慌时，是否曾感到将会有可怕的事情发生在您身上？"

询问患者身体表现出来的焦虑症状，如出汗或头晕眼花。这些症状能引起"灾难性的"消极想法，进一步引起新的恐慌。例如：

- "当您感到恐慌并且胸部疼痛时，您是否曾感觉到不好的事情将要发生在自己身上，比如心脏病发作？"

你也应该询问避免措施，例如：

- "焦虑是否使您停止做通常会做的事情？"

创伤后应激障碍患者常常做噩梦并且有幻视重现，可以用下列问题引出，例如：

- "您是否会感觉到再次经历那次事故？"
- "您是否对于那次（袭击／事故）有非常生动的想象，就好像您几乎回到了那时候一样？"

强迫症是患者感到被迫重复的思想、意向和行为。这些症状可能是原发强迫症的一部分，或者继发于其他病症，尤其是抑郁、精神分裂或器质性障碍。可以通过提问下列问题继续探查：

- "您是否感到您总是在检查？"
- "您是否反复洗手？"
- "如果您尝试抵制这些想法（或规矩），是否担心有不好的事情发生？"

对所有的症状都可以进行大量的细节性调查。

五、与患者家属沟通采集病史

许多重性精神疾病患者对病史的陈述不够全面与准确，此时，医生需要向家属了解病史。但由于各种原因，不少家属在提供病史时，习惯按照自己并不准确的主观判断对病史进行不恰当地取舍。因此，在采集病史时，医生应该首先告知家属尽可能客观、详细地描述患者的异常表现。如果判断家属对病史有隐瞒或夸大，应该再次诚恳地强调客观描述的重要性，并考虑通过询问患者其他家属来互相佐证。最常见的有两种情况：①家属过分的精神刺激因素，习惯地分析、倾诉造成精神刺激的人或事，而忘了描述患者的具体病情，此时应注意引导话题。②家属不善于表达，只笼统地说患者"胡说八道""瞎闹""折腾"等，此时应注意提问，仔细询问患者"胡说"的具体内容，"瞎闹"和"折腾"的方式与所持续的时间。

采集病史时还应注意体察患者家属状况和社会关系、家属性格特点和心理状态，及时发现有可能影响继续沟通的因素。有些家属对医生信任度较低，甚至喜好诉讼。与之交谈时应注意言语谨慎，同时开诚布公地当面说明疾病性质、可能的预后、治疗中可能出现的不良反应等。

重性精神疾病的诊断确立之后，应该首先向患者监护人、近亲属说明和解释。严格说来，患者的诊断信息不应该向其他亲属披露。如果家属之间对患者的诊断意见不一，应当向监护人说明有关监护人的法律规定，并在医疗范围内协助监护人妥善处理家属之间的沟通问题。

六、治疗中积极沟通保障患者知情权

一些精神疾病患者需要施行非自愿治疗，患者对于精神科药物的不良反应、疗效与疗程等问题也存在诸多担心，这就需要医生积极主动地与之沟通。另外，一些特殊的治疗和处理措施，比如无抽搐电休克治疗、医学保护性约束措施等，都需要获得精神疾病患者或其家属的知情同意。

（一）围绕患者最关心的问题沟通

1. 精神疾病的病因　许多患者及其亲属都认为遗传和精神刺激是精神疾病的发病原因，实际上到目前为止，临床常见的精神疾病均病因不明。遗传是最重要的致病因素，精神刺激是重要的发病诱因，但都不是决定性病因。与患者沟通帮助其了解相关医学知识，有助于患者减轻负疚感，避免受所谓"断根"治疗的诱惑。

2. 精神疾病的预后　有关精神疾病医治不好或者可以"断根"的说法都是片面的、没有科学依据的。精神药理学的迅猛发展，使得临床常见的精神疾病，如精神分裂症、抑郁症、焦虑症、双相情感障碍等，都成为可以治疗的疾病。同时，由于精神疾病尚不能予以病因治疗，目前对症治疗需要长期维持，否则，病情容易反复。简而言之，精神疾病是可以治疗的，预后既不悲观也不容乐观，长期维持治疗是使病情得到较好控制的首要方法，只要病情得到有效控制，就能保持患者的日常社会功能。从这一点看，精神疾病的治疗与预后，其实和高血压、糖尿病等慢性病是一样的。

3. 特殊措施的必要性　少数严重的精神疾病，如抑郁症等，患者可能出现暴力和自杀风险，或者拒绝进食与治疗，为挽救其生命需要违背其意愿，进行医学保护性约束。这样做的必要性应在施行之前与患者及其亲属进行反复的沟通，并且在实施后还要向患者进行解释、说明，以尽量减轻对其心理的不良影响。

4. 精神疾病患者的婚育　精神疾病患者的婚育权是不容侵犯的人权，国家没有哪条法律明确规定、医学上也不能证明哪种精神疾病属于不能结婚或者不能生育的疾病。但是，患者的婚育和一般人的婚育区别是应当在尊重人权，和保证优生优育之间寻找一个平衡点。建议把握以下几点：①患者的病情是否稳定；②患者在决定结婚或者生育时，是否具备民事行为能力；③在决定婚育前应经过全面的风险与利益评估；④在医生指导下怀孕及用药。

5. 正确对待不同的治疗方法　现代精神医学提倡治疗方法的合理融合。对不同疾病以及某种疾病的不同阶段，治疗方法的组合应当各有变化和侧重，总的前提是要充分考虑每种方法的适用性、优点和局限。重性精神疾病以药物治疗为主，结合心理治疗、物理治疗、康复治疗等。药物治疗以西药为主，辅助以中药治疗。心理治疗在神经症性障碍中应用更多，并且因疾病类型而有所不同。如癔症以精神分析和暗示治疗为主，强迫症以认知疗法和行为疗法为主等。以上这些公认的治疗原则，应当与患者及其亲属一起进行耐心地沟通。凡是宣称某种方法"有特效""可以断根"的说法都是值得怀疑的。

（二）适度告知患方在治疗中的风险

1. 治疗中暴力、自杀（自伤）、躯体疾病的风险　这是精神科治疗过程中特有的风险，应当作为治疗决策的组成部分，和患者及其家属一起进行认真沟通。临床上有针对这三类风险评估的专门项目和工具，有些内容需要亲属的密切配合。评估结果和拟采取的防范措施是沟通重点，必要时应当签署书面沟通及告知文书。

2. 药物治疗的风险　新型抗精神病药和抗抑郁药，其安全性和有效性都经过严格的医学试验的验证，只要合理、规范地使用药物，罕见有危及生命的不良反应。常见的不良反应及其发生概率，在药品说明书上都有明确的标示。向患者告知的重点是解释药物不良反应的表现、发生概率、发生后如何处理等。这些内容在治疗开始时就应当向患者告知，特别是要告知不良反应发生后的处理方法。达到治疗剂量的天数因人而异，这和有些抗生素"首剂加倍"的做法完全不一样。临床上经常出现由于医生没有交代清楚药物用法而造成患者在服药后出现严重不良反应，进而引发医疗纠纷的先例。处方时不仅要详细说明用法，某些情况下还要让患者重复一遍，以核实他是否真正理解。

3. 无抽搐电休克治疗　无论精神疾病患者或其家属，还是社会公众，都误认为无抽搐电休克治疗是一种残忍的治疗方法。事实上，融合现代医学科技的电休克治疗，在适应证范围内的疗效和安全性都高于药物。当然，罕见的意外一旦出现就可能危及生命。患者和家属拒绝电休克的原因，多数是由于误解。医生需要坦诚、客观地对这一治疗方法进行解释和说明。这是取得患者和家属理解的基础。

（三）给予患方治疗方案知情选择

由于部分患者拒绝治疗，非自愿治疗是精神科的一个特殊而又常态的问题。传统观念导致一些医生和家属在治疗决定权上的强势，有些家属则自作主张，随意改变治疗方案。这些做法都可能损害患者的利益。对于轻症患者，治疗方案必须讨论后决定。对于无自知力的重症患者，首先和患者家属协商治疗是法律允许的程序，但同时应当选择合适的时机向患者解释和说明治疗方案，因为患者对治疗的感受和反应，是修正和完善治疗的重要反馈信息。关键是医生必须要树立起尊重患者自我决定权的伦理意识，而不是想当然地认为所有精神疾病患者都丧失了自我判断力。

（四）引导患者和家属配合治疗

1. 强调治疗依从性问题　多数精神疾病是慢性疾病，需要长期治疗，比如首发精神分裂症需要 2～5 年的维持治疗，复发病例则需要长期乃至终生服药，而这正是患者及家属难以接受的。精神疾病患者经常病情刚刚好转就停止用药，或者受到虚假的"断根治疗"的宣传而换药，结果造成病情波动。研究证据表明，精神分裂症复发的首要原因是过早停止治疗。抗精神病药和抗抑郁药的疗效很少有明显差别，规范、足够的疗程是治疗的关键。因此，关于治疗依从性的沟通，是治疗决策中非常关键的步骤。

2. 劝说不愿接受治疗的患者　精神疾病患者不愿意住院、不接受住院治疗的比例无疑是所有疾病中最高的，劝说关键是深入了解和理解患者不愿接受治疗的真正原因，然后，因人而异、因事而异地进行耐心解释和说明。有的患者是因为症状本身的影响，此时，医生与其沟通病情时应有策略地迂回进行。比如妄想患者不承认自己有精神病，但承认睡眠不好，医生则可以依据情况改变药物剂型；有的患者因为费用问题拒绝用某种药物，却因强烈的自尊心而不愿意承认，这就需要医生充分理解其心理活动，维护患者的自尊心改换恰当的药物。如果医生不能了解患者内心真实的想法，盲目地劝说，治疗效果则往往不佳。

七、总结

现代精神病学来源于欧洲启蒙运动，源自于启蒙运动中对理智与个人意志的追求和探索。在启蒙运动时代精神病学虽然转变成治疗性，但时至今日精神疾病患者属于社会弱势群体，俨然已经成为社会公众不争的事实，对此类患者的社会排斥、禁忌的观念依然根深蒂固。某人一旦罹患精神疾病，社会生活中的偏见与歧视，导致患者自身及家属产生强烈的病耻感。作为医生，当你面对一名精神疾病患者时，通过积极有效的沟通，让患者及家属对你产生信任是治疗的关键。有的信任来自于医生本人的外在声望，患者慕名求医，医生在整个治疗过程中享有绝对的权威性，而绝大多数医生特别是年轻医生是不具备这一人格力量的。因此，运用具有医学人文精神的沟通，给予患者温暖，认真倾听患者对自身疾病痛苦的诉说，以共情的方式与其建立融洽的治疗关系，是顺利开展治疗的先决条件。

[延伸阅读]

[1] 李钧，邱悦群. 实用医患沟通学 [M]. 北京：高等教育出版社，2015.

[2] 王岳. 疯癫与法律 [M]. 北京：法律出版社，2014.

（陈　妍）

第20章 医务社会工作与医患沟通

在复旦大学附属儿科医院，社会工作部的医务社工调解了一起医患冲突，避免了矛盾的扩大。一位家长的孩子患有内分泌方面的先天性免疫缺陷疾病，在病房不满护士抽血、抱怨检查缓慢、质疑治疗效果，多次对护士大吼大叫，并有言语和肢体暴力，一天医生查房后，他激动地对别人说："我孩子好不了，医生也别想活了。"医务科谈话后，社工穿着绿马甲向这位情绪失控的父亲做自我介绍，下午又到病房向患儿家庭澄清自己不是医务人员，是帮助他们处理问题的。打消偏见和防范心理后，社工也了解到了这个家庭背后的经济压力和困境，帮助家长科学认识医学的局限性。"其实主治大夫人很好。"这位父亲情绪逐渐平稳，在出院后主动给社工来电寻求帮助，不仅对医务社工建立了信任，也建立了对医院和医生的认同和接纳。

——新华网（上海）《上海：医务社工，传递润物细无声的力量》

一、医务社会工作概述

1. 医务社会工作概念及要素 医务社会工作是指医务社会工作者运用社会工作知识和技术，不仅促使病患达到身心健康，还使因疾病而产生的各种社会问题得以解决，同时促进社区民众的整体健康，提高公共卫生水平。美国社会工作协会将医疗社会工作的服务内容分为以下几个方面：①维持和提高身体及社会心理健康；②改善确保短期和长期保健服务发挥最大作用的必要条件；③预防身体和精神疾病；④提高身体与社会心理功能，关注影响疾病的社会与情绪因素；⑤处理卫生保健场所中不同部门的价值冲突。

我国《社会工作者职业水平评价暂行规定》中指出：本规定适用于在社会福利、社会救助、社会慈善、残障康复、优抚安置、卫生服务、青少年服务、司法矫治等社会服务机构中，从事专门性社会服务的专业技术人员。由此可见我国将社会工作者界定为在社会服务机构中运用各种专业知识、技能和方法，为弱势群体和需要帮助的人群提供专业服务的职业人员。

随着服务对象、工作范围的不断扩大，医务社会工作以不同的名称出现，但其概念的构成要素基本不变，主要有7个：①以社会福利服务专业价值观与专业伦理为指导；②其实质和精髓是为患者、家属和公民提供免费和以公民社会权利为基础的社会福利服务；③追求的目标是社会公平与社会平等，健康公平与健康平等；④主要服务对象是患者、患者家属等弱势群体和所有需要帮助的困难人群；⑤其主要作用是解决服务对象的心理问题和因疾病导致的其他社会问题，直接改善她们的健康状况和生活环境，间接改变和影响宏观的社会环境、制度安排与政策模式；⑥运用专业的助人技巧和组织化、制度化服务方法，而不是单纯的社会关怀和无私奉献；⑦其运行机制是及时回应不断变化的社会需要，有效解决服务对象面临的各种社会问题，这种回应需要、界定需要和提供社会福利服务过程的实质就是解决社会问题的过程。

2. 医务社会工作的历史沿革 医院是医务社会工作的主要场所。医务社会工作者运用专业的理论和方法，在医院为患者及其家属和医务人员提供相关服务，从而帮助提高医疗服务质量。1894年，英国伦敦慈善组织会社向皇家自由医院派遣女性救济员（lady almoners）解决患者的社会问题，这一举措标志着世界医务社会工作和医院社会工作的诞生。1905 年，美国麻省总医院的 Richard C. Cabot 医生意识到社会、心理因素对健康的重要作用，在内科诊所聘请了首位医务社会工作者，将以志愿服务为主的救济活动转向了以专业服务为主的医院社会服务，标志着美国医务社会工作的诞生。1907 年，麻省总医院的神经病学诊所也开始提供社会工作服务。此后美国的医务社会工作开始迅速发展。如今美国医院联合会将是否设立社会工作部和医疗社会工作者作为评价医院等级的一个重要标准。美国大多数医院都成立了社会工作部，医务社会工作者的数量与床位数的平均比例约为 1 : 60。而在儿童医院或康复中心这一比例更高，如波士顿儿童医院的床位数约 300 张，而医务社会工作者的数量达到 100 余人。

国内的医务社会工作起源于 1921 年，当时来自美国的社会工作者蒲爱德（Ida Pruitt）女士在北平协和医院创立了"医务社会服务部"，提供了一系列的医院社会工作服务：①帮助患者了解医嘱和治疗方案，使其更好地与医生合作，并帮助经济困难的患者减免医疗费用或申请其他社会福利；②社会工作者进行家访，用英文书写患者的社会历史记录，同时对患者进行随访，为医生的治疗和科研提供帮助；③负责门诊服务台、住院处的咨询、分诊等工作；④建立职工社会服务部、怀幼会、救济部、调养院。1952 年院系、专业调整后，社会工作等专业和医务社会工作在国内被取消。改革开放后，上海同济大学附属东方医院于 2000 年成立了国内第一家医院社会工作部，向患者提供心理辅导、医疗康复和医患关系调节等服务。随后，全国各地相继有医院建立或者恢复了医务社会工作。目前，国内医务社会工作仍然处于建设初期，工作范围、职责、方式各有不同。2009 年公布的新医改方案首次明确地指出"完善医疗职业保险，开展医务社会工作，完善医疗纠纷处置机制，增进疾患和谐"，医务社会工作对改善医患关系的作用逐渐被重视，发展医务社会工作成为了国家发展战略。

3. 医务社会工作基本功能

（1）心理社会影响因素防治功能：医务社会工作者预防与治疗患者及其家属的心理社会影响因素，帮助医生专心从事生理疾病的治疗，使患者获得综合性服务。这是医疗卫生服务体系中出现医务社会工作的直接原因，也是医务社会工作最基本的职能。

（2）参与患者管理功能：医务社会工作者与护士合作直接参与患者管理，参与医疗服务流程和医疗卫生服务活动的过程，这是医务社会工作者与护士合作最多的领域，是最能体现社会工作专业人文关怀的领域。比如，医务社会工作中采用个案管理的方法，针对每个患者的特殊健康需要，尊重患者个性和价值，为医疗服务体系带来崭新的价值观念和人文关怀的理念。

（3）延伸性健康服务功能：为确保患者完全康复，医务社会工作为患者提供连续性、延伸性的健康照顾。比如，为弥补医院临床服务时空上的局限性，医务社会工作介入社区卫生服务、贫困家庭探访、健康教育和健康促进、疾病治疗后期的康复服务、家庭护理、社区健康访问、医疗救助对象资格甄别、疾病预防和公共卫生等领域，从而形成立体交叉、连续性服务链。

（4）预防性健康服务功能：随着医学模式、健康概念、疾病谱、死亡原因和疾病治疗模式的变化，健康风险因素预防、疾病预防、医患纠纷防范、医疗事故预防等"非医疗化""前移性"服务，将成为医务社会工作者的主要服务领域。

（5）多学科领域建设功能：作为社会工作专业和医疗卫生服务体系的重要组成部分，跨越两个学科领域，医务社会工作在医学学科与社会工作专业教育、科学研究中也扮演着重要角色。

二、医务社会工作对医患沟通的作用

目前，我国医患关系日趋紧张、医患纠纷日益增加。一方面，患者投诉，甚至殴打医务人员的事件时有发生，另一方面医务人员也多有担忧或抱怨。医患关系紧张是由于多重因素造成的，其中不容忽视的一个重要因素是医患之间缺乏理解和信任、缺乏积极的沟通。针对这一现状，医务社会工作者可以依托社会工作的理念，运用专业的社会工作方法，帮助医患双方架起良性沟通的桥梁，协助患者及家属解决心理、社会、家庭、经济等方面的问题。

1. 医务社会工作可以在医患沟通中发挥桥梁作用。医患双方存在着信息不对称，患者及家属对疾病的诊断、治疗、康复等医学专业知识的理解远不及医务人员，尤其是健康素养不足的患者及家属群体。同时，他们又很希望把既往病史、症状等有助于治疗的信息告诉医务人员，希望医务人员能够通俗、详细地解释诊断和治疗信息。若是临床医生和护士频繁使用生僻的专业术语，或是医务缠身而没有足够的时间提供详细地医疗资讯，或是欠缺医疗服务意识，更会增加医患之间的医学信息不对称，容易造成患者或家属对病情的轻视或恐惧，或引发对医护人员的误解或不满，从而影响治疗效果，引发医患矛盾。而医务社会工作者可以凭借其医学与人文相结合的知识背景，搭建医患沟通的桥梁。一方面，医务社会工作者针对患者和家属，通过开展个案或病友小组等活动，用患者能够理解的语言和容易接受的方式，为他们提供与病情相关的一系列医疗信息，进行必要的健康知识和护理知识教育，缩小患者对理想化期待与非理想化现实的理解差距，使他们了解诊断、治疗过程，理解医务人员和医疗措施，积极配合治疗；另一方面，医务社会工作者通过针对性、个性化的沟通，搜集患者疾病背后的心理和社会背景，为医护人员的诊断治疗补充更全面的信息，提高医疗服务效果。社会工作者服务于患者和医务人员双方，缩小两个群体的信息不对称，消除不必要的误解，改善医患沟通。

2. 医务社会工作协助医护人员关注患者及患者家属的社会心理问题，间接地充当医患沟通的润滑剂。一方面，虽然"生物—心理—社会"模式于20世纪70年代被提出，但是当下临床医学实践对患者社会心理因素的重视仍旧不足。医护人员在诊疗过程中贯彻新理念的意识不足，同时也没有足够的时间和精力兼顾相关的工作。另一方面，随着国民经济和社会发展，人们的健康意识不断增强。另外，社会变革带来的个人层面的心理焦虑和社会层面的贫富差距、卫生资源分布不均等问题，意味着患者和家属需要相应的心理咨询、情绪疏导、社会资源连接等服务。同时，医疗机构的客观情况是，医务人员的工作很繁重，有时无法兼顾搜集患者社会心理等背景信息或提供情绪疏导服务。医务社会工作者的介入，可以弥补上述服务的空缺。他们配合医生和护士了解引起疾病或影响康复的社会心理因素，帮助医护人员充分根据患者的生物、心理和社会特征进行诊断与治疗。同时医务社会工作者可以帮助患者和家属解决相应的社会、心理问题，缓解其在治疗期间的紧张、焦虑心理，纠正不良行为习惯或家庭社会关系，为经济困难的患者寻求社会支持，使患者积极配合治疗。

3. 医务社会工作者可以为患者提供必要的法律支持。医务人员和患者的法律意识不强是导致医患关系紧张的原因之一。一些医疗机构和医务人员在医疗过程中有意或无意地忽视患者的知情同意权、隐私权等各项权利。一些法律意识淡薄的患者在面对误解或医疗事故时，采取了激进的方式。而医务社会工作者可以介入医疗纠纷的预防和调解，为患者和家属解释治疗方案、医院规定和相关法律条文，处理患者及家属的不满与投诉，协调在医疗过程中各种不当的人际关系、家庭关系或医患关系。医院社会工作是生物医学模式转变的必然产物，可缩短医患间信息不对称，给予患者心灵抚慰和社会支持，从而提高医疗服务质量和患者满意度，构建医患之间的和谐关系。

📖 播客1

患者如是说："听了解释，我们就安心了"。

罗磊，香港大学社工系毕业后，成为一名工作在临床一线的医务社工。每周，他都会带着志愿者到急诊科"救火"。有一位来自江西的女青年，因车祸造成全身多处骨折，情况一度危急。被送到医院急诊后，她在重症监护室观察一晚，第二天转到康复治疗室，当天晚上又转回重症监护室。医生匆忙中对家属交代了一句"需要再观察一下"，就去照看患者了。这位女青年的父母、丈夫、哥哥都以为她病情恶化，哭喊着要冲进重症监护室。被拦在外面后，他们因为害怕见不到亲人最后一面而情绪激动，场面眼看就要失控。

就在这时，罗磊带着志愿者王莉赶到。王莉是长征医院退休的护士长，经验丰富。她把家属们拉到旁边的休息室里，罗磊负责安抚家属情绪，为他们倒水，王莉则解释说："转回重症监护室，不是因为病情加重，而是因为患者颅内高压，在重症监护室心电监测仪器守护下会更安全，有利于患者早日康复。"慢慢地，几位家属的情绪稳定下来，女青年的丈夫对罗磊和王莉说："听了你们的解释，我们就安心了。"

摘自 2014 年 11 月 4 日《健康报》

📖 **博客 2**

医生如是说："你们是医患关系的润滑剂，帮了我们大忙"。

医务社工罗磊在参与肾内科的交班过程中，接到主任医师肖湘成转介的一例个案。肖医生在治疗一个患有"ANCA 相关性血管炎"的患者李某的过程中，发现他情绪转变很大，日渐消极，拒绝与任何人交流，绝食甚至有轻生的想法，还对肖医生的治疗方案表示怀疑，这已经严重影响到正常的诊疗进度，肖医生希望得到医务社工的帮助。

在与服务对象李某接触后，罗磊了解到来自湖南省郴州市某农村的李某，年仅 30 岁，2016 年 6 月确诊患有"ANCA 相关性血管炎"，该疾病是一种自身免疫性疾病，病变部位在血管，预后差、并发症多，病情复杂。李某在住院期间多次出现病情恶化，一度被下达病危通知书，在与病魔的斗争过程中，他逐渐失去了信心。之后，罗磊尝试在李某病床前，耐心和他沟通解释，但李某始终沉默不语。之后，罗磊尝试多次，都碰了壁，但并没有放弃，而是转换方法。

他发现，每次一到病床前，在旁陪伴李某的妻子就会抽泣着起身走开。于是，罗磊特意在李某睡着的时候找到他的妻子，和她单独沟通。几次下来，李某妻子的话匣子被打开，和她慢慢建立起了信任关系。经过深入了解和评估，罗磊认为李某之所以有较严重的负面情绪以致不配合治疗，很重要的原因是他生病之后，远在家乡的儿子，因为条件不允许，无法前来探望，让他非常牵挂。罗磊和他妻子一起耐心开导他，并主动联系到他儿子，让他儿子写下鼓励的信，激发他对康复的信心。另一方面，李某的妻子告诉罗磊，肖医生多次和他们交流都使用了他们无法听明白的医学术语，让李某误以为自己无法救治，所以对肖医生产生了怀疑。罗磊把这一情况反馈给肖医生后，肖医生在每天的查房过程中都会多花几分钟向李某和他的妻子解释他病情的发展，消除误解。

在一周后的交班会上，肖医生重点说到李某情绪稳定，开始主动配合治疗，罗磊的介入让我们和患者的沟通更加积极有效，你们是医患关系的润滑剂，帮了我们大忙。

评价：医院是一个比较特殊的工作场景，因为医患之间缺乏有效的沟通常常会使患者产生焦躁、不良情绪，甚至引发医患冲突，影响正常的诊疗。同时，基于医疗活动的高度专业性，医患双方处于信息不对称状态，而医护人员又无法做到及时对患者的疑惑给予详细解答，患者会产生对医护人员不信任甚至是怀疑的态度；另外，医护人员全部精力专注于患者的疾病治疗，没有剩余的时间和精力去关注患者的其他需求，医务社工恰好能发挥其专业特长，起到"润滑剂"的作用，拉近医护人员与患者之间的距离，架起沟通的桥梁，打破患者和家属焦虑的心墙，消除不必要的误解，并为患者提供各项专业服务，改善医疗服务质量。

三、社会工作理念对医患沟通的启示

社会工作作为一种专业助人活动，其理念应用于医疗实践，可以为改善医患沟通和医患关系带来启示。

（一）"助人自助"、以人为本

当代社会工作理念强调"助人自助"，认为助人并非单纯提供物质的帮助，而是在助人的过程中全程支持服务对象，发现和发挥服务对象的潜能，协助他们增能，从而使其减少依赖性，增强独立性。在助人自助的过程中，充分体现了以人为本的观念，强调尊重、真诚、同理心等职业价值观。

首先，医务人员也应重视患者及其家属自身在治疗过程中的作用，发挥他们的主观能动性。因为治疗结果好坏不仅仅取决于医生和护士，还取决于患者及其家属的合作。例如，患者是否遵照医嘱、是否客观地理解诊断结果和预后、家属的护理是否到位，等等，都会影响治疗的效果。因此医护人员在与患者互动的过程中，要意识到患者和家属也是治疗团队中的一员，发挥他们的积极作用。

其次，以人为本的理念也意味着，在与患者的沟通交流过程中，也需要将他们"放在心上"。对患者的尊重、真诚、同理和共情是建立和谐医患关系的条件。近年来，国内外医学院校相继为医学生开设了沟通技巧的课程，这体现了医学人文教育对临床实践的重要意义。当医学生进入了浓缩人间百态的医疗场景中，将要面对社会经济背景各异、诊断和治疗方式不同的患者，处理各种复杂或突发的状况。那么，如何将从教科书和课堂中所学的沟通技巧灵活自如地应用？事实上，技巧的实践是基于个人价值观和职业道德价值观的，这就意味着医患间的良好沟通是医疗过程中"以人为本"价值的体现，医务人员一直要将患者"放在心上"。

（二）"人在环境中"

"人在环境中"也是社会工作实务遵循的理论，它认为如果要全面理解一个人并对其提供帮助，就要将其纳入所生活的社会环境情境中，充分考虑他的社会环境。社会环境是指个体的社会状况，具体来说，包含家庭、就业和收入、教育机会、住房和设施、社会福利资源、政治参与机会、接受卫生服务的状况、和朋友的关系、社会治安等等。每个个体都有各自的态度、价值观、信念、行为、精神健康和生理健康状态，他们在家庭、学校、单位等不同场景扮演不同的社会角色，影响和反映其所处的环境。

1977 年，美国精神病学家 George L. Engel 提出"生物－心理－社会"的医学模式，认为人具有生理和心理因素，两者与社会环境产生互动。"人在环境中"的视角和生理－心理－社会模式有着异曲同工之妙，早在 20 世纪初，Ida Cannon 在麻省总医院开展医务社会工作时，就认为人的生理、心理和社会状况会互相影响，要理解和帮助患者及其家人，需要从这三个方面进行全面考虑。

因此，医务工作者在与患者沟通交流的过程中，关注的不仅仅是病灶或疾病本身，同时要意识到交互存在的心理和社会问题，例如：①患者对疾病或诊断心理恐惧；②引起疾病的社会或心理病因，例如家庭关系不良、社会关系不良等；③患者在就医过程中产生的社会心理问题，如对治疗的担心、对手术的恐惧、对就医复杂过程的不满、经济方面的压力、社会角色缺失带来的焦虑。这些社会心理因素不仅会影响治疗方案的实施和治疗的效果，还容易引起医患矛盾。

（三）与患者平等的沟通与交流

医务社会工作者不是医生，但是他们有着较强的社会学和心理学理论水平，是与患者及家属沟通的专家，是医患交流的桥梁。这种沟通与交流弥补了医务人员由于工作繁忙而与患者深入交流的不足。并且医务社会工作者能更多地了解患者，了解他们的社会背景和性格特征，了解他们的痛苦与难处，在很多方面为他们排忧解难。这样一种全方位的平等交流和信息获取为建立良好的人际关系，预防医患冲突，帮助患者和家属解决困难打下了基础。因此，也希望医务人员能够平等地与患者进行沟通交流。

四、总结

医务社会工作是医疗服务的重要组成部分，它在非医疗技术领域发挥着重要作用。而目前发生的医患纠纷大都是由于非医疗技术原因引起的。所以在解决医患纠纷、改善医患关系的具体问题上。医务社会工作将以其特有的专业功能和价值发挥积极作用。

［延伸阅读］

1. Gehlert S，Browne T A. 健康社会工作手册 ［M］. 季庆英，译 . 北京：北京大学医学出版社，2015.

2. 香港·社会服务发展研究中心 . 医务社会工作实务手册 ［M］. 广州：中山大学出版社，2013.

（赵忻怡　罗　磊）

第21章 如何面对医疗过错与解决投诉问题

"To err is human; to forgive, divine."（犯错是人，宽恕是神）

——*An Essay on Criticism*（《批评论》），Alexander Pope，英国诗人

"大多数医疗错误不是医务人员个人的鲁莽，而是医院管理系统出现了偏差。"

——美国医学研究院（Institute of Medicine，IOM）

一、医疗差错与不良事件概述

众所周知，近现代以来，医学科学的研究逐步深入，专业分科越来越细，发现疾病越来越多，治疗手段越来越丰富。人类的平均寿命在20世纪大幅增加，现在大家都认为活到高寿是理所当然的事。可是，改善生活环境与提高生活水平，才是让我们活到高寿的重要因素，而并非医学。

而且，医学应付疾病的进展，仍颇为缓慢。在慢性病的管理方面，医学提供了多种慢病管理方案。大量的研究证明，控制血压可以降低25%～30%心脑血管事件的发生率，所以就人群而言，针对高血压给予治疗肯定是有益的。可实际上，100个40岁以上高血压者服用降压药物控制血压，在10年内只有4～5个人因为服用抗高血压药物而避免了心肌梗死和脑卒中的发生，另外95个人用不用药结果是一样的。在癌症的筛查方面，医学工作者发明了多种筛查检测手段。2013年与1990年相比，癌症新发病例数增加81%，其中肺癌由26.2万增加到59.4万，增加1倍多；乳腺癌由9.8万增加到26.6万，增加近2倍；前列腺癌增加到5倍。但相关癌症的死亡率却并无显著降低。1993—2011年，韩国大力推行甲状腺癌早期筛查，结果甲状腺癌患者增加15倍，成为发病最多的癌症。但这18年间，该国死于甲状腺癌人数却并没有变化。并且，几乎所有诊断出来的患者，都做了放疗或切除术，其中约11%发生甲低症，2%手术引起声带麻痹。因此，一种更加可能的解释是，近几十年医学诊断技术的快速进步，查出了很多本来不治疗也不会致命的"癌症"患者，人为地拔高了发病率。

中国科学院院士韩启德2014年在第16届中国科协年会上的报告指出，"我们现在的医疗出了问题，不是因为它的衰落，而是因为它的昌盛，不是因为它没有作为，而是因为它不知何时为止。在宗教强盛、科学幼弱的时代，人们把魔法信为医学；而在科学强盛、宗教衰弱的今天，人们把医学误当作魔法。"2016年，在"医学与人文高峰论坛暨《医学与哲学》杂志第四届编委会第一次会议"上，韩启德再次呼吁，"越是技术发展，越是要懂得驾驭技术的方向，更要懂得刹车——如果这个方向不对的话。"因此，医学的技术快速发展，不能偏离方向，不能忘记医学面对的是活生生的、具有丰富思想和内心情感的人，不能忘记医学的最终目的是什么。

📖 **播客**

医学快速发展导致了 3 个荒谬后果：

第一：医疗保险体系支出不断暴涨，健康却没有相应增值；

第二：医生们的成就感破灭，后悔选错行的医生人数急剧升高；

第三：人们一点也没有过得更好，觉得自己生病的人反倒逐渐增加。

——耶尔格·布勒希，《疾病发明者》

医学不但实际进展缓慢，而且医学的消费性以及在医学人文、医学伦理、医学哲学方面的不足，使得医疗安全情况更加让人堪忧。从 1950 年至今，国内外对于误诊的研究显示，误诊率都在 30% 左右。20 世纪 90 年代，3 起医疗事故震惊美国。

- 1994 年 11 月，贝西·雷曼事件，医生误给 4 倍剂量的长春新碱导致乳癌患者死亡。
- 1995 年 2 月，威力·金事件，因患糖尿病引起左下肢闭锁性动脉硬化，入院截肢的患者被截错了肢。
- 1995 年 12 月，本·可布事件，医生在局麻时误将肾上腺素当做利多卡因，导致 7 岁男孩死亡。

由于这三起医疗事故的影响，美国决心对当前的患者安全现状进行深入调查。1999 年，美国医药卫生保健质量委员会、美国医学研究院共同发布的一部具有里程碑意义的报告——*To Err is the Human*（《孰能无错》），标志着患者安全管理开始受到全球医药卫生从业者的广泛关注。报告指出，美国当年死于医疗事故的患者有 44 000 人，居当年十大死因第八位，高于乳腺癌、交通事故、艾滋病死亡的人数，国家每年为此花费 170 亿～290 亿美元。而在 2013 年《英国医学杂志》报道称，2013 年在美国至少 25 万人不是因伤病不治，而是由本可预防的医疗过失致死，这一数字超过了中风和阿尔茨海默症致死人数的总和。医疗过失已成为患者死亡的第三大原因，仅次于心脏病和癌症。英国 BBC 卫生节目主持人医学博士 Coleman 在 *How to stop your doctor killing you*（《如何防止你的医生杀死你》）一书中指出：每 6 例住院患者就有 1 例存在医疗失误，医疗失误率高达 17%；平均每 10 例服药患者中就有 4 例发生不良反应，从轻度不适甚至致命。而在这惊人的数字背后，选择接受尸检的患者家属却很少。从 19 世纪 50 年代的 50% 解剖率下降到了如今的 5%。对死因的情况不明，这对于发现错误、明确错误、改善错误都是有极大影响的，并不利于疾病的明确与医学的发展，导致人人都可以质疑医院行为。一项调查显示，47% 的美国人非常担心他在就医时遭遇医疗差错。

虽然医疗事故的状况让人如此震惊，但问题在于，人皆会犯错，单纯靠人提高注意程度不会降低犯错概率。美国著名的医师阿图·葛文德也坦然承认，"即使是经验极其丰富的外科医生，在做腹腔镜胆囊切除术时，每 200 台中还是会出现 1 次切断总胆管这种重大过失。换句话说，这次我可能避免了错误的发生，但根据统计，不管我多么努力去避免这种错误，我在职业生涯中还是至少会有一次碰到这样的严重过失"。2004 年，全球每年要实施 2.3 亿台大型手术，但外科手术的术后并发症发病率在 3% ～ 17%。每年，全球至少有 700 万人在术后残疾，而至少有 100 万人在术中死亡。因此，如果避免错误的方法寄托于不断提高人的注意，便会发现当到达一定水平后，错误率便不再降低。

《孰能无错》报告将医疗错误按照涉及的范围分为 4 类：

- 诊断错误，包括诊断的错误或延误、没有进行适当的检查、采用过时的诊断方案、没有按照监测或检查的结果实行应对策略。
- 治疗错误，包括手术、护理或者检查过程中的错误、诊疗管理上的错误、用药剂量和方式上的错误、可避免的治疗延误，或者对异常检查结果反应迟钝、不适当的护理（例如缺乏对患者的说明）。

- 预防错误，包括未能提供预防性治疗、不适当的监测和跟踪治疗。
- 其他错误，包括缺乏交流、设备故障、其他系统故障。医疗错误高发地点包括特护病房、手术室、急诊室。医疗错误的高发患者群体为心胸手术、血管手术、神经外科患者，病情复杂的患者、急诊患者以及经验欠缺医师治疗的患者和老年患者。

根据过失的结果，可分为微小过失、中等过失和重大过失。

- 微小过失，是指没有导致患者疼痛和不舒服，但是应该采取正确的措施；
- 中等过失，是指导致患者疼痛、不舒服，短暂或者永久性的功能失常，但对生命没有威胁；
- 重大过失，是指导致患者死亡或者生命受到威胁。

在一项调查中，77% 的医生承认最近 1 个月曾有过微小过失，24% 的医生承认最近的 2 个月曾有过中等过失，16% 的医生承认过去的 1 年中曾有过重大过失。

而阿图·葛文德医师将人类的错误简化为两类。

- 第一类错误是"无知之错"，我们犯错是因为没有掌握相关知识，科学只让我们部分理解了世界的运行规律。
- 第二类错误是"无能之错"，我们犯错并非因为没有掌握相关知识，而是因为没有正确使用这些知识。

"无知之错"可以原谅，"无能之错"不被原谅。古人云"不知者，不罪"。超出现有认知水平的原因所导致的错误不能被过多苛责。但对于已有的知识水平，却由于自身的错误使用导致错误结局，这是应该严格杜绝的。

医学上同样是如此。医学是有限的，是存在风险的，也是持续发展的。随着医学研究的深入以及科学认识的加深，医学的发展正是建立在对过去的医学共识不断推翻和修正的基础上的。因此，在判断对与错时，一定要结合当时的医疗水平加以判断。因医学发展的局限性，认知不足而出现的错误，可以被原谅。《侵权责任法》第 60 条规定，患者有损害，限于当时的医疗水平难以诊疗的，医疗机构不承担赔偿责任。这里指的就是"无知之错"。

但因为自身的问题导致错误，则应承担相应责任。《侵权责任法》第 54 条、第 57 条规定，患者在诊疗活动中受到损害，医疗机构及其医务人员有过错的，由医疗机构承担赔偿责任。医务人员在诊疗活动中未尽到与当时的医疗水平相应的诊疗义务，造成患者损害的，医疗机构应当承担赔偿责任。其中，"与当时的医疗水平相应的诊疗义务"指的就是合理的注意义务。而未尽到合理的注意义务则是指出现了疏忽大意或过于自信的错误，即没有正确地使用这些知识，未体现当时医疗水平的"无能之错"。对于这种"无能之错"，医疗机构应承担相应的赔偿责任。

而随着医学的飞速发展，科学为我们积累了大量知识。以至于我们现在不能只应对"无知之错"的挑战，还要投入大量精力应对"无能之错"。知识的量和复杂性与日俱增，人们掌握知识的难度也与日俱增。而对 21 世纪初的医学问题，我们惊奇地发现，原来倾向于"无知之错"的天平现在越来越倾向于"无能之错"。

"无能之错"，也被称为差错，包括错误的计划和失败的行动。

不良事件，是指由医疗管理不善而不是由患者的基础条件引起的伤害。一切可归因于差错的不良事件，均为"可预防的不良事件"。其中，根据事件的后果，可分为警讯事件、差错事件、临界差错事件和隐患事件 4 类。

- 警讯事件，非预期的导致死亡或严重的生理 / 心理伤害，或者危险。
- 差错事件，一个或多个环节出现错误，且错误未能被及时发现并得到纠正，造成一定的不良后果。

- 临界差错，一个或多个环节出现错误，在错误到达患者或造成危害后果前被及时纠正。
- 隐患事件，由于及时发现错误，未形成事实。

调查显示，在美国，有 3.7% 的住院患者受到伤害；在澳大利亚，有 16.6% 的住院患者受到伤害，其中约一半可以避免；在英国，有 10% 的住院患者受到伤害，其中约一半可以避免；在新西兰，有 12.9% 的住院患者受到伤害，其中约 35% 可以避免；在加拿大，有 7.5% 的住院患者受到伤害，其中约 36.9% 可以避免。

而另一项调查表明，超过 70% 的不良事件是可以预防的，分别是技术差错（44%）、诊断差错（17%）、预防差错（12%）和其他差错（10%）。

但医疗机构对于差错的回应，往往是通过惩罚个人、继续教育来落实的。我国医院安全文化存在着明显落后的成分，带有浓厚的苛责文化的痕迹，如大部分医院缺乏患者安全委员会（68.4%），差错事故当事人对后果负责任（91.6%），发生差错事故的个人受批评或惩罚（96.2%），报告差错存在顾虑（30.8%），护理人员配置不足（86.6%）。尽管惩罚性措施在一些案例中可能是适合的，但对于预防差错再次发生并不能说是一种有效的方法。而且，大多数的不良事件不是因为工作疏忽或缺乏训练所致，而是由于组织和系统的故障或失能等潜在因素造成的。不将系统中的潜在问题解决，差错的累积实际上使整个系统更倾向于失败。发现并锁定潜在的差错原因，解决问题隐患，建立更加安全的系统很可能比某一个点上某个人的努力更为有效。这就需要医疗机构加强不良事件的上报、采集、统计、分析与改善。

在发生不良事件之后，医务人员应该承认错误，如实上报上级医师，与同事进行讨论或寻求帮助，在心理上做好与患者讨论的准备，倾听患者和家属的忧虑，适当道歉，并在病历中详细记录事实情况，而不应隐瞒、推卸责任或指责他人。可实际上，医务人员对不良事件的上报并不积极，实际上报的数量与统计不良事件的数量之间存在较大差距。2004 年，一项针对英国 2575 名医生的网上研究发现，80% 的被调查者曾目睹自己的同事出错，但是很少有人愿意通过现有体制上报，仅 15% 的严重事故由于造成死亡或重度残疾才得以报告。究其原因，主要有对不良事件的漠视或选择性忽视、对上报制度的不了解、担心受到批评惩罚或感到羞辱、不愿被支配等。而如果不能及时上报不良事件，那么就无法及早从中吸取经验教训，从而避免类似的错误再次发生，最终损害的依旧是患者安全。科研中的不良数据类似于临床中的不良事件同样存在着掩盖。全世界有 25 000 种医学刊物，每年发表 200 万篇论文。令人讶异的是，研究机构能生产出比这还要多的信息，但在这方面，公众所知却甚少。有 50% ～ 70% 的研究结果从不公诸大众，通常凡是负面或有害的数据都会被暗地压下。

航空界对待错误的态度是不惩罚且主动预防，而医学界却给予了犯错者极大的压力，反而导致对错误的极力掩盖。因此，必须改变现有不良事件报告的惩罚制度，创建一种提高安全性的文化。美国医疗机构联合评审委员会（Joint Commission on Accreditation of Healthcare Organization，JCAHO）认为，严重不良事件的强制报告系统与"临界差错"或"隐患事件"的自愿报告系统均是重要的。英国国家患者安全机构以及日本医疗保健质量委员会于 2001 年各自建立了医疗不良事件报告系统，由医务人员个人自愿不具名报告，其不良事件的上报数量较强制性的系统上报数量均呈现显著的升高。收集不良事件的目的是学习，通过事件吸取教训从而避免类似的事件发生，不是为了对个人的惩罚。因此，国内近年来已经在探索非惩罚性、保密性的不良事件上报，甚至在部分医院尝试激励性不良事件上报，均取得了良好效果，上报率明显上升，保障了医疗质量与安全，树立了"患者安全"文化。

二、患者安全目标与实践

患者安全（patient safety），依美国国家患者安全机构（National Patient Safety Foundation，NPSF）的定义是指在健康照护的过程中，避免、预防并减轻不良事件造成的伤害。而美国卫生保健研究和质量机构（the Agency Health Care Research and Quality，AHRQ）则将患者安全定义为避免和采取行动预防差错对患者造成伤害，使这种伤害不发生或没有发生的可能性。我国台湾对其的定义为，对于健康照护过程中引起的不良结果或伤害所应采取的避免、预防与改善措施。这些不良的结果或伤害，包含错误（error）、偏差（bias）与意外（accident）。2009年，世界卫生组织对其的定义为，将卫生保健相关的不必要的伤害减少到可接受的最低程度的风险控制过程。尽管各组织机构对患者安全的定义有所差别，但研究患者安全的目的都在于使患者免于由于医疗护理过程中的不慎而导致不必要的伤害。

正是基于 1999 年里程碑意义的报告《孰能无错》，美国医学研究院于 2001 年提出 21 世纪医疗体系之六大目标：患者安全、有效的医疗服务、以患者为中心、及时的医疗、效率与公平。其中，"患者安全"排在首位。

2002 年 5 月 18 日，第五十五届世界卫生大会审议了关于《保健的质量：患者的安全》的报告。大会发布决议：敦促会员国对患者安全问题给予最密切的关注；建立和加强提高患者安全及卫生保健质量所必需的以科学为基础的系统，包括对药物、医疗设备和医疗技术的监控。"患者安全"工作由此在全球进入了"快车道"。

2004 年，世界卫生组织发表了专门关于患者安全的技术报告，组织了一个全球性的行动，创立了全球患者安全联盟，并且正式启动了"患者为患者安全"（Patients for Patient Safety，PFPS）项目。该项目共包含全球患者安全挑战、患者参与、患者安全规范用语、患者安全研究、减少医疗风险的解决方案、改善患者安全的报告与学习系统等 6 项内容。2006 年增加到 10 项内容，增加的内容包括：患者安全行动、患者安全技术、学习患者安全知识、危重患者安全照护等。

其中，全球患者安全挑战通过指定主题的患者安全运动，致力于在全球范围内切实落实主题要求。2005 年发布第一项全球患者安全挑战，主题为《清洁卫生更安全》，其关注的焦点是如何预防与卫生保健相关的感染，而要传达的核心信息则是用简单的措施拯救生命，例如洗手和无菌操作等。2008 年发布第二项全球患者安全挑战，主题为《安全手术拯救生命》。该行动源自于阿图医生在手术安全工作上做出的不懈努力。阿图医生靠着自己坚定不移的执著追求，一步步将《手术安全核查表》由个人的一个思考尝试，发展到世界卫生组织的全球性项目试点。最终的试点结果表明，8 家试点医院术后严重并发症发生率下降 36%，术后死亡率下降 47%，感染率下降约 50%，因大出血及技术问题需要再次手术治疗的患者减少 25%。所有试点医院，清单的使用均显著降低了术后并发症，有 7 家医院的术后并发症发生率下降了 10% 以上。从而最终，由世界卫生组织在全球通过患者安全挑战运动推广。2017 年发布了第三项全球患者安全挑战，主题为《用药安全》，呼吁在未来 5 年内将所有国家严重、可避免的药物相关的伤害减少 50%。

患者安全不单单是医护人员的职责，患者更应该是维护自身安全的主动参与者，而不应只是被动接受者。在美国，2006 年 JCAHO 发起"大声说出来"计划，旨在呼吁患者积极参与医疗护理过程；AHRQ 制定了一系列患者参与患者安全活动规划，包括"获得更安全医疗服务的 5 个步骤""协助预防医疗差错的 20 个提示"等；NPSF 制定了医疗伤害和差错公开原则，并为患者及家属提供患者安全资源。世界卫生组织也在全球范围内倡导患者参与患者安全，依据 0rem 的自理理论和照护性参与理论，参与的策略包括有问题或疑问时大声说出来，了解自己的病情，关注正在进行的治疗，自学与自己相关的诊断和治疗检查计划以及寻求可靠的家庭成员或朋友作为支持者，了解疾病诊疗相关信息，了解使用的药物名称及使用原因、选择质量和安全性一流、经过严格现场评估的医院、诊所等医疗机构就诊、参与控制治疗费用、参与有关治疗的所有决策、及时与医务人员沟通病情变化等。

📖 **博客**

《患者为患者安全伦敦宣言》

　　我们，患者为患者安全，希望实现一个无因医疗过失而受害的世界，我们作为合作伙伴，保护人们不受卫生保健中本可避免的伤害。风险与不确定性始终相伴。因此，我们走到一起进行对话，与医护人员一起参加卫生保健。我们将通力合作，倡导在发展中国家和发达国家消除卫生保健工作中发生的伤害。

　　我们致力于从人到人，从城市到城市，从国家到国家传播这一信息。人们有获得安全卫生保健的权利，我们不能听任目前医疗过失和否认过失的风气继续下去。我们倡导诚实、开放和透明。我们将使减少医疗过失成为一项基本人权，保护全世界的生命。

　　我们，患者为患者安全，将成为所有人，尤其是那些目前无人理会的患者的代言人。我们将作为伙伴，共同努力：

- 制订和促进患者安全和患者维权规划。
- 发展和推动与所有关心患者安全的伙伴的建设性对话。
- 建立世界范围的卫生保健伤害报告和处理制度。
- 确定处理各类卫生保健伤害的最佳方法，并在全世界倡导此类方法。

　　为告慰死者、伤残者，我们现今的亲人和全世界即将降生的婴儿，我们力求完美，让所有涉及卫生保健的相关者尽快得到尽可能安全的服务。这是我们作为伙伴的承诺。

——世界卫生组织世界患者安全联盟，2006 年 3 月 29 日

　　世界各国患者安全工作发展不一，面临的形势也各有不同。世界卫生组织曾发布了关于患者安全的十大事实。

　　事实 1：患者安全是一个严肃的全球公共卫生问题。近年来，各国越来越清楚地认识到增进患者安全的重要性。

　　事实 2：统计数据表明，在发达国家，每 10 名患者即有 1 名在接受医院治疗时受到伤害。伤害可因一系列失误或事故发生。

　　事实 3：在发展中国家，患者在医院受到伤害的可能性高于发达国家。在一些发展中国家，与卫生保健有关的感染的风险比在发达国家高出 20 倍。

　　事实 4：任何时候来说，世界上约有 140 万人在医院里受到感染。手部卫生是减少与卫生保健有关的感染和提高抗菌能力的最基本措施。

　　事实 5：在发展中国家，至少有 50% 的医疗设备不能使用或只能部分使用。设备不能使用，往往是因为缺乏技能或商品。因此，就难以进行诊断或治疗。这就导致了不符合标准的或有害的诊断或治疗，给患者安全带来威胁，可能造成严重伤害或死亡。

　　事实 6：在一些国家，使用未经消毒即重复使用的注射器或针头进行的注射，比例高达 70%。这对数以百万计的人造成了感染。每年，不安全的注射导致 130 万例死亡，这主要是由于血源性病原体传播，例如乙型肝炎病毒、丙型肝炎病毒和艾滋病毒。

　　事实 7：手术是最复杂的卫生干预措施之一。每年有 1 亿多人出于不同医疗理由，需要手术治疗。在发达国家，与手术安全有关的问题占导致死亡或残疾的本可避免的事故的一半。

　　事实 8：增进患者安全有很重大的经济效益。研究表明，追加住院、诉讼费用、在医院里造成的感染、收入损失、残疾和医疗费用在一些国家，每年造成 60 亿～ 290 亿美元的代价。

　　事实 9：航空和核工厂等被认为风险较高的行业都比卫生保健行业有更好的安全记录。旅客在飞机上受到伤害的概率仅为 100 万分之一。相比之下，患者在医疗期间遭受伤害的概率则

为 300 分之一。

事实 10：患者的经验及其健康是患者安全运动的核心。世界患者安全联盟正与 40 名宣传员合作，推动加强卫生保健安全，这 40 名宣传员过去都曾因缺乏患者安全措施遭受痛苦。

2004 年 9 月，世界卫生组织首届患者安全国际联盟大会在我国上海召开。时任我国卫生部医政司副司长王羽在大会发言并指出：我国当前患者安全面临六大挑战。

挑战一：有些医务人员安全意识和责任心不够强，导致医疗事故或差错时有发生。

挑战二：有些医疗机构不规范执业，过度追求经济效益。

挑战三：高新技术临床应用缺乏规范化管理，给患者造成不必要伤害。

挑战四：患者的知情权、参与权和选择权没有得到充分尊重和保障。

挑战五：医疗安全管理缺乏有效的报告、监测、评价系统。

挑战六：存在不合理用药，尤其是滥用抗菌药物以及注射、血液等安全隐患。

实际上，我国的患者安全工作仍处于起步阶段，与发达国家患者安全的发展水平仍有差距，患者安全相关研究仍整体偏少，基础数据量不足。这与我国主动上报不良事件以及患者安全事件的不足是有相关性的，而并不是因为我国的患者安全优于国外。因此，对于我国的患者安全工作而言，文化理念的改变是最紧迫也是最重要的。患者安全是医院管理的目标，是医疗服务的前提和最基本的要求。为落实患者安全，医疗机构应制定具体评估标准，创新患者安全环节管理和预警管理，配备充足人力资源，医患携手共同推进，加强职工"患者安全"理念与文化教育等。

美国医疗机构联合评审委员会为了在促进患者安全方面有更具体完善的做法，自 2007 年起，于每年年中提出次年度的国家患者安全目标（patient safety goals，PSG）。该目标强调医疗照护中容易出现问题的地方，并着重于系统层面解决问题的方法。美国医疗卫生机构认证国际联合委员会（JCI）要求通过国际医院标准的医院，自 2011 年 1 月 1 日起实施国际患者安全目标（international patient safety goals，IPSG）。中国医院协会根据开展医院管理评价与重点大型医院年度检查工作的实践，结合原卫生部 2005 年以来开展医院管理年督查工作情况和《医院管理评价指南》的内容，学习参考国际上 JCI 等一些国家医院行业管理组织提出的"患者安全重点目标"，颁布了《中国医院协会 2007 年度患者安全目标》。原卫生部将患者安全目标作为 2008 年医院管理年活动的重点工作之一。自此，中国医院协会定期结合我国国情，发布具有普遍性，可操作性强，重点明确的《患者安全目标》。《中国医院协会 2007 年度患者安全目标》设立了 8 项目标，之后的《患者安全目标》一般为 10 项目标。

2017 年的《中国医院协会患者安全目标》包括：①正确识别患者身份；②强化手术安全核查；③确保用药安全；④减少医院相关性感染；⑤落实临床"危急值"管理制度；⑥加强医务人员有效沟通；⑦防范与减少意外伤害；⑧鼓励患者参与患者安全；⑨主动报告患者安全事件；⑩加强医学装备及信息系统安全管理。

此外，一部分发达国家开始从卫生体系建设的高度，重视对患者安全事件及防范措施的立法和研究。2005 年，美国颁布了《患者安全和质量改进法》；英国无专门立法，但有 2002 年的《国家卫生服务改革和卫生保健职业法》，2003 年的《健康和社会照护（社区卫生和标准）法》；丹麦于 2004 年实施《丹麦患者安全法案》；澳大利亚 2008 年颁布的《南澳大利亚保健法》第 7—8 部分和《卫生保健条例》第 2 部分同样涉及患者安全。四国的经验表明，优秀的患者安全立法，应建立一套鼓励为患者和医疗服务提供者的权利提供公正待遇的法律制度和实施机制；应建立独立的第三方协调机构，或建立患者安全风险信息采集、分析、评估和监测的机构，如患者安全组织；应有一套关于患者安全事件的报告程序，和奖励或问责制度；应建立一个鼓励从显性和隐性患者安全事件或医疗差错中学习的风险交流制度；应建设一个能迅速通报所有利益相关者的反馈和风险处理情况的跟踪机制。

三、投诉的沟通接待与处理

关于投诉的沟通接待，首先应树立正确认识投诉的理念。投诉并不是单纯负面情绪的宣泄，不是无理取闹的寻衅，不是小题大做的挑剔。投诉是患者宝贵意见的收集，是医院管理持续改善的驱动力，是医院品牌经营的财富。医院的职工自身作为管理者和执行者，身在其中是较难发现问题的。而患者作为医疗服务的体验者能够更好地设身处地发表感言。医院管理的结果归根结底最重要的指标是患者满意度。没有患者的意见，医院就难以发现自身的问题。因此，对于医院而言，患者既是医疗服务的体验者，又是免费促进医院质量改进的践行者。患者的投诉是为了让医院更加完善，是仍然信任这家医院。若患者不满意也不来投诉，那只能说明患者已经对医院失望了，医院便失去了患者。一项美国研究表明，96% 的顾客即使不满意也不会投诉，因此，服务提供者仅能听到 4% 顾客的声音。这意味着，每一次投诉背后都有 26 个顾客遇到相同的问题，其中 6 位的问题还相当严重。当投诉问题没有得到有效解决时，只有 50% 的顾客会再次光临。但如果问题处理得又快又好，则 95% 以上的顾客会"转怒为喜"。而且，不满意的顾客平均会向 9 ～ 10 个熟人抱怨，其中 13% 的人会私下里把不满告诉 20 个人。而这被告知的人中，每人又会传给 2 ～ 3 个熟人。这意味着通常情况下，每一次负向评价会让 200 ～ 300 个人知晓。如果将不满放在网络上，则知晓的人数将呈现几何级增长。美国消费者事务局（Office of Consumer Affairs，OCA）/ 白宫全国消费者调查资料显示，在不满意的人之中，9% 的人不会投诉，但其中 91% 不会再回来；19% 的人投诉没有得到解决，其中 81% 不会再回来；54% 的人投诉得到解决，其中 46% 不会再回来；18% 的人投诉得到迅速解决，其中 18% 不会再回来。所以，对于患者而言，投诉的处理直接关系到患者的信赖度和忠诚度。好的投诉处理，不仅能够留住患者，还能够避免负向评价的传播影响，对于面对患者的医院品牌建设是极为重要的。

为了更加方面快捷地接收患者的投诉信息，医院应开通多种途径，广泛听取患者意见。常见的提供方式包括开通投诉热线并对外公示、在显要位置设立投诉信箱和电子邮箱、定期开展患者满意度调查、设置负责投诉接待处理的专门办公室及现场接待场所、在人员密集区域开放患者投诉中心窗口、通过网络平台收集患者评价信息等，以方便患者进行电话投诉、来信来函投诉、电子邮件投诉、网络平台留言投诉、意见箱投诉、现场投诉等。除此之外，还有上级卫生行政部门接收患者意见的转办等。

在很多医疗机构内，负责接待患者投诉的部门设置不统一，有的实施一站式服务，有的按照患者来源实施门诊、住院区别接待，有的按照事件属性实施服务态度、医疗纠纷、商业贿赂等区别接待。但统一式接待管理，开设一站式接待服务窗口，是未来的发展趋势。2015 年，北京市医院管理局发布了《关于规范市属医院医疗投诉与纠纷管理工作的通知》，要求各市属医院设置医疗投诉与纠纷受理部门（医患关系协调办公室），进行医疗投诉与纠纷的专业化管理。以患者为中心，构建以患者需求为导向的医疗投诉与纠纷管理模式，实现门诊、病房等医疗投诉与纠纷调处一站式服务，统一受理、统一调查、统一协调、统一反馈，方便患者表达诉求意愿和后续调处化解；其他部门之前承担的相关职能一并划入医患办负责，并按照"人随事走"原则调整人员岗位。在业务办理方面，医患办负责受理医疗投诉与纠纷，调查、研究、确定解决方案，组织实施调解工作；负责组织对医疗投诉与纠纷事件中的医疗行为、医疗服务过程中的问题进行性质判定；负责处理医疗投诉与纠纷相关法律事务。在管理协调方面，医患办负责组织制定、贯彻落实医院投诉与纠纷管理制度；督促、指导各部门、科室建章立制，加强投诉与纠纷管理，督导落实临床科室等投诉发生部门的"首诉负责制"和专人专岗设置；落实相关人员到医疗投诉与纠纷管理部门轮岗工作，原则上轮岗时间不少于 3 个月；开展医患关系研究和医疗投诉与纠纷相关统计调查分析，提出防范医疗事故、医疗差错、法律风险的建议，参与医疗质量安全管理与持续改进；组织制定投诉事项细化分类管理标准，牵头建立部门间协同机制，适宜快速处理的及时就地解决，需要时间调查、研判、处理的要将患者意见在约定时间内转达到处理部门，提高医疗投诉和纠纷处理的效率；对移交、转办事项进行追踪和督办；结合下达的医院绩效考核与评价指标，逐步探索院内医疗投诉与纠纷管理考核与评价机制。

医疗机构对患者投诉的处置一般分为受理、处理和改善3个步骤。其中，受理可细分为沟通接待、记录登记、表态告知，处理可细分为调查核实、评估、反馈，改善可细分为案件检讨、落实整改、考核奖惩、教育训练、改善追踪。面对投诉，医院各部门应积极配合，加强沟通，化解投诉，而不能因为产生了投诉而逃避、拒绝沟通。那通常会让患者或家属更加失望、愤怒，而且会误会医院选择封闭的背后一定在掩饰某种阴谋，从而导致双方矛盾不断升级，甚至失控。当然，一项调查显示，大部分患者（85.2%）还是能够接受接待投诉工作人员的耐心解释及协调的。

（一）投诉受理

第一步：让投诉者坐下。坐下是缓和矛盾的第一步，是促膝长谈的第一步，是拉近距离的第一步。很多投诉者进来时面红耳赤、义愤填膺、怒发冲冠，矛盾一触即发。此刻投诉接待者的每一个言行都有可能激起一场争吵的升级，所以一定要谨言慎行、小心行事。而只要投诉者能坐下说话，那么能够和平解决投诉的机会就会增加，将"对攻战"转为"阵地战"，距离"握手言和"就更近了一部。这样就能够避免将事态恶化扩大和造成较大的不良影响，同时这也保护了我们自己。双方坐下交谈，还能够实现双方的平视交谈。交谈中的仰视、俯视、斜视，均不利于交谈的顺利进行。此外，交谈的座位应呈45°～90°角，这较面对面相视而坐更有利于交谈。那么，让投诉者坐下来的方法包括语言与非语言沟通。言谈要有礼貌并体现关怀和爱心。"您好，请坐。""请问您有什么事吗？""有什么我可以帮您的吗？""您别着急，喝点水，快坐下慢慢说？""您受了什么委屈快请坐下给我好好讲讲，我认真听听看我能为您做点什么"……对于情绪激动的人，应先使用"请消消气"，而不是"您不要担心""您多虑了""您误会了"等词句，后者往往会适得其反。此外，我们应起身去为投诉者取椅子或指向椅子并做"请"的姿势引导对方坐下。这种情况，投诉者大多会难以拒绝。如果投诉者仍然站立，那么我们就应起身站立着去接待。因为视线的角度在一定程度上决定着气势的高低。平等的视线也代表着彼此的尊重。当然，在此过程中，投诉者可能会有些过激的言行。这就需要投诉处理人员合理的自控。

第二步：认真倾听患者的投诉内容并间断发问。美国沟通学专家Paul Rankin研究显示，听、说是人们最主要的沟通方式，而能言者不如善听者。倾听是投诉接待中最重要的步骤，应给投诉者充足的时间和充分的空间，让其将心中的不满情绪宣泄和表达出来，在最短的时间内缓解与安慰他们因医患冲突而导致的焦急与怨恨情绪。宣泄是缓解情绪的必要步骤。投诉处理人员在工作中常常不自觉地就成为了投诉者的泄愤对象。投诉处理人员在不断接收投诉者的怨言的时候，真正需要提取的是怨言中所陈述的事情经过，而不是投诉者的不良情绪。这便是"取其精华，去其糟粕"。在倾听的过程中，你可以翻看投诉者的相关投诉材料。留意投诉者的每一句话以及外表动作细节，寻找可供你和他相交谈的"切入点"，为随后分散投诉者的注意点、岔开话题、缓和气氛做准备。比如说工作情况、家庭情况、疾病情况、饮食情况、个人喜好、宗教信仰等。投诉处理人员在倾听的同时可以参照病史采集的步骤，以开放式提问为开始，以封闭式问答确认问题细节。对于不善于表达或表达不清的时候，可以通过询问合理引导。在患者倾诉宣泄的过程中，投诉处理人员不应插话。在提问讲话时，不应被投诉者的情绪所影响而提高音量、加快语速。这样会让对方感到你的心烦以及失控。而当自己说话慢下来，声音听起来反而更加低沉、更加镇定庄重，让人感觉你在掌控整个局势，要保持一个认真的表情姿态和一个稳定的情绪，并且应表现出关心与理解。在倾听的过程中，要采取不同形式的动作以表示自己的关注，例如间断的点头、眼神的交流、言语的确认、身体的轻触等。间断看对方的眼睛，每次目光对视的时间为 3 ～ 4 秒，应避免过长时间的目光对视。言语的确认，包括"嗯""对""嗯哼""哦，是这样"……身体的轻触目的在于拉近双方的距离，建立亲密友好的关系，以利于后续问题的解决，例如握住对方的手等。但应注意避免敏感部位的轻触，同时动作不能表现出轻浮和不够尊重。间断地对投诉者描述不清楚的问题进行询问，这样能够使投诉者感觉到自己的诉说正在受到关注，同时对你的认可度和信赖度会逐渐提高。

第三步：认真记录患者的投诉内容并进行总结。投诉处理人员应认真听取投诉者的讲述并记录。记录行为的本身就体现着对患者的尊重。记录的内容重点包括患者描述的经过、问题点和诉求。当对方讲述完毕后，投诉处理人员应清晰地整理出医患冲突发生的时间、地点、人物、原因、经过等，对他的投诉内容进行总结，以确保事件的准确性，便于调查处理。总结内容需简明扼要，目的是不但让对方体会到你在认真听他的讲述，而且你在不断思考，对他的各个方面杂乱无章的内容进行了总结归纳，这会让对方更加提高对你的认可和信赖。

之后投诉处理人员需要针对第二步中寻找到的切入点进行发挥。这个过程可能会被认为是"说废话"，但有时"废话"却能够在工作生活中发挥重要作用。试想一下，如果在家庭生活中没有了所谓的"废话"，每一句话都必须有其实际效用，那样的家庭生活将是多么的无趣。因此，"说废话"的目的是找到共同话题能够避开投诉的内容进行交谈，适当的分散患者的情绪压力。而且通过这样的谈话，能缓和对方与我们的冲突心态，拉近双方之间的心理距离。这是投诉处理过程中最发挥奇效的阶段，也是沟通艺术体现最直接的阶段。投诉的最终解决很大程度上取决于这个阶段中沟通的效果。一个好的沟通，会使投诉者在这个过程中释放自身的不良情绪，产生对我们的信赖，甚至有可能成为朋友。

对话

--->

"切入点"在投诉受理中的作用

一位患者因为门诊医师在接诊查体过程中不慎将内衣搭扣碰开，导致患者认为医生"要流氓"而情绪激动向医务处长投诉。实际上患者对门诊医师存在着误解。患者在宣泄情绪之后，医务处长先向患者表示了道歉，并开始了如下谈话：

处长："孩子啊，你多大了？"

患者："我？二十五。"

处长："在哪儿工作的？"

患者："在一家建筑公司做建筑设计。"

处长："挺不错的工作。"

患者："还行吧，就是挣得不多。"

处长："你现在到大街上随便找一个人，不管他是挣一千的还是挣一万的，可没有一个人说自己钱挣得多的。"

患者露出了笑容。

处长："你笑起来真好看！有没有人说你笑起来，像个电影明星？"

患者（再次出现笑容）："啊，您也这么说啊！我以前男朋友，也这么说。"

处长："那就证明他的眼睛不算瞎，还知道什么是好看的……孩子啊，论年纪，大概我跟你妈妈的年纪差不多大，也算是你一个阿姨了。我想跟你说几句心里话行吗？"

患者："嗯，您说吧。我愿意听。"

处长："今天这个事儿啊，肯定是这个医生有不对的地方。任何一个医生，都没有权利挑剔自己的患者的。你说是不是？"

患者："对！"

处长："不过啊，你得听我解释几句。说重了说轻了，你别往心里去啊。今天的事是因为这件衣服引起的。以后你来看病的时候，不要穿高领衫，要穿开衫。"

患者："其实，我本来是想穿来着。可是一着急就忘了。"

处长："是，很多患者都不这么想。看来我也有责任。我也在想，是不是以后应该把这一条写进我们的导医手册。"

患者（第三次出现笑容）：……

投诉妥善化解。

——医疗电视剧《医者仁心》第 14 集剧情

第四步：向投诉者进行表态告知。在投诉者的连续诉说之后，转换为投诉处理人员发言。这是投诉处理过程中的例行阶段，但不是一个生硬的解释阶段，需要谨慎表态和说明。尤其是表态的效果，直接决定了投诉的走向是缓解还是激化。一个有效的解释说明应该是用共情的思维、聊天的方式、谈话的口吻、家常式的谈吐进行交流。不是单单宣讲制度政策，而是将制度政策生活化、常理化。而且，在解释的过程中，要注意换位思考，即假设我们自身是投诉者，我们最希望得到的解释是什么。要用投诉者最能接受的方式进行解释。而且，解释的过程中要注意语气和肢体语言。传播学家 Albert Mehrabian 曾说，信息全部表达 =7% 内容 + 38% 语气语调 + 55% 肢体语言。可见，用词用语只占沟通效果的很小部分。

对于医疗机构明显的过错，投诉处理人员应迅速做出反应，代表医院和当事人向患方诚恳道歉，并积极协调解决当前的问题，对造成的损失进行补偿。用最短的时间快速解决问题，缓解医患矛盾。

对于不能确定的问题，则不能偏听投诉者一方，应首先对投诉人表示同情和理解，然后向其承诺，已经将投诉的内容登记在案，随后将对该问题进行深入调查核实，并向对方明确反馈的期限以及联系方式等，向投诉者表示处理的诚意。此时的表态则不能明确，既不能完全肯定，也不能完全否定，要为后续调查核实留有余地。

（二）投诉处理

第五步：调查核实。通常，在每一次投诉的处理过程中，调查核实是得到事实真相的唯一途径。这个过程是必不可少的。第一，这是为了获得真相，第二，这是为了给投诉者一个自我心理调适的机会。人们在遇到矛盾产生争执的时候，经常是在短时间内产生大量的不良情绪。关于调查核实的期限，《医院投诉管理办法（试行）》规定，对于情况较复杂，需调查、核实的投诉事项，一般应当于 5 个工作日内向投诉人反馈相关处理情况或处理意见；对于涉及多个科室，需组织、协调相关部门共同研究的投诉事项，应当于 10 个工作日内向投诉人反馈处理情况或处理意见。这个时间段根据投诉的事件性质而有所不同，通常是 3 天至一周时间较为适宜。调查时间太短，给投诉者缓和情绪的时间不足，同时也会让投诉者对调查的真实度产生怀疑，显得不严谨，且调查容易不充分；而调查时间过长，就会让投诉者对处理者的工作产生拖延的印象，显得缺乏诚意、不重视。如果在期限内无法完成核实的，应及时与患方告知说明延长一定期限及其原因。

第六步：评估。《医院投诉管理办法（试行）》规定，医院投诉管理部门接到投诉后，应当及时向当事部门、科室和相关人员了解、核实情况，并可采取院内医疗质量安全评估等方式进行评估，查清事实，分清责任，提出处理意见。有的医院成立了医疗纠纷处理专家委员会、医疗争议评议委员会等不同形式的委员会，负责投诉、纠纷案件的评估。评估宗旨是依据相关法律法规、医疗处置标准、临床指南、工作规范、医疗常规、医疗证据及本院制度等，评估、判断争议案件中医疗机构及其医务人员于服务过程中是否已尽到合理的注意义务。

第七步：反馈。这是投诉处理的最后步骤。在反馈过程中，当然要注意语气和言谈方法。让整个事件有一个妥善的处理结局。反馈中，要时刻体现出你对投诉者的理解，但要表明自己的态度，给出最终的处理意见。一般而言，最终的反馈会分为三个部分来进行描述，态度、事实、措施，有时视情况在最后再次表态。这样的表达方式最能够被他人及公众所接受。先说态度有助于首先建立情感上的共识，实现价值认同，为后续事实认同奠定基础。接下来阐述事实，以真实性为原则，客观描述，不应夹带倾向性意见。搪塞和掩饰，甚至推脱责任，只会让事实欲盖弥彰，使双方矛盾更加激化。然后针对事实，提出措施。该措施应为务实可行的具体措施，不应为空话、官话、套话。在投诉的最终反馈方面，医疗机构相比企业在应对技巧和经验上明显不足。以下将以某企业为例，展示最终反馈的正确方式。

 播客

投诉的最终反馈形式

2016 年 3 月 15 日，在央视"3·15"晚会上曝光了"淘宝网"通过互联网刷单这一不良行为，引起了社会关注。当晚，"淘宝网"就针对该事件进行了反馈。

《社会共治 打击刷单！》

感谢央视曝光互联网刷单这一灰黑产业，让更多的人了解和抵制这一毒瘤。

虽然淘宝打击刷单一直处于高压态势，技术不断升级，但刷手通过 QQ 群、QT 语音群、微信群、空包网、YY 语音聊天室、黑快递完成隐蔽而庞大的刷单产业链，利用平台没有执法权的无奈，如同一条肥硕的蚂蟥紧紧地吸附在电商平台及网络世界。

我们呼吁并强烈希望国家有关执法司法部门严厉打击上述环节中的灰黑产业从业者，形成司法判例和有效的打击力度及震慑态势，净化社会诚信环境。

我们也希望给各种刷单行为和组织提供刷单温床和基地的有关平台企业，共同行动起来，齐心协力，共同打击，让灰黑势力失去庇护的平台，共同净化我们的网络和生活。

——淘宝网，2016 年 3 月 15 日

（三）投诉改善

针对每一个投诉，投诉处理人员均应该认真梳理，分析总结投诉的原因，找出医院管理中存在的不合理之处，进行案例的深入检讨，并提出切实可行的整改措施，积极落实整改。同时针对案件中的责任人，根据相关制度规定进行考核奖惩。当然，奖惩是手段，不是目的。重点是要通过管理的改进避免人为的错误发生，并且针对直接责任人及相关责任人进行教育训练。医院相关质量控制部门应对整改情况进行改善效果的持续追踪，以确保医院管理改善到位，问题得到妥善解决。

四、道歉的探索

当患者或其家属向医疗机构或医务人员表达不满时，关于医务人员或医疗机构负责投诉处理的工作人员是否能够向患者表示歉意，目前在实践中仍存在不同意见。在我国，有人认为，道歉会使医疗纠纷更加糟糕，在有过错的情况下道歉是件好事，但普遍道歉则会让患者认为是医生犯了错；也有人认为，医务人员道歉应讲究时机，如果通过法律途径解决则应在鉴定结果和责任明确后道歉，如果通过协商解决则应先向患者道歉；还有人认为，医务人员良好的态度和真诚的道歉能够换得真心，但道歉并不等于免除责任。在英国，医生的意见同样并不统一。

2008 年的一项调查中，只有 64% 的医生认为向患者公开披露真相与真诚道歉是有利的。在美国，一项调查显示，只有三分之一的医疗机构有医疗过失披露机制，二分之一正在制定相关的规定，其余则没有任何披露规定。医疗机构进行过失披露时，92% 会包含解释、87% 会进行事件调查、68% 包含道歉，只有 30% 会承认错误和责任，36% 愿意赔偿。

（一）道歉法案的历史沿革

美国的《道歉法案》（*Apology Laws*）最早可以追溯到 1986 年马萨诸塞州一个医院的女士因车祸死亡，肇事司机从未向被害人家属表达过歉意。后来有议员间接了解到肇事者不道歉的原因，是担心道歉后可能产生的法律后果。该议员决定推动立法为道歉者提供法律保护，鼓励意外事件的肇事者向受害人或其家属道歉，以弥补受害人及其家属心中的遗憾。1986 年，美国马萨诸塞州率先立法，禁止在民事诉讼中将道歉的言行作为证据来证明负有责任。迄今为止，美国已有 35 个州和华盛顿地区相继制定了《道歉法案》，不同程度上排除了医师道歉在证据法上的自认效力，以鼓励医疗机构及其医务人员主动认错。2005 年，时任参议员的奥巴马和希拉里·克林顿提出的《国家医疗错误披露和补偿法案》，要求建立一个全国性的数据库，强制披露信息，保护医师道歉不被用作医疗过失诉讼中的证据。不过，这项法案当时没有获得通过。加拿大在 2006 年通过了最早一部省级"道歉法"，即《不列颠哥伦比亚省道歉法案》，规定道歉言辞不作为证据呈上法庭。截至 2013 年 4 月，在加拿大的 10 个省、3 个地区中已有 8 个省、1 个地区陆续通过了"道歉法"。澳大利亚的全部 6 个州和 2 个领地均已制定了道歉法。英国国家医疗服务体系（National Health Service，NHS）诉讼委员会专门授权卫生国务秘书设立必要程序，除提供优惠补偿外，还包括给予必要的解释、道歉和关于已采取行动或者将采取行动以防止出现类似情况的报告，以期"鼓励"国民保健机构向患者做出解释和道歉。我国台湾地区"行政院"2013 年 7 月 23 日推出《医疗纠纷处理及医疗事故补偿法（草案）》借鉴了道歉法案，该草案第 6 条规定"……依本章规定进行说明、沟通、提供协助或关怀服务过程中，医事人员或其代理人所为遗憾、道歉或相类似之陈述，不得采为相关诉讼之证据或裁判基础。"可是，在我国大陆地区民众对道歉在医疗纠纷解决中的作用却怀有很深的忧虑。

📖 播客

关于道歉法案

"我们认为，无论出于任何原因，不良事件的参与者都应该同情患者和家属，并且表达自己的悔意和歉意。然而这不应该成为其承认自己负有部分或全部法律责任的依据。在任何体制下，我们的政策都不应该阻碍这种行为，也不应该单凭这种举动就对其免于惩罚。"

——英国国家医疗服务体系诉讼管理局（NHS Litigation Authority）

（二）道歉的含义

"道歉"的含义丰富，包含仅表示同理心和关怀的同情、遗憾的道歉，表示自己犯错的承认错误的道歉，表示承担伦理责任的道歉。正因如此，所以美国的不同州之间关于道歉法案的保护程度是不同的。

施耐德认为，从原始意义来看，道歉意味着防卫、辩护或者借口。而如今，道歉的意义已经转变为"承认自身错误后毫无防卫地向他人表示歉意"。他提出了"道歉"的三个要素：承认自身错误，承认错误时所体现出的情感，以及将自身置于被动地位。

（三）道歉的分类

在美国道歉法案中，根据程度，道歉可以分为部分道歉和完全道歉。部分道歉（partial

apology），是指表示同情、遗憾和慰问的道歉，以加利福尼亚州为代表。完全道歉（full apology），是指承认错误和责任的道歉，以科罗拉多、康乃狄克、亚利桑那、乔治亚、南卡罗来纳和佛蒙特州为代表。

（四）道歉的主客体

患者往往更倾向于接受那些直接造成他们损害的主体道歉。与医院投诉处理人员等其他工作人员相比，患者往往更愿意接受医务人员的道歉，因其更能体现出其对错误本身认识的深刻性以及对患者道歉的真诚性。

大部分州规定接受道歉的对象必须是患者本人及其家属，部分州将亲属的范围进行扩展至代理人或有医疗决定的人，甚至朋友。有的州对接受道歉的对象没有任何限制。

（五）道歉的内容

关于道歉的内容，表示同情的陈述与承认错误的陈述是存在区别的。如果在车祸发生后，肇事司机对受害人说"很抱歉你受伤了"或"很抱歉你的车坏了"，属于前者不能作为法庭证据；但是司机如果说"很抱歉你受伤了，这场车祸都是我的错"，或者"很抱歉你受伤了，我当时正在打手机没看到你过来"，就属于承认错误或暗示有错误的陈述，不能排除在证据之外。

因此，道歉中应使用承认对患方造成的影响，例如"我非常理解您现在的担忧"，"我非常清楚这件事让您非常不满意"等；应真诚道歉，例如"对此我表示非常遗憾"，"发生这样的事情，我感到非常抱歉"；倾听患者的诉说，例如"您对我有什么不满或要求，请尽管说"，"可以告诉我您对这整件事的看法吗？""您还需要我为您做些什么？"等；及时采取补救措施，例如"尽管发生了这样的事，我还是希望我们能一起把这件事处理好。"

（六）道歉的形式

除了佛蒙特州仅保护口头的道歉，其他各州对形式没有明确限制，可以是口头、书面甚至动作，如送鲜花或卡片。

（七）道歉的时间

佛蒙特州只保护事故发生后 30 天内的道歉，而伊利诺伊州只保护 72 小时内作出的道歉，超出时限不再受到法律的保护。虽然该规定是为了激励医疗机构及其医务人员早些道歉，但是，有些道歉其实晚些时候会更合适。

（八）道歉的意义

实施道歉的意义在于使医患之间进行良性沟通，满足了患方情绪慰藉、修复社会关系的需要，能够带来缓和对立和化解纠纷的机会，避免或减少诉讼的发生，也能够使医生从内疚遗憾中得到解脱。

（九）道歉的效果

实证数据表明，英美法系国家实施道歉法减少了医疗纠纷的发生。在美国，据约翰·霍普金斯儿童中心的律师估算，从 2001 年制定鼓励医生公开披露错误并作出道歉的正式政策开始，诉讼的赔偿数额已经下降了 30%，因为受害者及其家属"欣赏（该机构的）坦诚和豪爽"。此后，越来越多的医院开始效仿约翰·霍普金斯大学的先驱们，建立正式的制度来要求医务人员对于错误应迅速承认并道歉。密歇根大学的健康系统，包括医学院、3 所医院和许多其他的健康机构，在采用这种方法后，年度医疗事故赔偿和诉讼数量下降了近 50%，从 2001 年的 260 人次降至 2004 年的 140 人次，法律事务费用逐年平稳下降至 3.5 万美元，平均每年节约超过 200 万美元。道歉能够减少医患之间的敌对关系，使医疗事故受害者更配合协商解决，相比诉讼而言所花费的时间和金钱都更为减少，而且还能够帮助维持医院的声誉或信誉。整体而言，不论是部分道歉还是完全道歉，实施医师道歉制度的州比没有实施的州，医疗纠纷案件的和解率都有所提高，而死亡或四肢瘫痪等重大医疗伤害案件的和解金额平均下降了 14%～17%。

（十）对我国的启示

学者认为，英美法系国家的道歉法从诞生至今不到 30 年，尽管其所涉及议题尚待拓展，其实际功效尚待评估，但"其旨在鼓励和推动道歉的立法努力却已为人所公认和肯定"。虽然我国民众对于道歉还存在较明显的误解，甚至我国《侵权责任法》中，"赔礼道歉"还作为侵权责任承担的方式。但我国司法解释中的规定，《关于民事诉讼证据的若干规定》第 67 条，"在诉讼中，当事人为达成调解协议或者和解的目的作出妥协所涉及的对案件事实的认可，不得在其后的诉讼中作为对其不利的证据"，已经形成了我国道歉法案的雏形。下一步，有必要借鉴美国医师道歉制度的规定及证据法的修订意见，明文排除诉讼外医师进行道歉的证据能力，取消强制赔礼道歉规定，让医师在法律风险免除后敢于道歉和披露过失，从而避免医疗矛盾的恶化，实现和谐医患关系的构建。

五、纠纷的处理

当投诉处理最终反馈给投诉者，而投诉者对此不予接受，并提出进一步索赔诉求时，投诉则转变为纠纷。英国一项研究显示，患者及其家属采取法律手段的目的包括：

- 知晓伤害是如何发生的，为什么会发生；
- 防止相似伤害发生在其他患者的身上；
- 希望医务人员被惩罚；
- 获得赔偿。

但美国一项研究发现，有 1% 的患者曾因医疗过失而遭受严重的伤害，但其中只有 2% 因医疗过失而起诉医生。研究发现其中"未被起诉"的医生在咨询中表现幽默，谈话方式灵活，明确告知患者诊疗步骤等。英国的一项研究表明，在大部分情况下，往往是医院对过失问题的后续解决措施不到位，而不是医疗过失问题本身使患者最终决定采取法律手段。由此可见，好的沟通与纠纷处理方式可以降低诉讼的概率。

纠纷的解决主要有 4 种途径，分别为协商、调解、仲裁和诉讼。在纠纷的处理中，应根据沟通谈判的进程，灵活推荐不同的解决途径。

在具体的谈判过程中，应采用与投诉处理类似的沟通要点，例如倾听与安慰、记录明确诉求、解决途径的告知、注重非语言沟通技巧等。但与投诉处理不同的要点在于，纠纷处理必须树立原则和底线，遵守相关法律法规，坚决拒绝无理诉求，引导患方确定双方共同的目标，争取达成共识，必要时请当事医务人员共同谈判。所有纠纷案例的评估必须经医疗机构相关委员会讨论后确定。

播客

一位医生眼中的医疗纠纷

在提供医疗服务的过程中我们难免与患者及其家庭发生误会或者误解，如何面对尴尬的局面，要求我们的交流技巧和谦虚谨慎的作风。我们要学会说"对不起"，学会倾听，耐心做解释，或许会取得患者的谅解，减少医闹发生。

在医疗服务中我们难免会出现错误，一旦发生医疗过失怎么办，首先以患者为中心想办法采取补救措施，这包含着我们的医德、知识和经验。如何处理医疗差错，这存在着观念的问题，我们不应先处理当事人，要寻找是否存在着系统误差。要有严密的制度，即将制度细化，做到层层把关，环环扣紧，我们才能避免错误的发生。

——Sanford J. Brown，《布朗医生日记》

并且，根据解决途径的不同，纠纷处理的沟通还涉及与调解员、法官、鉴定人、律师等的沟通。在沟通中，应听清问题，严谨作答，客观描述，避免主观推断。

紧急状态下的医疗纠纷，如涉及医疗暴力等行为的，则应以医务人员的安全为第一考虑要素。在确保个人安全和诊疗秩序的情况下，才可进行医疗纠纷紧急谈判，必要时应呼叫医疗机构保卫部门或报警处理。

六、总结

人皆会犯错，医学的发展并未换来医疗质量的提高和患者的安全，反而暴露出更多的医疗差错。因此，医学的发展应回归到"以患者为中心"，通过医院管理的持续改进，加强不良事件的上报与检讨改进，避免"无能之错"，促进患者安全。"不伤害原则"是医学的根本，也是患者安全工作的初心，应通过持续不断地文化培养以及改善实践，在全球范围内推进患者安全工作的落实。此外，应正视投诉，将投诉纳入医院管理的持续改进计划，妥善接待并处理投诉，探索道歉法案在中国的实践，有助于患者信赖度和忠诚度的维持以及诉讼的减少，有助于积极化解医患矛盾，促进医患和谐。

[延伸阅读]

陈伟，刘鑫 . 医院投诉管理工作指南 [M]. 北京：人民军医出版社，2013.

（樊　荣）

主要参考文献

1. Baile W F，Buckman R，Lenzi R，et al. SPIKES-A six-step protocol for delivering bad news：application to the patient with cancer [J]. Oncologist，2000，5：302-311.

2. Bakker A B. Flow among music teachers and their students：The crossover of peak experiences [J]. Journal of Vocational Behavior，2005，66（1）：26-44.

3. Baldwin P J，Dodd M，Wrate R M. Junior doctors making mistakes [J]. Lancet，1998，351（9105）：804.

4. Beckett C D，Kipnis G. Collaborative communication：integrating SBAR to improve quality/patient safety outcomes [J]. J Health Qual，2009，31（5）：19-28.

5. Ho B，Liu E. Does sorry work? The impact of apology laws on medical malpractice [J]. Journal of Risk & Uncertainty，2011，43（2）：141-167.

6. Bertakis K D，Roter D，Putnam S M. The relationship of physician medical interview style to patient satisfaction [J]. Journal of Family Practice，1991，32（2）：175-181.

7. Buckman R. Breaking bad news：why is it still so difficult? [J]. Br Med J（Clin Res Ed），1984，288（6430）：1597-1599.

8. Butow P，Dowsett S，Haggerty R，et al. Communicating prognosis to patients with metastatic disease：What do they really want to know? [J]. Supportive Care Cancer，2002，10（2）：161-168.

9. Bylund C L，Makoul G. Empathic communication and gender in the physician-patient encounter [J]. Patient Education and Counseling，2002，48（3）：207-216.

10. Campbell M L. Breaking bad news to patients [J]. JAMA，1994，271（13）：1052.

11. Christie D，Vinter R. Adolescent development [J]. British Medical Journal，2005，330（7486）：301-304.

12. Clinton H R，Obama B. Making patient safety the centerpiece of medical liability reform [J]. New England Journal of Medicine，2006，354（21）：2205-2208.

13. Cohen J R. Advising clients to apologize [J]. Southern California Law Review，1999，72（4）：1009–1069.

14. Csikszentmihalyi M，LeFevre J. Optimal experience in work and leisure [J]. Journal of Personality and Social Psychology，1989，56（5）：815-822.

15. Cushing A M，Jones A. Evaluation of a breaking bad news course for medical students [J]. Med Eudc，1995，29（6）：430-435.

16. Davis C M. Patient Practitioner Interaction：An Experiential Manual for Developing the Art of Health Care [M]. 5th ed. Thorofare：SLACK Incorporated，2011.

17. Devine E C，Westlake S K. The effects of psychoeducational care provided to adults with cancer：meta-analysis of 116 studies [J]. Oncol. Nurs. Forum，1995，22（9）：1369-1381.

18. Donabedian A. The quality of care. How can it be assessed? [J] JAMA，1988，260（8）：

1743-1748.

19. Dowsett S M，Saul J L，Butow P N，et al. Communication styles in the cancer consultation：preferences for a patient-centred approach [J]. Psycho-oncology，2000，9（2）：147-156.

20. Dunsford J. Structured communication：improving patient safety with SBAR [J]. Nurs Womens Health，2009，13（5）：384-390.

21. Eisenberg D. When doctors say，"we're sorry"．[J]. 当代外语研究，2005，166（12）：50.

22. Engel G L. The need for a new medical model：a challenge for biomedicine [J]. Science，1977，196（4286）：3-21.

23. Epstein R M，Morse D S，Frankel R M，et al. Awkward moments in patient-physician communication about HIV risk [J]. Annals of Internal Medicine，1998，128（6）：435-442.

24. Epstein R M，Quill T E，McWhinney I R. Somatization reconsidered：incorporating the patient's experience of illness [J]. JAMA Internal Medicine，1999，159（3）：215-222.

25. Evans B J，Stanley R O，Mestrovic R，et al. Effects of communication skills training on students' diagnostic efficiency [J]. Med Educ，1991，25（6）：517-526.

26. Feinmann J. You can say sorry [J]. British Medical Journal，2009，339（7719）：482-483.

27. Fogarty L A，Curbow B A，Wingard J R，et al. Can 40 seconds of compassion reduce patient anxiety [J]. Journal of Clinical Oncology，1999，17（1）：371-379.

28. Frank J R，Danoff，D. The CanMEDS initiative：implementing an outcomes based framework of physician competencies [J]. Medical Teacher，2007，29（7）：642-647.

29. Fujimori M，Akechi T，Akizuki N，et al. Good communication with patients receiving bad news about cancer in Japan [J]. Psycho-oncology，2005，14（12）：1043-1051.

30. Fujimori M，Akechi T，Morita T，et al. Preferences of cancer patients regarding the disclosure of bad news [J]. Psycho-Oncology，2007，16（6）：573-581.

31. Fujimori M，Parker P A，Akechi T，et al. Japanese cancer patients' communication style preferences when receiving bad news [J]. Psycho-Oncology，2007，16（7）：617-625.

32. Fujimori M，Uchitomi Y. Preferences of cancer patients regarding communication of bad news：a systematic literature review [J]. Jpn J Clin Oncol，2009，39（4）：201-216.

33. Gick M L. Problem-solving strategies [J]. Educ Psychol，1986，21（1-2）：99-120.

34. Girgis A，Sanson-Fisher R W，McCarthy W H. Communicating with patients：surgeons' perceptions of their skills and need for training [J]. Australian and New Zealand Journal of Surgery，1997，67（11）：775-780.

35. Grey R E，Greer S，Fitch M，et al. Information needs of women with metastatic breast cancer [J]. Cancer Prevention and Control，1998，2（2）：57-62.

36. Heinrichs W M，Bauman E，Dev P. SBAR 'flattens the hierarchy' among caregivers [J]. Stud Health Technol Inform，2012，173：175-182.

37. Ho B，Liu E. Does sorry work? The impact of apology law on medical malpractice [J]. J Risk Uncertain，2011，43（2）：141-167.

38. Jane S L. Internal psychometric properties of the Critical Care Family Needs Inventory [J]. Heart & Lung，1991，20（3）：398-403.

39. Jansen J，Butow P N，van Weert J C，et al. Does age really matter? Recall of information presented to newly referred patients with cancer? [J]. Journal of Clinical Oncology，2008，26（33）：5450-5457.

40. Jensen C. Sociology，systems and（patient）safety：Knowledge translations in health policy

[J]. Sociology of Health and Illness，2008，30（2）：309-324.

41. Kaldjian L C，Jones E W，Wu B J，et al. Reporting Medical Errors to Improve Patient Safety：A Survey of Physicians in Teaching Hospitals [J]. Archives of Internal Medicine，2008，168（1）：40.

42. Kalisch B J. What is empathy? [J]. American Journal of Nursing，1973，73（9）：1548-1552.

43. Kurtz S，Silverman J，Benson J，et al. Marrying content and process in clinical method teaching：enhancing the Calgary-Cambridge guides [J]. Acad Med，2003，78（8）：802-809.

44. Lamb R M，Studdert D M，Bohmer R M，et al. Hospital disclosure practices：results of a national survey [J]. Health Affairs，2003，22（2）：73-83.

45. Lamm C，Batson C D，Decety J. The neural substrate of human empathy：Effects of perspective-taking and cognitive appraisal [J]. Journal of Cognitive Neuroscience，2007，19（1）：42-58.

46. Lampic C，Wennberg A，Schill J E，et al. Coping，psychosocial well-being and anxiety in cancer patients at follow-up visits [J]. Acta Oncologica，1994，33（8）：887-894.

47. Lanceley A，Savage J，Menon U，et al. Influences on multidisciplinary team decision-making [J]. International Journal of Gynaecological Cancer，2008，18（2）：215-222.

48. Lelorain S，Bredart A，Dolbeault S，et al. A systematic review of the associations between empathy measures and patient outcomes in cancer care [J]. Psycho-Oncology，2012，21（12）：1255-1264.

49. Leonard M，Graham S，Bonacum D. The human factor：the critical importance of effective teamwork and communication in providing safe care [J]. Quality & Safety in Health Care，2004，13（Suppl 1）：S85-90.

50. Lloyd A，Hayes P，Bell P R，et al. The role of risk and benefit perception in informed consent for surgery [J]. Med Decis Making，2001，21（2）：141-149.

51. Luker K A，Beaver K，Leinster S J，et. al. Information needs and sources of information for women with breast cancer：a follow-up study [J].Journal of Advanced Nursing，1996，23（3）：487-495.

52. Macey B A，Bouman C C. An evaluation of the validity，reliability and readability of the Critical Care Family Needs Inventory [J]. Heart & Lung，1991，20（3）：398-403.

53. Maguire P，Faulkner A，Booth K，et al. Helping cancer patients disclose their concern [J]. Eur J Cancer，1996，32（1）：78-81.

54. Maguire P. Can communication skills be taught? [J] British Journal of Hospital Medicine，1990，43（3）：215-216.

55. Maslach C，Schaufeli W B，Leiter M P. Job Burnout [J]. Annual Review of Psychology，2003，52（1）：397.

56. Maslach C. Burnout [J]. Human behavior，1976，5（9）：16-22.

57. Mast M S. On the importance of nonverbal communication in the physician-patient interaction [J]. Patient Educ Couns，2007，67（3）：315-318.

58. McKinley R K，Middleton J F. What do patients want from doctors?Content analysis of written patient agendas for the consultation [J]. British Journal of General Practice，1999，49（447）：796-800.

59. Mehrabian A. Significance of posture and position in the communication of attitude and status relationships [J]. Psychological Bulletin，1969，71（5）：359.

60. Meredith C，Symonds P，Webster L，et al. Information needs of cancer patients in west Scotland：cross sectional survey of patients' views [J]. British Medical Journal，1996，313

（7059）：724-726.

61. Merrill R M，Lyon J L．Cancer incidence among Mormons and non-Mormons in Utah（United States）1995-1999 [J]．Preventive Medicine，2005，40（5）：535-541.

62. Narayan M C. Using SBAR communications in efforts to prevent patient rehospitalization [J]．Home Healthcare Nurse，2013，31（9）：504-515.

63. Näring G，Briët M，Brouwers A. Beyond demand–control：Emotional labour and symptoms of burnout in teachers [J]．Work & Stress，2006，20（4）：303-315.

64. National Association of Social Workers. NASW standards for social work in health care settings [M]．Washington，DC：NASW Press，1987：3.

65. Perry B，Toffner G，Merrick T，et al. An exploration of the experience of compassion fatigue in clinical oncology nurses [J]．Can Oncol Nurs J，2011，21（2）：91-105.

66. Perry J. Communicating with toddlers in hospital [J]．Paediatric Nursing，1994，6（5）：14-17.

67. Platt F W，Platt C M. Two collaborating artists produce a work of art [J]．Arch Intern Med，2003，163（10）：1131-1132.

68. Pronovost P J，Thompson D A，Christine G，et al. Defining and measuring patient safety [J]．Critical Care Clinics，2005，21（1）：1-19.

69. Riesenberg L A，Leitzsch J，Little B W. Systematic review of handoff mnemonics literature [J]．Am J Med Qual，2009，24（3）：196-204.

70. Roberts C S，Cox C E，Reintgen D S，et. al. Influence of physician communication on newly diagnosed breast patients' psychologic adjustment and decision-making [J]．Cancer，1994，74（S1）：336-341.

71. Roter D L，Hall J A. Physicians' interviewing styles and medical information obtained from patients [J]．J Gen Intern Med，1987，2（5）：325-329.

72. Schaufeli W，Enzmann D. The burnout companion to study and practice：a critical analysis [M]．Boca Raton：CRC Press，1998：111-112.

73. Schneider C D. What it means to be sorry：The power of apology in mediation [J]．Mediation Quarlerly，2000，17（3）：265-280.

74. Sexton J，Thomas E，Helmreich R. Error，stress，and teamwork in medicine and aviation：Cross sectional surveys [J]．British Medical Journal，2000，320（7237）：745-749.

75. Siminoff L A，Fetting J H，Abeloff M D. Doctor-patient communication about breast cancer adjuvant therapy [J]．Journal of Clinical Oncology，1989，7（9）：1192-1200.

76. Stiles W B，Putnam S M，James S A，et al. Dimensions of patient and physician roles in medical screening interviews [J]．Soc Sci Med，1979，13A：335-341.

77. Stuart P H. Community care and the origins of psychiatric social work [J]．Social Work in Health Care，1997，25（3）：25-26.

78. Taft L. Apology and Medical Mistake：Opportunity or Foil [J]．Annals Health L，2005，14（1）：55-94.

79. Taft L. When More than Sorry Matters [J]．Pepperdine Dispute Resolution Law Journal，2013，13（1）：181-204.

80. Van C B，Kim J，Pedreira M L，et al. Information technology and patient safety in nursing practice：An international perspective [J]．Inter J Med Infor，2004，73（7-8）：607-614.

81. Vincent C，Stanbope N，Crowley-Murphey M. Reasons for not reporting adverse events：An empirical study [J]．Journal of Evaluation in Clinical Practice，1999，5（1）：13-21.

82. Vincent C，Young A，Phillips A. Why do patients sue doctors? A study of patients and relatives taking legal action ［J］. The Lancet，1994，343（8913）：1609-1613.

83. Wahl O F. Mental health consumers'experience of stigma ［J］. Schizophrenia Bullet，1999，25（3）：467-478.

84. Wallace J，Lemaire J. On physician well being-You'll get by with a little help from your friends ［J］. Social Science & Medicine，2007，64（12）：2565-2577.

85. White C. Doctors mistrust systems for reporting medical mistakes ［J］. British Medical Journal，2004，329（7456）：12-13.

86. Blech J. 无效的医疗：手术刀下的谎言和药瓶里的欺骗 ［M］. 穆易，译. 北京：北京师范大学出版社，2007：29.

87. Brown S J. 布朗医生日记——道歉 ［J］. 周淑新，译. 中国全科医学，2010，13（16）：1776-1777.

88. DeBronkart. 请患者参与 ［M］. 赵新远，译. 北京：光明日报出版社，2015：31-62.

89. Gordon T，Edwards W S. 顶好医生——让患者成为伙伴 ［M］. 宋鸿立，译. 北京：知识产权出版社，2002：62-72.

90. Groopman J，Hartzband P. 最好的抉择 ［M］. 鞠玮婕，邓力，译. 杭州：浙江人民出版社，2016：77-78.

91. Holland J. 癌症人性的一面 ［M］. 唐丽丽，译. 北京：中国国际广播出版社，2007：117.

92. Lloyd M，Bor R. 医学沟通技能：第 3 版 ［M］. 钟照华，杨立斌，尹梅，译. 北京：北京大学医学出版社，2013：117-118.

93. Platt W F，Gordon H G. 医患交流指南 ［M］. 张勉，林静娜，刘令仪，译. 天津：天津科技翻译出版公司，2004：185-186.

94. Rosemary G，Janaradan P S. 医疗凶猛：令人震惊的美国医疗内幕 ［M］. 张永梅，于歆，译. 北京：外文出版社，2013：47.

95. Roy Porter. 极简医学史 ［M］. 王道还，译. 北京：清华大学出版社，2016：168-186.

96. Silverman J，Kurtz S，Draper J. 医患沟通技巧：第 2 版 ［M］. 杨雪松，译. 北京：化学工业出版社，2009.

97. Washer P. 临床医患沟通艺术 ［M］. 王岳，译. 北京：北京大学医学出版社，2016：183-184.

98. 蔡海榕. 专业主义和当代医学的宗教化 ［J］. 科学技术与辩证法，2002，19（3）：57-60.

99. 蔡燕，蔡均. ISBAR 标准化沟通工具在妇科护生沟通能力训练中的应用效果 ［J］. 重庆医学，2017，46（11）：1575-1576.

100. 曹玲，仲悦萍. 品管圈在提高标准化（SBAR）沟通方式晨交班依从性中应用 ［J］. 齐齐哈尔医学院学报，2015，36（2）：259-261.

101. 陈宏勋，姚韵. 2007 年美国医疗机构评鉴联合会国家患者安全目标 ［J］. 上海护理，2007，7（5）：80-81.

102. 陈雪娟. 标准化沟通方式在心外科床边交接班中的应用与体会 ［J］. 当代护士（上旬刊），2015（8）：30，31.

103. 陈英云，王艳萍，施旸，等. 加强医患沟通减少医患纠纷 ［J］. 中国医院管理，2006，26（07）：64.

104. 程凯，郑晓瑛. 第二次全国残疾人抽样调查数据分析报告 ［M］. 北京：华夏出版社，2008：33-83.

105. 丁力，姜安丽，叶旭春. 患者安全相关问题的国外研究现状 ［J］. 解放军护理杂志，2007，24（4）：55-56.

106. 董哲，韩黎丽. 世界医学教育高峰会议意见 [J]. 医学教育，1994 (09)：7-14.

107. 冯庚. 医患沟通的意识和基本原则 [J]. 中国全科医学，2010，13 (25)：2878.

108. 盖小荣，彭华，王秋俐，等. 北京协和医院医务社会工作的实践 [J]. 中国医院，2008 (5)：4-5.

109. 高焱莎，刘颖，叶丹，等. 临床实习中沟通技巧的恰当有效运用 [J]. 中国高等医学教育，2009 (07)：93+116.

110. 高也冉. 医学与宗教 [J]. 医学与哲学，2000，21 (7)：12-15.

111. 葛文德，欧冶. 医生的修炼：在不完美中探索行医的真相 [M]. 杭州：浙江人民出版社，2015：56-57.

112. 葛文德. 清单革命 [M]. 王佳艺，译. 杭州：浙江人民出版社，2012：62-69.

113. 耿君，彭皓，王雪娟，等. SBAR 标准化沟通模式在护理领域中的应用现状 [J]. 当代护士（下旬刊），2017 (6)：16-20.

114. 顾永梅. 标准化沟通在病区护理交接班中的应用分析 [J]. 内蒙古中医药，2017，36 (11)：66-67.

115. 官锐园，冯佳园，郑群怡. 护士休闲体验与工作倦怠、身心健康的相关性研究 [J]. 中国实用护理杂志，2008，24 (7)：57-58.

116. 郭永松，吴水珍，张良吉，等. 医务社会工作价值与医患纠纷的调解 [J]. 中国卫生事业管理，2009，26 (1)：33-34.

117. 韩桂香. 标准化沟通方式在妇幼急诊室患者转出交接中的效果研究 [J]. 吉林医学，2014，35 (7)：1552-1553.

118. 韩启德. 对疾病危险因素控制和癌症筛检的考量 [J]. 医学与哲学，2014 (15)：1-6.

119. 何志成，郑南南. 病史采集和体格检查医学行为的人文思考 [J]. 医学与哲学（临床决策论坛版），2006 (01)：63-64+79.

120. 洪霞. 医患共同决策 [J]. 协和医学杂志，2018，9 (3)：276-280.

121. 胡萍. 对残疾人隐性歧视现象的思考 [J]. 中国残疾人，2013，19 (5)：40-41.

122. 胡运红，孔秀平，罗镇根. 标准化沟通在社区慢性病管理中的应用与研究 [J]. 中外医学研究，2016，14 (30)：163-164.

123. 黄丽英. 从医患关系的现状看医务社工在医患沟通中的作用 [J]. 医学与社会，2004，17 (1)：29-30.

124. 黄清华. 通力献策患者安全立法 [J]. 中国医院院长，2012 (16)：83-85.

125. 黄雪薇，王秀丽，张瑛，等. 癌症患者的信息需求应否与如何告知恶性肿瘤诊断 [J]. 中国心理卫生杂志，2001 (4)：265-267+270.

126. 黄亚芳，马红梅. 沟通流程标准化模式在医护沟通中的应用现状 [J]. 全科护理，2016，14 (14)：1435-1437.

127. 黄艳荣，何芳，廖菊丽，等. SBAR 交流模式在临床病情汇报中的应用研究 [J]. 临床护理杂志，2017，16 (4)：61-62.

128. 黄耀明. 社会工作专业视野下和谐医患关系的介入实践与分析 [J]. 长春理工大学学报（社会科学版），2009，22 (02)：228-230.

129. 季庆英. 上海医务社会工作的发展回顾 [J]. 中国卫生资源，2015，18 (6)：434-437.

130. 贾玲璞，贾玲辉，周民霞，等. 浅谈礼仪服务在医患关系中的应用 [J]. 中国医药指南，2007 (09)：76-77.

131. 金泽，邱永辉. 中国宗教报告（2008）[M]. 北京：社会科学文献出版社，2008：2.

132. 金正昆. 个人形象、有效沟通与礼仪规范 [J]. 博览群书，2013 (09)：109-113.

133. 李春昌.临床思维的第一步——采集病史［J］.中国社区医师，2011，27（32）：19.

134. 李惠君，郭媛.医患沟通技能训练［M］.北京：人民卫生出版社，2015：130-131.

135. 李生峰.关于"医疗公证"的理性思考［J］.医学与哲学，2003，24（10）：36-38.

136. 李胜利，孙喜斌，王荫华，等.第二次全国残疾人抽样调查视力残疾标准制定的研究.中国康复理论与实践［J］，2007，13（9）：801-803.

137. 梁涵岚，李海玲.浅析家属陪护促进患者康复的正性心理影响［J］.实用护理杂志，2000，16（6）：44-45.

138. 梁挺，张小远.国外宗教与健康关系的研究述评［J］.医学与哲学：人文社会医学版，2010，31（12）：33-35.

139. 刘民，栾承.中国0-14岁肢体残疾儿童致残原因.中华流行病学杂志［J］，2008，29（11）：1083-1086.

140. 刘民，沈励，栾承.北京市居民听力残疾主要原因调查分析.听力学及言语疾病［J］，2009，17（4）：336-339.

141. 刘义兰，张亮，许娟，等.护理人员医院安全文化评价的调查分析［J］.护理学杂志，2008（23）：45-47.

142. 刘正炼.患者安全的保障措施［J］.中华医院管理杂志，2008，24（8）：537.

143. 柳大川.医务社工专业方法干预医患关系的效果研究［D］.武汉：华中师范大学，2012.17（8）：731.

144. 卢新军，桂庆军.患者参与模式下提高病史采集效率［J］.当代医学，2013，19（01）：163-164.

145. 卢岩，朱延力，高玲玲，等.急危重患者家属需求的研究现状［J］.中华护理杂志，2004，39（7）：538-540.

146. 罗会宇.浅谈医患沟通的目的和意义［J］.卫生职业教育，2011，29（22）：154-155.

147. 雒保军.非语言沟通在医患沟通中的作用及技巧［J］.医学与哲学（人文社会医学版），2010，31（09）：28-29.

148. 吕兆丰，王晓燕，张建，等.医患关系现状分析研究［J］.中国医院，2008，12（12）：25-31.

149. 米尔顿·赖特.倾听和让人倾听［M］.周智文，译.北京：新世界出版社，2006：16.

150. 明星，周立.患者参与患者安全的国外研究现状［J］.解放军护理杂志，2008，25（20）：30-31.

151. 牛杰，牛凤.产科护士标准化沟通模式应用体验的质性研究［J］.护理学报，2016，23（7）：32-34.

152. 潘凤宝.手机微信平台在医患沟通中的应用探讨［J］.延边医学，2015（10）：101-102.

153. 潘建平.手术公证的理性思考［J］.上海医学，2008，31（4）：303-304.

154. 邵金花，孙伟，陈芬.加强医患沟通 提高患者满意度［J］.中国社会医学杂志，2012，29（06）：381-383.

155. 沈励，刘民。听力残疾的流行病学研究进展，中国康复医学杂志［J］，2009，24（3）：281-283.

156. 沈良盛，王凤娟，李选治."微信"在医患沟通中的作用研究［J］.中外医学研究，2016，14（26）：154-156.

157. 沈瑞英.构建和谐医患关系的新途径——医务社会工作［J］.医学与社会，2007，20（9）：10-11.

158. 沈燕君，韩东海.对患者和家属的心理沟通［J］.国外医学（护理学分册），2001，20（10）：453-454.

159. 史从戎. 医患沟通中的倾听技巧 [J]. 中国社区医师，2009，25（03）：43.

160. 舒玲华，陈新山. 关于手术公证的思考 [J]. 中华医院管理杂志，2003，19（2）：114-115.

161. 苏力. 医疗的知情同意与个人自由和责任——从肖志军拒签时间切入 [J]. 中国法学，2008（2）：3-27.

162. 粟燕，肖红，庞元华，等. 探讨激励机制在增强医院不良事件主动报告中的作用 [J]. 医学信息，2015（33）：370-370.

163. 孙喜斌，魏志云，于丽玫，等. 中国听力残疾人群现状及致残原因分析 [J]. 中华流行病学杂志，2008，29（7）：643-646.

164. 孙霞，李剑萍. 标准化沟通方式在低年资护士与医生沟通中的应用 [J]. 护理与康复，2015，14（2）：166-168.

165. 孙玉倩，李峥，孙秉赋，等. 癌症患者家属对告知患者真相的态度及影响因素分析 [J]. 中华护理杂志，2007，42（6）：556-559.

166. 覃若萍. 语言与非语言沟通在癌症患者介入治疗护理中的应用研究 [J]. 世界最新医学信息文摘，2015，15（A5）：24-25.

167. 唐丽丽. 中国肿瘤心理治疗指南 [M]. 北京：人民卫生出版社，2016：51-59.

168. 唐维新. 保障患者安全是医院的根本任务 [J]. 中国医院，2008，12（7）：8-10.

169. 万学红. "全球医学教育最低基本要求"简介 [J]. 浙江医学教育. 2002，1（1）：8-14.

170. 王吉善，张振伟. 贯彻《患者安全目标》共建百姓放心医院 [J]. 中国卫生质量管理，2007，14（3）：1-2，26.

171. 王吉善. 患者安全是医疗质量的核心 [J]. 中国卫生质量管理，2008，15（1）：10-12.

172. 王继东. 试论手术公证的法律意义及实效性 [J]. 江苏卫生事业管理，2005，16（6）：9-11.

173. 王锦帆. 关于我国医患沟通内涵与目的的思考 [J]. 中国医院管理，2007（03）：27-29.

174. 王力红，杨莘，邵文利. 非惩罚不良事件上报系统的建立及效果 [J]. 中国医院，2009，13（10）：37-38.

175. 王丽，倪明珠. 标准化沟通方式在急诊抢救患者记录与交接中的应用 [J]. 临床护理杂志，2017，16（3）：78-80.

176. 王丽莎. 美国医师道歉制度及其对证据法的影响 [J]. 证据科学，2014，22（06）：750-759.

177. 王全意. 宗教与医学 [J]. 山东医科大学学报：社会科学版，1996，1：9-13.

178. 王榕. SBAR 标准化沟通方式在神经外科医护关系协调中的运用 [J]. 当代护士（上旬刊），2016（8）：151-152.

179. 王夏玲. "道歉"是否有助于处理医疗纠纷？ [J]. 中国社区医师，2012，28（17）：24.

180. 王岳. 2015-2016 中国医患关系蓝皮书 [C]. 北京：北京大学医学出版社，2017：248-258.

181. 王岳. 疯癫与法律 [M]. 北京：法律出版社，2014：148.

182. 王岳. 论急危病症抢救中的医师治疗特权——《侵权责任法》第五十六条之适用范围 [J]. 中国司法鉴定，2011（04）：50-54.

183. 王岳. 论尊严死 [J]. 江苏警官学院学报，2012，27（03）：81-88.

184. 王岳. 医事法 [M]. 北京：人民卫生出版社，2009：33-34.

185. 奚晓明.《中华人民共和国侵权责任法》条文理解与适用 [M]. 北京：人民法院出版社，2010：404-405.

186. 肖峰. 论科学与人文的当代融通 [M]. 南京：江苏人民出版社，2001：33.

187. 谢敏，唐建中. 浅谈三甲医院的病历书写培训 [J]. 继续医学教育，2017，31（5）：15-16.

188. 徐峰. 医患沟通过程技巧——Calgary-Cambridge 指南 [J]. 药品评价，2010，7（9）：32-34.

189. 徐淑侠，徐凤美 . 实施家属健康教育对肺癌患者生活质量的影响 [J]. 中华护理杂志，2005，40（1）：35-36.

190. 徐双燕，姚梅琪，周海燕 . 标准化沟通方式在医护间沟通中的应用 [J]. 中华护理杂志，2012，47（1）：48-49.

191. 徐晓阳，马晓年 . 临床性医学 [M]. 北京：人民卫生出版社，2013：78.

192. 晏英 . 域外道歉制度在医疗纠纷解决中的功能及立法启示 [J]. 医学与哲学（A），2017，38（08）：66-70.

193. 杨立新 . 侵权责任法 . 2 版 [M]. 北京：北京大学出版社，2017：370-371.

194. 杨平 . 论手术公证的法律效力 [J]. 中国卫生事业管理，2002，18（5）：285-286，292.

195. 叶小平 . 标准化沟通在产科护生病情观察能力训练中的应用 [J]. 中外健康文摘，2013（3）：292-293.

196. 殷志坚 . 病史采集与疑难病诊断 [J]. 医学与哲学，1989（06）：44-45.

197. 余春华，付岚，向秋芬，等 . 临终关怀对癌症患者家属生活质量的影响 [J]. 现代护理，2006，12（21）：1961-1963.

198. 岳长红，柏宁 . 医学史视阈下医学与宗教的不解之缘 [J]. 医学与社会，2010，23（3）：59-61.

199. 湛惠萍，路平，洪梅，等 . 癌症患者对病情告知需求的调查分析 [J]. 护理实践与研究，2015（11）：100-102.

200. 张倍倍，张艳，韩二环，等 . SBAR 标准化沟通模式在护理实践中的应用进展 [J]. 全科护理，2016，14（16）：1646-1648.

201. 张大庆，王一方，许锋，等 . 医学人文 [M]. 北京：人民卫生出版社，2016：101-108.

202. 张慧玲，王盼盼，彭会珍，等 . 标准化沟通模式的应用研究进展 [J]. 中国实用护理杂志，2015，31（25）：1945-1948.

203. 张杰，温国宏，段军 . 开展高风险手术风险公证的体会 [J]. 世界最新医学信息文摘（连续型电子期刊），2015，15（15）：188.

204. 张俊平 . SPIKES 沟通模型在年轻乳腺癌患者病情告知中的应用 [J]. 泰山医学院学报，2015，36（04）：459-461.

205. 张鸣明，李幼平 . 患者安全—全球医疗服务的挑战 [J]. 中国循证医学杂志，2008，8（7）：509-512.

206. 张鸣明，文进 . 参与 WHO"患者为患者安全"活动，做一个明智的患者 [J]. 中国循证医学杂志，2006，6（1）：3-5.

207. 张文娴 . 构建医院护理差错及不良事件自愿报告系统确保患者安全的研究 [D]. 广西医科大学，2010：7-8.

208. 张欣，李扬 . 围术期患儿家属陪护行为探讨 [J]. 国外医学（护理学分册），2001，20（7）：311-313.

209. 张杏玉 . SBAR 标准化沟通模式在胸外科护生带教中的应用 [J]. 中西医结合护理（中英文），2017，3（6）：15-17.

210. 张彦平，李睿明，金培英，等 . 标准化沟通模式的临床应用现状及展望 [J]. 循证护理，2017，3（1）：34-37.

211. 张莹，梅松丽，徐军，等 . 以心理学共情理论应对困境中的医患关系 [J]. 医学与哲学，2014，35（10）：51-53.

212. 张颖，周立 . 患者参与患者安全策略的研究现状 [J]. 护理管理杂志，2010，10（3）：198-199.

213. 赵辉，范志红，严芳琴．标准化沟通交接表在急诊科与 ICU 患者交接中的应用 [J]．护理学报，2015，22（10）：8-11.

214. 赵欣欣，刘祖望，郭静波，等．病情告知对肿瘤晚期患者抑郁焦虑情绪影响的分析 [J]．现代肿瘤医学，2013，21（12）：2815-2817.

215. 赵莹．实施非惩罚措施对护理人员呈报不良事件态度的影响 [J]．医学信息，2013（28）：316-317.

216. 郑日昌，李占宏．共情研究的历史与现状 [J]．中国心理卫生杂志，2006（04）：277-279.

217. 钟照华，杨立斌，尹梅．医学沟通技能 [M]．北京：北京大学医学出版社，2011：35-65.

国内知情同意书

膀胱镜检查知情同意书

患者姓名_____ 性　别_____ 年龄_____ 单位_____

床　　号_____ 住院号_____

镜检前诊断：

镜检指征：

拟施手术：膀胱镜检、取活检术、侧输尿管插管术

拟行麻醉：表面浸润麻醉

术中、术后可能出现的并发症和医疗意外：

1. 患者的隐私权部分保护。由于医院条件有限，可能出现是男医生为女性患者检查，女医生为男性患者检查的情况。

2. 膀胱镜检查时可能给患者带来损伤、感染，所以术后可能出现血尿、尿路刺激症状。

3. 根据病情需要有可能做逆行输尿管插管，进一步明确病情。

4. 根据病情需要有可能做膀胱内组织活检，以确定病变的性质。

医疗声明及患方意见：上述并发症均可能在术中、术后发生，医生将严格按照医疗工作制度即操作常规进行手术。但目前的医学技术水平尚不能完全避免上述情况发生，轻者给患者带来痛苦和经济负担，重者可以导致患者残疾甚至死亡。当然医院会尽力救治，但抢救后即使残疾或死亡，院方仍将按规定收取医疗费用。若患者和家属及单位同意手术，签字后，一旦出现上述情况后果自负，患者或家属及单位不得以任何经济或责任等理由与院方纠缠。如不同意手术，医院绝不勉强。

有关手术中和手术后可能发生的并发症及医疗意外，医生已向我们详细阐明患者及家属应该注意的事项，我们完全理解，由于病情需要，经慎重考虑，同意手术愿意承担上述风险，签字生效。

患者签名：

近家属签名：　　　　　　　　　　　与患者关系：

单位负责人签名：　　　　　　　　　医生签名：

年　月　日

胸廓切开及肺切除手术知情同意书[1]

胸廓切开及肺切除手术知情同意书	病案号	
	姓名	
	出生日期	

拟治疗方案

医生解释我 _____（患者姓名）患有 _____，应接受胸廓切开 _____ 侧肺切除术：

切开胸廓，切除一侧肺部。在全身麻醉条件下进行膀胱插管，将胸廓沿肋间切开，从腋下延伸至后背中部。

将肋骨分开，切除一侧肺部及淋巴结。缝合相连的呼吸道，置入塑料管引流并保证另一侧肺部不错位。缝合胸壁，引流管数日后移除。

风险

本手术存在一些常见的风险。一些罕见的风险没有列出，若您有其他担心请咨询主治医师。

我了解麻醉过程存在一定的风险（见麻醉知情同意书）。服用的药物可能产生副作用，常见的包括眩晕、恶心、皮疹和便秘。

我了解本手术存在下列风险：

➢ 术后心律失常或心悸，需治疗；
➢ 健侧肺部水肿，可治疗，但可能危及生命；
➢ 局部肺塌陷，增大肺部感染的风险，需进行呼吸练习及理疗降低风险；
➢ 手术部位出血；
➢ 手术侧呼吸道缝合不严密，需要进一步手术治疗；
➢ 胸腔及胸部切口处感染；
➢ 术后数周内切口持续疼痛；
➢ 气短，需避免剧烈运动；
➢ 疾病复发；
➢ 术后数日内有死亡危险。

吸烟、肥胖、高血压、糖尿病及其他心脏疾病会增大手术风险。

个体风险

根据我的身体状况可能出现下列重大风险及并发症：_____

_____

---

1 http：//www.safetyandquality.health.wa.gov.au/involving_patient/informed_consent_forms.cfm#adult

患者声明

我声明外科医生向我介绍了手术过程及其他可选治疗方案，并回答了我的疑问。

我声明我与主治医师讨论了可能出现的风险、并发症，以及在决定是否接受手术过程中产生的所有疑问。

我同意接受手术中主治医师认为必要的额外治疗。

我同意在手术中输血（在选项上画圈）：是 / 否

我同意医院专家处理手术中切出的组织。我清楚医院将保留不分组织或样本。

我了解手术可能有非专业外科医师参与。

我得到了可以保留的知情同意书副本。

如有手术人员受伤接触到我的血液或体液，我同意医院采集我得血液样本做血液传播疾病检验，如乙肝、HIV。

患者姓名：＿＿＿＿＿＿

签名：＿＿＿＿＿＿

日期：＿＿＿＿＿＿

若成年患者无法签署知情同意书，需填写代理表格作为附件。

医生声明

我声明我想患者介绍了他的身体状况、手术过程以及可能发生的风险。

我给了患者提问的机会，并回答了他的疑问。

医生姓名（打印）：＿＿＿＿＿＿

医生签名：＿＿＿＿＿＿

日期：＿＿＿＿＿＿

翻译声明

我声明我准确的翻译了此知情同意书以及医患之间对话的内容。

翻译姓名：＿＿＿＿＿＿

翻译签名：＿＿＿＿＿＿

日期：＿＿＿＿＿＿

食管切除术知情同意书 [1]

食管切除术知情同意书	病案号	
	姓名	
	出生日期	

拟治疗方案

　　医生解释我 _____（患者姓名）患有 _____，
需要进行食管切除术：

　　切除患处全部食管组织及胃上部，将胃下部与保留的食管重新连接。在全身麻醉的条件下，医生将胸腔下部和上腹部沿中间或偏左侧切开，查看病灶是否有扩散。将食管下部、胃及其供血系统从周围组织中分离，切除适当长度的食管，将胃上部重建成管状后与食管下端吻合，止血放置引流管后缝合切口。

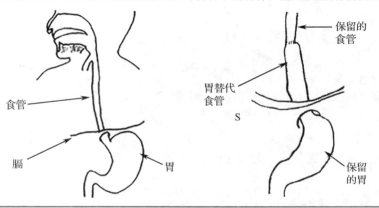

风险

　　本手术存在一些常见的风险。一些罕见的风险没有列出，若您有其他担心请咨询主治医师。

　　我了解麻醉过程存在一定的风险（见麻醉知情同意书）。

　　我了解本手术存在下列风险：

➢ 服用的药物可能产生副作用，常见的包括眩晕、恶心皮疹和便秘；

➢ 腿部静脉血栓伴疼痛肿胀，血栓松动后可能转移至肺，造成气短，偶尔会危及生命；

➢ 伤口可能感染、红肿、疼痛；

➢ 心脏张力导致心脏病突发；

➢ 切口出血，需要进一步手术或输血；

➢ 技术难度有时要求胸腔打开，这就需要使用泵来排除胸腔空气以使肺充盈，恢复时间也会延长；

➢ 肺部分泌物累积，增加胸部感染的风险；

➢ 切口感染，伴发红、肿胀、渗液，需要抗生素治疗；

➢ 食管与胃吻合处渗漏或不愈合，需下胃管或修正手术；

➢ 如果连接处留下疤痕会使食管变窄，需定期扩张；

➢ 病情有复发的可能；

➢ 反逆流、防止胃部灼热的功能消失；

➢ 胃容量减小，需少量多餐。

　　吸烟、肥胖、糖尿病、高血压和其他心脏疾病会增加手术的风险。

个体风险

　　根据我的身体状况可能出现下列重大风险及并发症：

_____

1　http：//www.safetyandquality.health.wa.gov.au/involving_patient/informed_consent_forms.cfm#adult

患者声明

　　我声明主治医生向我介绍了手术过程及其他可选治疗方案，并回答了我的疑问。

　　我声明我与主治医师讨论了可能出现的风险、并发症，以及在决定是否接受手术过程中产生的所有疑问。

　　我同意接受手术中主治医师认为必要的额外治疗。

　　我同意手术过程中必要时输血（请在选项上划钩）。是 / 否

　　我同意医院专家处理手术中切出的组织 。我清楚医院将保留不分组织或样本。

　　我了解手术可能有非专业外科医师参与。

　　我得到了可以保留的知情同意书副本。

　　如有手术人员受伤接触到我的血液或体液，我同意医院采集我得血液样本做血液传播疾病检验，如乙肝、HIV。

患者姓名：_____

签名：_____

日期：_____

若成年患者无法签署知情同意书，需填写代理表格作为附件。

医生声明

　　我声明我想患者介绍了他的身体状况、手术过程以及可能发生的风险。

　　我给了患者提问的机会，并回答了他的疑问。

医生姓名：_____

医生签名（打印）：_____

日期：_____

翻译声明

　　我声明我准确的翻译了此知情同意书以及医患之间对话的内容。

翻译姓名：_____

翻译签名：_____

日期：_____

激光视力矫正手术知情同意书 [1]

本知情同意书意于帮助患者就采用准分子激光原位角膜磨镶术治疗近视、远视和（或）散光与否进行知情决定。在决定签署此项同意书前患者可以使用任意长时间阅读本同意书。希望患者在决定接受手术前尽量提出问题，并获取满意答复。每个手术都包含有利益和风险，患者需要根据所提供信息均衡比较风险／利益。

佩戴眼镜或隐形眼镜是矫正近视、远视和散光的最常用方法。在耐受好的情况下，他们可以是激光视力矫正手术的替代疗法。本手术需要不断进行屈光手术，而其他的屈光疗法可以成为本手术的替代疗法。患者务必注意到实施屈光手术可能会使你丧失从事某些职业的机会，包括军事和一些法律执行机构。

激光视力矫正手术将会永久性的改变角膜的形状，手术的实施需要进行局部麻醉（滴眼液形式麻醉）。本疗法需要翻开一层较薄的角膜组织（角膜瓣），并且使用准分子激光管线移除一层较薄的角膜组织。在移除之后，上述的瓣（角膜瓣）将被复原到原来位置，在无缝线的情况下连接到原有位置。移除一层较薄的角膜组织后，近视患者的角膜中心变平，远视患者角膜中心位置变凸，散光患者的角膜变得更加圆滑，并以此矫正角膜的聚光能力。虽然激光视力矫正手术的目的在于增强视力以达到不需要佩戴眼镜或隐形眼镜，或只需佩戴低度眼镜的程度，但是结果并不能被保证。

患者必须理解，激光视力矫正手术并不能阻止一些自然出现的眼部疾病的发生，例如青光眼、白内障、视网膜退化或脱落。在手术之后患者必须避免挤揉眼镜。在手术之后，你的眼睛可能会对外伤损伤更加敏感，在所有接触性和使用球拍的运动中都需要佩戴护眼用具，因为在这些运动中眼部可能会遭到直接打击。并且，本手术并不能矫正老花眼，老花眼通常发生于40 岁左右的人群中，通常需要在近距离用眼时佩戴老花镜。40 岁以上的近视眼患者在进行本手术后通常会发现他们要佩戴老花镜以清楚地看到近物。

在怀孕期间患者的屈光误差可能受到影响进而影响到手术的结果。如果你知道你已经怀孕或正试图在 3 个月内怀孕，请立刻通知你的医生。你需要告诉你的医生任何曾经使用过的激素替代疗法或抗组胺治疗，因为这些治疗会影响愈合。

激光视力矫正手术风险

1. 失明。 激光视力矫正手术可能会导致失明或最佳矫正视力下降。这些后果可能由感染、异常伤疤或其他原因引起，并且除非成功使用抗生素、类固醇药物或其他治疗控制住感染，否则可能会导致眼睛被感染而失明。视力下降可能会由角膜愈合不正常引起，这种情况可能会增加散光度，并需要佩戴眼镜或隐形眼镜，同时有用视力可能会丢失。另外，在进行手术后可能会使患者不能佩戴隐形眼镜。

2. 视觉副作用。 手术可能会发生其他并发症或情况，包括：两眼屈光不等（两眼屈光能力不相同）；物象不等（物体在两眼中呈现不同大小）；复视；视物模糊；日复一日的昼间视力波动；对光敏感性增加，可能会导致部分时间不能适应光，并且可能不会痊愈；眩光、光晕，并且可能不能痊愈。在一些情况下，可能导致患者不能驾车，判断距离，而且只有在你确定你的视力没有问题的情况下才可以驾车。

3. 过度矫正或矫正不足。 手术可能不能达到预期的结果。如果在手术后发现矫正过度或不足，都可能会需要进行二次手术以矫正或增加第一次手术的结果。如果患者患有近视，那么过度矫正将会导致远视，如果患者患有远视，那么过度矫正将会导致近视。过度矫正，特别是

治疗远视时的过度矫正将可能会随时间逐渐减小，但也有可能会是永久性的。所以，患者手术所得到的令人满意的效果也可能随时间而减退。

4. 其他风险。 另外还曾经报道过的并发症包括：角膜溃疡、内皮细胞丢失、上皮愈合缺陷、上睑下垂（上眼睑下垂）、角膜水肿、视网膜脱落或出血。并发症可能需要进行的矫正疗法包括部分（几层）或完整的角膜移植。这些并发症也许会导致散光。麻醉和药物影响了患者的部分身体，其使用也存在导致并发症的可能性。角膜刀或准分子激光可能会起到副作用，此时手术需要终止。鉴于不可能将所有的潜在风险一一列出，本知情同意书并不完整。

5. 术后并发症。 患者需要注意到可能存在一些并发症在本知情同意书被写成前并未被报告，因为本手术在 20 世纪 90 年代初期才开始实施，长期的结果可能会出现其他风险或并发症。

术后指导

在手术后你需要使用药物，并依据指导预防感染、控制愈合。严格执行医生的全部指导，这一点是必需的。并且患者还必须定期回到医院进行检查。

干眼症

许多采用了激光视力矫正手术的患者已经出现了干眼症，特别是那些不能佩戴隐形眼镜和 35 岁以上的患者。在一些患者中，本手术可能会暂时加剧干眼症。在这些案例中，患者眼睛在几个月内恢复到了手术前的状况。在部分案例中，干眼症的加剧可能是永久性的，并且需要进行泪小点膜闭术和（或）永久使用人造眼泪。

签署本知情同意书，表明患者已经阅读了本知情同意书，虽然本同意书中包含了患者可能不能完全理解的医学词汇，但患者有机会提出问题，并得到满意答复。

患者也同意将手术和治疗相关的医疗信息和手术图像信息提供给医生或其他人以展开必要的临床研究。

患者签字 _____

为保证患者已经明白本同意书中包含的信息，请患者抄写下列陈述：

"我理解所有列出的信息，并且我愿意接受激光视力矫正手术后可能需要佩戴眼镜、隐形眼镜，或再次进行手术以达到最佳可能视力的现实情况。"

请在下列所有声明后签字：

最佳的看待屈光手术的方式是把这个疗法看作减少我对眼镜和（或）隐形眼镜的依赖的一种方法，这一点已经向我解释清楚。我承认我做屈光手术不能期待得到术后 20/20（1.0）视力的保证。

_____

医生已经向我解释老花眼现象，并且我对解释很满意，我认识到 40 岁之后我可能需要佩戴老花镜。

_____

我了解到如果我术后裸眼视力变成了 20/25（0.8），那么不能认为我的视力得到改善。我理解我可能需要佩戴眼镜或隐形眼镜以将我的视力从 20/25（0.8）纠正到 20/20（1.0）或好于 20/20（1.0）。

_____

我理解在屈光手术后可能需要佩戴眼镜或隐形眼镜来使视力矫正达到最佳效果。

_____

　　我做出知情同意，决定采用准分子激光原位角膜磨镶术（激光视力矫正手术），手术将被实施于我的：_____左眼，_____右眼，_____双眼。

患者签字：_____　日期_____

证人签字：_____　日期_____

医生签字：_____　日期_____

　　请在下面空白处写出你任何想要与医生讨论或关注的问题：

关于激光视力矫正手术的问题

下列问题包含了重要信息。请圈出你认为正确的选项。正确答案在问题之后。

1. 正确　或　错误：对于患者术后的结果如何，医生并不能保证。
2. 正确　或　错误：激光视力矫正手术是矫正屈光误差的唯一手段。
3. 正确　或　错误：术后患者可能会经历视力不正常，例如眩光和光晕，患者可能会对光敏感，在一部分案例中，这些现象可能会是永久性的。
4. 正确　或　错误：术后回到医院检查不重要。
5. 正确　或　错误：术后可能需要二次手术来确保患者获得最佳视力矫正。
6. 正确　或　错误：存在手术造成失明的可能性。
7. 正确　或　错误：术后患者可能会经历几天的不舒服感，有些轻微也有严重的。
8. 正确　或　错误：手术可以消除 40 岁后佩戴老花镜的需要。
9. 正确　或　错误：交给患者的信息包括手术带有的全部风险和可能发生的所有副作用和并发症。
10. 正确　或　错误：患者了解了本手术是一种新近出现的治疗手段，长期风险还未可知。

答案

1. 正确。对于患者术后的结果如何，医生并不能保证。
2. 错误。激光视力矫正手术不是矫正屈光误差的唯一手段。
3. 正确。术后患者可能会经历视力不正常，例如眩光和光晕，患者可能会对光敏感，在一部分案例中，这些现象可能会是永久性的。
4. 错误。术后回到医院检查十分重要。
5. 正确。术后可能需要二次手术来确保患者获得最佳视力矫正。
6. 正确。存在手术造成失明的可能性。
7. 正确。术后患者可能会经历几天的不舒服感，有些轻微也有严重的。
8. 错误。手术不可以消除 40 岁后佩戴老花镜的需要。
9. 错误。交给患者的信息不涵盖手术带有的所有风险和可能发生的全部副作用和并发症。
10. 正确。患者了解了本手术是一种新近出现的治疗手段，长期风险还未可知。

患者签字 _____

潜毛性囊肿手术知情同意书 [1]

　　您和您的医生正在考虑对臀部裂上方、尾骨上方皮肤下的窦或溃疡进行手术。您的医生无法保证您的疾病可以通过该手术治愈。

　　潜毛性囊肿手术从定义上来说不是一种大型手术，因此没有大型手术具有的高风险。虽然潜毛性囊肿手术在定义上来说是小手术，但相对来讲，它可大可小。手术越大、越复杂，风险就会越高。

　　签了这份同意书，您就给予了您的医生根据您的利益来进行治疗的权利。如果手术过程中有意外发生，您的医生会进行额外的诊断检查、手术或药物治疗（包括麻醉和输血），这是在有指征或需要的情况下才会进行的。

　　签了这份同意书，您就给予了您的医生根据您的利益和他人的安全进行治疗的权利。如果医务人员无意中被锋利的器械划伤或接触到您的血液，您将被验血，以证实没有传染性疾病，包括 HIV。

　　治疗的时间长短因人而异，手术前也无法决定手术的程度。根据您的具体情况，手术可能会在之后的几个星期或几年里进行若干次。

　　您的医生可能需要一个手术助手。如果是这样，您可能要为这位助手支付合理的费用。医生决定需要一位助手时，您可能不会提前得到通知。

　　您的医生可能经常出差，可能在紧急情况下找不到他。在紧急情况下，您可能需要与另一个医生继续您的治疗，或者就近去医院接受未知医生的治疗。您可以选择一个不出差的医生进行您的手术。

　　潜毛性囊肿手术通常没有并发症。如果有，大部分很容易治愈。

　　失血——您可能在手术中或手术后意外过多地失血。但除非特殊情况，一般不需要输血。

　　过敏——药物、营养品或保健品可以减少治疗药物和麻醉的负面反应。然而，您仍然可能出现对一种或多种药物的致命过敏反应，包括您在手术中接受的麻醉。

　　尿潴留——这通常是由于术后肛肌痉挛和（或）前列腺肿大引起。这个问题在康复过程中会较快消失。然而，在极端尿潴留的情况下，家庭护士会为您插导尿管。

　　感染——适宜的饮食、运动、休息和心境帮助您的免疫系统维持在最高水平。然而，您的手术伤口没有完全愈合也是可能的。有时，您的机体没有能力抵御伤口的感染。感染可能会形成一个慢性的疮、溃疡或裂甚至影响整个机体。感染很少是致命的。

　　另外，本文中没有列出的意外的并发症也可能发生。一些手术引起的并发症可能需要大型的手术；一些可能需要血液置换治疗；一些并发症可能造成伤口难以愈合、永久性残疾、永久性畸形、疤痕等。极罕见地，并发症引起死亡。

　　再者，您可以采用其他治疗方法如切开排脓、使用膏药或其他药物。然而，这些方法也有它们本身的风险和并发症，成功率也各异。因此，该手术为潜毛性囊肿患者提供了最有效且风险最低的治疗机会。

　　我确认我已经读过（或让人读给我听）这两页知情同意书。我知道该手术具有的风险。我有机会咨询我的问题而且我的问题得到了答复。

　　　　　　　　　　　　日期：＿＿＿＿＿＿＿＿

　　　　　　　　　　　　签名：＿＿＿＿＿＿＿＿

　　　　　　　　　　　　（由患者或患者的法定委托人签名）

　　　　　　　　　　　　证人：＿＿＿＿＿＿＿＿

1　http：//www.hemorrhoid.net/pdf_forms/pilonidal_inform_consent3.pdf

硬膜外脊麻知情同意书

硬膜外脊麻又称"区域麻醉"或"区域神经阻滞"。在手术中或为缓解疼痛使用。

一、麻醉类型

1. 硬膜外麻醉：是通过一根细管将麻醉剂注入硬脊膜外腔，阻滞脊神经根，暂时使其支配区域产生麻痹，痛觉无法传导至脑。细管通过穿刺针由背部插入，可在体内留置数天。使用患者自控式硬膜外麻醉装置可持续缓慢的注入局麻药，患者亦可在感觉需要时按按钮给药。可单独使用或与全身麻醉配合使用。

2. 脊麻：是一次性将麻醉剂由背部注入脊髓液中，使痛觉无法传导至脑，同时也将阻滞运动神经，即发挥效用时腿部无法运动。此种麻醉起效快（5 ～ 10 min 内起效），但只能持续1 ～ 4 h。应用此方法，您在手术中可保持清醒。若麻醉师同时使用镇静剂或全身麻醉，则手术中失去意识。实施脊麻前会进行静脉输液，操作部位会有不适及压迫感。

二、硬膜外麻醉或脊麻的益处

➢ 缓解疼痛效果优于吗啡类药物；
➢ 能减少因使用吗啡引起的副作用，如恶心等；
➢ 能降低肺部并发症及感染的风险；
➢ 改善内脏手术后的康复；
➢ 改善循环系统手术后血流；
➢ 能够更快的恢复饮食。

三、硬膜外麻醉或脊麻的风险

现代麻醉通常是很安全的。但所有麻醉方式都存在风险，可能会产生一定的副作用和并发症。这些通常是暂时性的，也有些会造成长期问题。

1. 常见副作用及并发症：
➢ 恶心、呕吐、发痒及寒战；
➢ 血压降低；
➢ 头痛；
➢ 背部疼痛，注射部位损伤；
➢ 部分起效，硬膜外麻醉或脊麻不能满足需要时需改用全身麻醉；
➢ 暂时性排尿困难；
➢ 血肿或出血——阿司匹林、华法林、双嘧达谟等药物能够影响凝血。若您服用了此类药物则可能导致血肿或出血。

2. 一般副作用及并发症：
➢ 严重头痛——若出现需卧床休息数日，无法缓解时需注射血补丁；
➢ 强烈瘙痒或皮疹；
➢ 暂时性神经损伤。

3. 偶见副作用及并发症：
➢ 注射部位周围感染；
➢ 由穿刺针引起的神经损伤；
➢ 麻醉剂过量；
➢ 心搏骤停。

4. 罕见副作用：

➤ 永久性神经损伤，瘫痪；

➤ 血栓伴脊髓损伤；

➤ 麻醉部位高于计划部位，麻痹呼吸肌导致呼吸受影响；

➤ 针头或导管损坏，需手术取出；

➤ 硬膜外脓肿；

➤ 髓膜炎；

➤ 死亡。

四、硬膜外麻醉或脊麻的恢复

麻木和无力将持续数小时。在此期间若需走动需他人搀扶。实施麻醉两周内若感觉麻木、无力、头痛或强烈背痛，须联系麻醉师。

备注：

_____

_____

_____

_____

_____

_____

_____

_____

_____

支气管激发试验知情同意书

支气管激发试验	病案号	（在此处粘贴患者标签）		
	姓名			
	出生日期		性别　　男　　女	
	全科医生			

一、翻译 / 文化需求

是否需要翻译服务？ 　　　　　　　　　　　　　　　　　　　　　　　　是　　　否
若需要是否已聘用？ 　　　　　　　　　　　　　　　　　　　　　　　　是　　　否
是否需要文化支持者？ 　　　　　　　　　　　　　　　　　　　　　　　是　　　否
若需要是否已聘用？ 　　　　　　　　　　　　　　　　　　　　　　　　是　　　否

二、健康状况与治疗情况

医生已经向您解释了您的健康存在下列问题（由患者陈述，医生填写）：

这些问题需要下列检查：
(医生填写 – 包括检查部位)

试验过程：
➢ 试验开始时，您需要对着肺活量计吹气。肺活量计是测量您呼气量及速度的仪器；
➢ 您将通过吸入器吸入细小的粉末或喷雾剂喷出的烟雾，烟雾中含有乙酰甲胆碱或盐水，粉末中含有甘露醇（一种天然的糖类）；
➢ 吸入后将再次进行肺活量试验。

三、支气管激发试验的风险

医生权衡了进行与不进行这项试验的利弊，认为这项试验有益于您的健康。这是一项复杂的试验，存在下列风险：

常见副作用与并发症（>5%）：
➢ 轻度气短；
➢ 咳嗽；
➢ 感觉胸部发紧；
➢ 喘息。
上述所有症状均可用药物治疗。
罕见副作用与并发症 (<1%)：
➢ 严重哮喘，需药物治疗；
➢ 极少见死亡情况。

四、重大风险及相关治疗选择

（医生填写，必要时需附病例记录）

五、不做此试验的风险

（医生填写，必要时需附病例记录）

六、患者知情同意

我确定医生向我解释过：

➢ 我的治疗情况和计划的检查，包括发现异常情况后的额外治疗；

➢ 这项试验的风险，也了解其他相关的治疗及风险；

➢ 预后和不接受试验的风险；

即使接受专业的照顾也不能保证这项试验会改善我的健康状况；

➢ 若试验过程中发生紧急的危及生命的情况，医生会做出相应的处理；

➢ 非专科医师将操作这项试验，我清楚他可能是一个正在接受培训的医生；

➢ 我阅读了下列信息：

支气管激发试验

➢ 我有能力就我的健康状况、建议的试验及其风险以及其他治疗选择向医生提出问题和我的担心。医生与我讨论了我的问题和担心，我得到了满意的答案。

➢ 我清楚我有权在试验前的任何时候改变决定，包括我签署此知情同意书之后，也可以在与医生商量后作出新的决定。

在上述声明的基础上，我请求接受支气管激发试验。

患者 / 家属 / 代理人姓名：

签名：

日期：

七、医生声明

我确定向患者解释了上述全部信息，患者或其代理人清楚全部信息的含义。

医生姓名：

职务：

签名：

日期：

八、翻译声明

我向患者翻译了以下内容（用患者的语言文字）：
帮助患者或代理人了解了医生提供的所有口头及书面的信息。

翻译姓名：

签名：

日期：

知情同意书 – 患者副本
支气管激发试验

1. 什么是支气管激发试验?

支气管激发试验测试呼吸道在吸入异物后的反应，也可以评估哮喘。吸入异物后呼吸道变窄，则可能患有哮喘。

试验开始时，您需要对着肺活量计吹气。肺活量计是测量您呼气量及速度的仪器。

您将通过吸入器吸入细小的粉末或喷雾剂喷出的烟雾，烟雾中含有乙酰甲胆碱或盐水，粉末中含有甘露醇（一种天然的糖类）。

吸入后将再次进行肺活量试验。

试验结束后，您将服用柳丁氨醇（舒喘宁）使呼吸道恢复正常状态和功能。

2. 支气管激发试验的风险

在建议这项试验之前，您的医生权衡了进行与不进行这项试验的利弊，并认为这样做有益于您的健康。这是一项复杂的试验，存在下列风险：

常见副作用与并发症（>5%）：

➢ 轻度气短；

➢ 咳嗽；

➢ 感觉胸部发紧；

➢ 喘息。

上述所有症状均可用药物治疗。

罕见副作用与并发症 (<1%)：

➢ 严重哮喘，需药物治疗；

➢ 极少见死亡情况。

3. 试验前注意事项

➢ 试验前一天内禁止吸烟及运动；

➢ 医生会建议是否需要停止某些药物治疗，其他非呼吸系统药物可正常服用；

➢ 若患重感冒或发烧请提前告知实验室人员改期进行试验。

4. 试验前需停用的药物

一些药物会影响试验的结果，试验前必须停用。请阅读以下部分——如有不清楚的地方请咨询试验员。

➢ 沙丁胺醇，Salbutamol

➢ 色甘酸钠

➢ Tilade

➢ Atrovent

➢ 茶碱

➢ Qvar, Becloforte, Pulmicort. Flixotide

➢ Serevent, Foradile, Oxis

➢ Seretide, Symbicort

➢ Spiriva

➢ Zytrec, Telfast, Claratyne

➢ Monteleukast

备注：

男子女性型乳房症手术知情同意书 [1]

2004 年美国外科整形医师协会。凡咨询指南购买者都可以获得一定的权利修改本文件中的部分内容，修改后的版本仅可用于购买者自身的手术。其他所有权利将由美国外科整形医师协会保留。购买者不能将任何版本的患者咨询指南及其任何内容或修改后版本出售或者借与他人使用。

使用说明

此知情同意书是为告知患者有关男子女性型乳房症手术（男子缩胸手术）及其风险和替代疗法而准备。请务必仔细完整地阅读本说明，并且在每页签名以表明你已经阅读过该页内容，并在本人认同的情况下，依照外科医生的要求填写知情同意书。

介绍

男子女性型乳房症手术是一种将过度发达或增大的男性乳房中的多余脂肪、腺体组织和（或）皮肤移除的手术。在严重的男子女性型乳房症中，多余的组织将会导致乳房下垂和乳晕（乳头周围的暗色皮肤）扩大。在这种情况下，乳晕的大小和位置可以通过外科手术改善，多余的皮肤也可以被减少。男子女性型乳房症可能是由激素分泌异常，遗传因素，疾病或者使用特定药物引起，可在一侧乳房或双侧同时发病。治疗男子女性型乳房症的外科手术方法有很多。男子女性型乳房症手术可以与吸脂手术等塑形手术相结合或同时进行其他可选手术。

替代疗法

替代疗法的形式包括不进行外科手术或穿着内衣来帮助掩饰变大的乳房。一些患者使用吸脂手术来缩小乳房。替代疗法也存在风险和潜在的并发症。

男子女性型乳房症手术的风险

所有的治疗手段都会包含一定的风险，因此患者必须了解手术存在的风险以及可能发生的并发症，这一点十分重要。另外，每种手段都有一定的局限性。每位患者做出采取某种治疗手段的选择都应基于对潜在治疗效果和风险的比较。虽然并不是每位患者都会经历这些并发症，但是请务必与你的医师讨论手术可能带来的任何一种后果。

过敏反应：在极少数病例中，出现了对胶带、缝合材料、黏合材料、血液制品，局部准备或注射物的局部过敏反应。严重的系统反应包括手术期间用药以及处方药引起的休克（过敏性）。过敏反应将需要额外的治疗。

不对称：男子女性型乳房症手术可能会引起身体不对称。肤色、脂肪沉淀、骨骼突起以及肌肉颜色等因素都可能导致体态不对称。在手术结束后绝大多数患者的左右两侧身体将会产生差异。在手术后需要额外的治疗来恢复对称性。

出血：虽然不常见，但是患者也许会在手术中或手术后经历一段出血期。一旦发生术后出血，就要立刻进行紧急治疗，抽取积蓄的血液或者输血。手术中也许也需要输血。在手术前 10 天以内严禁使用阿司匹林或任何抗感染药物，因为这些药物将会增加出血的可能性。非处方草药以及食补都有可能会增加出血的概率。胸部受伤后的任意时间内都有可能发生血肿。如果需要输血来应对失血过多，那么患者将有与输血相关的感染的风险，例如肝炎和人类免疫缺陷病毒（引起艾滋病的病毒）。

1　http://www.dreamxcell.com.cn/pdf/dreamxcell_consent_form.pdf

  手术湿润剂溶液—大量的含有稀释后的局部麻醉药物以及手术中被注射入脂肪沉淀中的肾上腺素的溶液将可能导致体液超量或者对上述药物的系统性反应。术后应采取住院治疗等一系列额外的治疗措施。

  男性胸部疾病—胸部疾病以及乳腺癌的发生不取决于男子女性型乳房症手术。如果检测到团块，请立刻寻求专业人员的帮助以获取适当的治疗。

  乳房及乳头穿刺—若患者胸部有穿刺珠宝将可能因此导致胸部感染。

  对前哨淋巴结造影的影响—和乳房或组织切片检查相似，所有包含切开乳房组织的乳房手术过程（乳晕周围、经乳）都有潜在可能干扰通过乳房组织淋巴结检查确定乳腺癌分期的诊断。因此，患者在做乳晕周围或者经乳的外科手术时可以考虑选择其他外科途径（乳房下途径、标准乳晕周围途径）。

  乳头及皮肤感觉改变：患者可能会经历对乳头及胸部皮肤感觉敏感性下降（或丢失）。永久性的乳头感觉丢失可能在术后发生于一侧或双侧乳头，这种感觉变化有可能会影响到性反应。在极少数情况下，会完全失去乳头感觉。

  延迟愈合：可能会出现伤口开裂或者伤口愈合缓慢的情况。在胸部皮肤或者乳头周围的区域可能会出现愈合不正常或者愈合缓慢的情况。皮肤或乳头组织可能会死亡，在这种情况下需要经常更换衣物或者进行手术移除未愈合的组织。吸烟者有更大的概率发生皮肤丢失和伤口愈合并发症。

  脂肪坏死：深层脂肪组织可能会坏死，这将会导致该区域的皮肤变坚实，此时需要进行手术移除该区域坏死的脂肪。脂肪坏死将有可能导致皮肤轮廓不规则。

  感染：外科手术后通常不发生感染。一旦感染发生，就需要进行附加治疗，包括抗生素治疗、住院，或者外科手术。

  疤痕生成：所有的外科手术都会产生疤痕，有些比较明显。虽然我们预期伤口愈合会很好，但是在深层组织和皮肤内还是有可能产生疤痕。疤痕可能与周围皮肤颜色不同，影响美观，而疤痕的外观也是各种各样的。疤痕也许不对称（左右两侧的疤痕外观不同）。还有可能因为缝合在皮肤内形成一些可见的斑痕。在某些情况下，需要进行手术或采取治疗措施来治疗疤痕。

  血清肿：在皮肤和皮下组织之间积蓄液体这样的情况很少发生，然而一旦发生，即需要进行治疗抽取液体。

  休克：在极少数情况下，手术会造成严重的创伤，尤其在多次或大范围的手术中。虽然严重的并发症并不常见，感染或者大量液体丢失会导致严重疾病甚至死亡。如果发生休克，需要住院，采取治疗措施。

  皮肤轮廓不规则：在手术后可能会发生皮肤形状、轮廓不规则的现象。出现可见或可察觉的褶皱；一个乳房可能会小于另外一个乳房。乳头的形状和位置可能不相同。当存在多余皮肤时在切口末端可能会出现残余皮肤不规则或翻折。这种情况会随时间而缓解，或者可以通过手术纠正。手术后还可能发生乳头缩回。

  皮肤褪色 / 肿胀：在乳房切除术后可能会发生乳房塌陷或肿胀。手术部位或其周围的皮肤可能会显现出比周围皮肤更深或更浅的颜色。虽然这种情况并不常见，但是皮肤褪色和肿胀可能会持续很长一段时间，甚至是永久性的。

  皮肤敏感性：术后，瘙痒感、柔软感以及对冷热的温度的敏感性会增加。通常情况下这种情况发生于愈合期，但是在极少数情况下也可能是长期的。

  外科麻醉：局部麻醉和全身麻醉都存在风险，两者都可能导致并发症，损伤甚至是死亡。

  缝合：大多数的外科技术使用深层缝合，患者在术后可以发现这些缝合线。缝合线可能会自发刺破皮肤，显现出来或者对患者产生刺激，而需要移除。

长期结果：在一些非手术因素的影响下，例如，老化、太阳光照射、体重减轻或增加，患者会需要继续进行手术修复。乳房下垂也可能发生。

疼痛：患者会在术后经历疼痛。长期疼痛很少发生，一般是由于神经被疤痕组织压迫。

不满意的结果：虽然手术预期效果很好，但是我们并不能对此做出完全的保证。也许患者会对手术的结果感到失望。术后可能出现乳头位置不对称或者不可预见的乳房形状或大小异常。还可能会有不良的手术疤痕导致可见的切口末端异常，例如皮肤折叠、失去功能、伤口开裂、愈合不正常、失去感觉等情况。对应此种情况可能需要继续进行手术以获得改善。

深血管血栓，心肺并发症：外科手术，特别是持续时间长的外科手术，可能会导致血管内血液凝块的形成或增加，从而因为血液凝块（肺栓塞）或脂肪沉淀（脂肪栓塞）或者全身麻醉导致的局部肺塌缩而继发肺部并发症。在某些情况下，肺栓塞和脂肪栓塞能够威胁生命导致死亡。静止状态和其他情况也可能增加血凝块移动到肺部引起主要血管栓塞甚至导致死亡的概率。如果发生过血液凝块或腿部水肿等会加重肺部并发症的情况，请务必咨询医师。心脏并发症是存在于任何手术和麻醉中的风险，对那些没有症状的患者也是如此。如果你经历了呼吸短促、胸部疼痛和不正常的心脏跳动，请立刻寻求医疗救助。一旦上述任何症状发生，都请立刻住院并接受治疗。

吸烟、二手烟暴露、使用尼古丁产品（片剂、口香糖、鼻吸式喷雾剂）：正在吸烟，使用烟草制品或者尼古丁制品患者（片剂、口香糖、鼻吸式喷雾剂）都会有更多的概率发生皮肤坏死、愈合缓慢、疤痕大等外科手术并发症。由于尼古丁暴露，暴露于二手烟的患者也面临着相似的潜在风险。另外，吸烟者所面临的麻醉副作用更大，麻醉后恢复时间更长，并可能带有咳嗽和更多的出血；而不暴露于烟草或含尼古丁的产品的患者发生此类并发症的可能性较低。请根据下列问题表明你现在的状况。

_____　我不吸烟并且不使用尼古丁产品。我了解二手烟暴露所导致的手术并发症。

_____　我吸烟或使用烟草／尼古丁产品。我了解了吸烟或使用尼古丁产品所带来的手术并发症风险。

手术前至少 6 周内暂停吸烟，这一点很重要，如果想恢复吸烟，请在医师认为安全后再吸烟。

术后亲密关系：手术包含了血管开口的血液凝固，过多的活动可能会导致这些开口的破裂从而导致出血、血肿；过多的活动还有可能加快心率和脉搏导致额外的损伤、水肿进而需要以手术控制出血。在医生认为性行为安全之前，约束性行为是明智之举。

精神失常和选择性手术：我们希望患者选择进行选择性手术是为了改善而不是达到完美。并发症和不完美的结果有时是无法避免的，这些都可能需要进行额外的手术，但通常会带来很大压力。请务必在手术前和你的医生坦率地探讨你以前患有过的严重的精神抑郁或精神失常。虽然选择性手术的结果可能会给患者带来心理上的好处，但是对于精神健康的影响却是不可预测的。

药物作用：使用非处方草药和（或）处方药可能会带来负面效应。请务必咨询你的医生有关你正在使用的药物之间的相互作用。如果已经产生了负面效应，那么应该立刻停止使用该药物，并且联系整形医师寻求更多的建议。如果负面效应比较严重，那么应该立刻去最近的急诊。请注意，在术后使用镇痛药可能会影响到你的思维，因此请不要开车或操纵复杂仪器，也不要做出任何重大决定或饮酒。请务必按要求使用药物。

必需的额外手术

各种各样的情况都可能影响到男子女性型乳房症手术的长期结果。患者可能需要继续进行手术来收紧乳房或矫正乳房位置。一旦发生并发症，也需要进行手术或其他治疗。虽然风险和并发症发生的概率很小，但是我们还是特别列举了可能发生于男子女性型乳房症手术中的风险。其他的并发症和风险也可能发生但是其概率更小。手术和药物使用并不是完全的科学，虽然我们预期有好结果，但是我们并不能保证所得到的结果一定是好结果，在一些情况下，一次手术可能不能取得理想的结果。

患者并发症

请务必仔细地遵循医嘱，这是取得成功的核心因素。手术切口愈合期间不应受过大力量压迫、水肿、磨损或移动的影响，这对于伤口愈合很重要。私人和工作活动需要受到限制。除非整形医师建议，否则不应该移除起保护作用的外科敷料剂和引流管。良好的术后功能是建立在良好的手术和术后照顾的基础之上的。任何导致你脉搏加速，心率加快的活动都可能导致损伤、水肿和植入物周边积液，在这种情况下需要再次进行手术。所以在医生认为房事安全之前请约束自己。望患者能够参与随访，返回医院接受治疗后照顾调养，以改善术后恢复情况。

健康保险

大多数的保险公司并不对男子女性型乳房症手术这样的美容手术或者中手术中发生的并发症进行担保。因此，请仔细阅读保险签订者手册。大多数保险不涵盖二次手术及修复手术的康复费用。

财务责任

手术的费用包含了手术所提供的各项服务的收费。总花费包括医师费用、手术用品、麻醉药品、实验室检测费用，也许还包括门诊费用，此项费用决定于在何处进行手术。根据手术费用是否在保险范围内，你可能需要与保险公司一同支付手术费用，并自行支付免陪额和保险不涵盖的部分。所支付的费用将不包括用于美化或完成手术结果的额外手术的费用。如果手术发生并发症则或需要额外的花费。后续手术以及医院当日手术费用将由患者负责支付。签署本手术/疗法的知情同意书时，患者必须承认已经被告知手术的所有结果和风险，承担手术决定的责任和后续治疗的费用。

免责声明

知情同意书的作用是将为治愈某一疾病或情况而进行的手术的风险、替代疗法以及不采取手术的后果告知患者。知情同意过程试图解释揭露风险的原则，这符合绝大多数情况下的患者需求。

然而，不能认为本知情同意文件涵盖了其他方法中的治疗和风险。你的整形医师将会基于你的实际情况和医学知识的水平为你提供额外的或者不同的信息。

知情同意文件并不倾向于定义或服务于标准医疗服务。标准的医疗服务是依据患者具体情况而制订，随科学知识和技术水平进步而改变，并基于实践模型而展开的。

在签署知情同意之前，请仔细阅读以上信息，并获得所有问题的答案。

手术/疗法或治疗知情同意

1. 我再次授权 _____ 医生以及其选用助手来执行下列疗法或治疗：

男子女性型乳房症手术（男子缩胸手术）

我已经同意下列事项：

2. 我认同在手术、治疗或麻醉过程中出现的未预见的情况可能会使我需要进行与上述不同的治疗方法。所以我授权上述医生及助手或工程师依据他们的专业知识采取必需的或他们期望的治疗方法。本段之下所列授权将包括应对所有需要治疗或在手术开始前医生所不了解的所有情况。

3. 我同意进行所有必需或建议的麻醉。我了解各种麻醉所包含的风险，可能发生的并发症、损伤甚至死亡结果。

4. 我认同任何人都不能保证手术结果这一事实。

5. 我同意在不暴露本人身份的情况下，以医疗、科研或教育目的，在术前、术中和术后对我身体的合理部位进行拍照、录像。

6. 为了促进医学教育目的，我允许观察者进入手术室。

7. 我同意销毁任何组织、医疗器械和身体被移除的部分。

8. 我同意在我的医生和（或）她／他所指定的人认为需要输血的时候，使用血液制品。并且我已经了解使用血液制品可能带来的潜在风险。

9. 我同意在合适的情况下，将我的社会保障号码公布给合适的机构作为合法报告或医疗器械注册使用。

10. 我了解外科医生的费用与麻醉和医院收费分开计算，并且接受这些费用。如果需要后续治疗，也将会需要支付后续费用。

11. 我了解到了不进行手术也是一种选择。

12. 一切都以一种我可以理解的方式被解释：

A. 上述将要进行的治疗或疗法

B. 存在替代疗法或其他治疗方法

C. 治疗或疗法存在一定的风险

我同意上述事宜并采用该治疗方法，我对治疗方法的解释感到满意。

患者或监护人签字

日期 ＿＿＿＿＿＿＿＿＿＿　　　证人 ＿＿＿＿＿＿＿＿＿

隆胸手术知情同意书[1]
——应提供给患者的信息

常见问题

隆胸手术可以给患者带来好处，比如在乳腺癌手术后通过乳房重塑恢复其完整性，以及通过隆胸保持乳房的对称性。我们强烈建议患者多问问题并且获取关于隆胸手术的一切可获得信息，以此来帮助她们做出知情决定。

作为一个患者，我应该获得什么信息作为个人资料呢？

如果你将要选择进行隆胸，那么在手术前你应该获取以下重要信息作为个人资料。

- 患者信息：这些信息也许是以外科医生或者生产厂家提供的宣传手册的形式出现，或者出现在知情同意书或者其他文件中。
- 说明书：你需要获取一份来自于你所使用的隆胸填充物的厂家的说明书。这个说明书需要包含隆胸的风险和预防措施等重要信息。你应该以说明书为依据和医生讨论手术相关事宜，并且保留说明书以备以后查询。
- 产品信息：一份关于你所使用产品的商标，大小制造厂商序列号等信息的复印件也应该作为你的个人资料被保存下来。
- 保险责任范围：隆胸手术（无论是乳房重构还是乳房增大手术）和治疗的并发症也许并不包括在你的健康保险责任范围内。在手术前，向你的保险公司确认你的每一笔花费是否在保险范围内。

今后我是否必要将我隆胸手术信息告知其他医生？

是的，每当你需要提供你的病史的时候，切记要通知你的医生有关隆胸手术的信息，就如同你会告诉他／她你所接受的其他手术一样。

我需要经常做乳房 X 线照片么？

对于接受了隆胸手术的女性，如果她的年龄正好处于建议进行常规乳房 X 线照片的年龄范围内，那么应该继续按照推荐时间表进行这种检查。以下关于隆胸手术风险的部分讨论了填充物破裂、泄漏以及侦测方法。

有没有什么方法可以检测到体内的硅树脂或者检测一个个体是否对硅树脂过敏？

目前，还没有可信或者可以接受的测验来检测体内的硅树脂以及一个女性的免疫系统是否对隆胸填充物硅树脂的任一成分过敏。即使检测到了这样的抗体，其重要性也还尚不清楚。硅树脂的抗体还不能说明硅树脂是有害的或者人会对其产生负面反应。并且，因为硅树脂存在于各种事物和其他产品，例如常用药以及化妆品，测验并不能肯定地检查出硅树脂来源于填充物还是其他来源。

手术风险及注意事项

在患者决定继续进行隆胸手术之前，外科医生必须通知患者有关隆胸手术的一切注意事项以及风险。任何外科手术都存在风险和并发症比如麻醉剂的作用，然而，以下列出了隆胸手术特有的注意事项以及风险，例如填充物破裂、荚状挛缩、感染、填充物旋转、伤口愈合慢、填充物溢出、疼痛，以及可能需要填充物移除、更换或矫正手术。患者需要考虑到乳房填充物不是永久性装置，它可能会发生破裂，而发生破裂的风险会随其被植入人体的时间延长而增加。

---

[1] http://www.dreamxcell.com.cn/pdf/dreamxcell_consent_form.pdf

患者还需要考虑到也许会发生负面反应，需要进行矫正或替换乳房填充物。患者还需要了解到移除填充物后如果不植入新的填充物将会导致不良美形后果。

隆胸手术风险

1. 荚状挛缩　当填充物周围正常形成的疤痕组织或囊泡收紧并且挤压填充物时即会发生荚状挛缩。其共分为 4 个等级：贝克等级 1 ~ 4（如下所示）。对于荚状挛缩的矫正可从手术移除植入的囊状组织直至移除填充物本身。荚状挛缩还可能在填充物更换手术中或之后复发。

等级 1：乳房柔软度及外观正常　　　　等级 2：乳房略坚实外观正常
等级 3：乳房坚实外观异常　　　　等级 4：乳房坚硬，疼痛，外观异常

2. 填充物破裂　当硅树脂凝胶填充物破裂时，一些女性会发现乳房变小、有硬结、表观不平顺、疼痛或者柔软、有声响、肿胀、麻木、灼烧感以及情感波动。一部分女性会经历没有任何症状的填充物破裂（静默破裂）。专为检查乳房而设计的仪器所展现的核磁共振影像可以被用来确定患者的硅树脂凝胶填充物是否破裂。一旦发生破裂，外科医生通常建议移除或者更换填充物，即便填充物仍然被完好地封闭在疤痕组织所形成的囊内，因为硅树脂凝胶最终将会泄漏进入邻近组织。在硅树脂凝胶填充物中常见的引起破裂的原因如下：

- 手术过程中手术器械所造成的损伤
- 荚状挛缩
- 人力挤压胸部以压破硬囊
- 外伤、损伤或者强烈冲击
- 填充物自然老化

3. 感染　感染可能发生在任何手术和任何时间。大多数的感染出现在手术后的几天之后。而带有填充物的感染要比普通人体组织感染更加难以治疗，因为填充物的存在可能使感染不对治疗产生反应。这时需要移除填充物并且只有在感染彻底清除后才可以更换填充物。

4. 额外手术和不更换填充物的移除手术　接受隆胸手术的女性也许需要在某一时间进行额外的手术来移除或者更换填充物，其原因也许是荚状挛缩、填充物破裂、感染或者本知情同意书中所列举的其他原因。接受手术移除填充物而又不打算替换填充物的女性在术后也许会面临乳房凹陷等不期望的美容后果或者其他不满意的后果。

5. 疼痛　在隆胸手术之后患者可能会感受到不同等级不同持续时间的疼痛。植入填充物、外科手术技术、填充物破裂、荚状挛缩和感染都有可能使患者感到疼痛，此时患者应该立刻通知医生以调查疼痛原因。

6. 对美容结果的不满　褶皱、不平顺的形状、填充物移位、旋转、不合适的大小、未预料到的形状、填充物可感性、疤痕畸形、不正常或者凸起等令人不满的结果都可能会出现。仔细的手术计划和手术技术可以减少以上结果发生概率但是不能完全避免。重复的乳房整形手术和（或）移除破裂填充物都有可能会导致不良的美容结果。

7. 血肿 / 血清肿　血肿是指在体腔内积蓄血液而血清肿是指在填充物周围积蓄血清，两者都会抑制伤口愈合，都需要进行手术矫正。术后血肿和血清肿都可导致感染、荚状挛缩、肿胀、疼痛和乳房塌陷。

8. 乳头及乳房感觉改变　在隆胸手术之后，乳头和乳房感觉的敏感性可能会增加或减少，这种感觉的改变可能是暂时的也可能是永久的。

9. 伤口愈合延迟　坏死、血肿和（或）血清肿都可能抑制伤口愈合。在一些案例中，伤口不能在正常时间内愈合或者愈合耗时长。不论哪种情况都应该咨询外科医生。

10. 填充物溢出　不稳定的、塌陷的或者弱化的组织覆盖和（或）伤口愈合慢都会导致填充物溢出。矫正这一现象的手术可能会导致难以接受的伤疤或者乳房组织丢失。

11. 坏死　坏死就是在填充物周围形成的死亡组织，这些组织将会抑制伤口愈合，并且需要手术矫正和（或）填充物移除。

12. 干扰乳房 X 线照片　乳房填充物将会增加解读乳房 X 线照片的难度。接受了乳房重塑并且术后有部分乳房组织存留的女性需要继续接受乳房 X 线照片检查以检测乳腺癌。所有接受过乳房重塑或者增大手术的患者在预约接受乳房 X 线照片检查时都要预先告知放射科医生有关隆胸手术的事项。

13. 填充物旋转和定位不良　正确的定位和切口可以减少发生填充物旋转或者定位不良的概率。解剖学的植入物应有定位标记以帮助外科医生正确的为填充物定位。

14. 填充物褶皱　如果植入位置或者切口位置不正确和（或）填充物不足和（或）填充物破裂都可以导致可见的褶皱以及折痕的发生。

患者同意书

我已经阅读并了解了这个文件所包含的信息。我的医生已经告知我隆胸手术相关的风险。我接受这些条件并声明我已经将我的病史告知医生。我也声明，我将为做隆胸手术的决定负起全部责任。

时间 / 地点：

患者姓名：　　　　　　医生姓名：　　　　　　证人姓名：

患者签名：　　　　　　医生签名：　　　　　　证人签名：

牙科麻醉及植入手术知情同意书 [1]

患者使用说明：

请把本说明说书带回家仔细阅读。在 15 段中提供的区域将你的问题记下，并在下次预约见面时带回我们的事务所，医生在第 4 页签字前将与您一起探讨这些问题。

1. 我的医生已经向我解释了牙科手术中使用的各种类型植入物，并且我已经被告知除了进行植入手术替换我脱落的牙齿以外还有其他方法，而且我也知道那些方法中含有的可预见的风险。我已经了解为了完成手术可能需要将植入物放置于我的骨上、骨中或贯穿骨，我已经了解到最常见的植入方法是骨膜下植入（骨上），骨内植入（骨中）或穿骨植入（贯穿骨）。医生就我本人案例中所推荐使用的方法在上面已经被圈出。我也了解到骨内植入法（一般被认为是基本方法）总体来说最容易进行预后预测。我更加了解到骨膜下植入法，作为我的一种可选治疗方法，虽然不像基本方法那样被广泛使用，但是为我提供了骨下植入法以外的选择。我已经了解到骨膜下植入法可能带来的风险，既一旦这种方法失败可能会进一步减少我仅存的骨，并且将会需要大面积的骨移植和其他治疗手段。我也知道其他牙科医师可能不熟悉或没采用过骨膜下植入法，包括该方法的连接方法、维护，以及对该方法可能引发的问题的治疗。我保证并接受承担手术失败的责任，并且会至少每 6 个月回到诊所一次进行检查和接受任何推荐的治疗。不论因何原因使得我不能履行以上承诺都有可能会导致植入系统的失败。如果因我未能按上述方式持续进行检查和定期维护而导致手术失败，我同意免除医生对手术失败的一切责任，并保证不起诉执行手术的医生。

2. 我被进一步告知，如果不对我缺失的牙齿或义齿进行替换，不采取治疗，其风险包括但不限于：

（A）维护现有的全部或部分义齿需要每 3 ～ 5 年进行更换或重新制作，或者由于支持义齿的颌骨缓慢而持续性的溶解而需要进行更换或重新制作。

（B）现有的由于部分或全部义齿带来的不适感和咀嚼困难可能会持续或随时间恶化。

（C）义齿有可能会导致现存牙齿的移位、倾斜或使牙齿被挤脱落。

3. 我了解牙科学和牙科手术并不是精密科学。我承认我的植入手术、相关治疗和方法，以及手术后治疗的成功并不能得到保证。我同意也认识到存在植入手术失败的风险，一旦失败可能需要通过矫正手术进行移除，而手术失败以及矫正手术将会需要额外支付费用。

4. 我了解到植入手术的成功基于一些可变因素包括但并不限于：手术执行者的经验、患者个人耐受性和健康程度、解剖学变异、植入物的家庭护理、磨牙等习惯。我也知道被植入物也由不同的设计和材料制成，对于被植入物的选择完全依靠我的牙医的专业判断。

5. 我被进一步告知有关植入手术、麻醉和相关药物导致的可预见的风险和并发症，包括但不限于：植入失败、发炎、水肿、感染、褪色、麻木感（范围大小和持续时间未知）、血管发炎、对现存牙齿产生损伤、骨折、窦穿透、愈合延迟或者对药物和器械的过敏反应。没有任何人曾经向我保证本治疗方法的结果。我了解到即使所有的手术过程都被适当的实施，依然有机会发生并发症。

6. 我也得到通知，吸烟、饮酒和糖类可能会影响到组织愈合，并削弱手术的成果。因为并没有任何方法来预测患者牙龈和骨的愈合能力，我必须严格按照牙医嘱咐在家进行护理并且定时回到诊所进行检查。我进一步了解到完美的家庭护理包含刷牙，使用牙线以及其他一些医

---

[1] http://www.ddslaw.com/Risk_Management/pdf/Consent_Implant.pdf

生建议使用的器械，这对于疗法的成功与否十分重要，如果我不能按照要求进行家庭护理，至少会成为手术失败的部分原因。我了解到我吸烟越多越有可能会导致手术失败，并且我接受此种风险。

7. 我也得到通知，植入物有可能发生破裂，此时需要进行手术修复或替换植入物。

8. 我授权我的牙医为我提供下列医疗服务，包括植入物以及骨增加术等其他相关手术。我同意接受他 / 她与我商定的麻醉方法并接受该方法可能导致的副作用，并在下面圈出，包括（局部麻醉）（4 型麻醉）或（全身麻醉）。我同意在完全脱离麻醉或其他药物的作用前，至少 24 小时内不会驾驶机动车或使用其他危险设备。我的牙医与我商讨了各种增骨材料的类型和种类，我已经授权他 / 她依据自身判断为我的植入手术选择最合适的材料。

9. 如果在手术中出现了未预见的情况而需要采取附加或不同于上述手术的疗法，而我正处于全身麻醉或局部麻醉中，我进一步授权并要求我的医生及他 / 她的同伴或助手依照当时情况选择适合或必需的手段，包括停止植入手术。

10. 我接受，在为我的利益服务的前提下，依据医生的专业判断对手术设计、使用材料和手术治疗方法的任何改变。

11. 依据我的记忆，我已经将我的病史准确报告。我已经报告过所有过去对特定药物、食物、蚊虫叮咬、麻醉、花粉和灰尘的过敏反应或其他反应；问卷中所提及的有过往药物、牙科及其他治疗引起的血液病，牙龈和皮肤反应，异常出血和与身体、心理健康相关的问题。我知道一些精神和（或）情感失常可能会对手术产生不利影响，并且因此我已经明确的全选是或者否来表明我是否在过去接受过某种精神或情感市场的任何治疗或疗法。

12. 我授权医生，在以促进手术成功为目的的前提下，可以以其认为合适的方式采取照相、切片检查、使用 X 光片或其他可视手段。然而，在未经签字同意的情况下不得使用任何能够辨认出我身份的照片或记录。

13. 我知道并理解这份文件的目的是证明我对医生所建议的植入手术的知情同意。

14. 我同意如果我不遵循医生的建议和要求来执行术后护理，我的医生有权终结我们的医患关系，并要求我去寻求其他医生的治疗。我认识到术后护理和维护对于取得最佳手术效果有重大意义。我将承担任何不遵循医生建议而导致的不良后果。

_____ 签字

15. 我曾经询问过医生的问题：_____

_____

_____

_____。

16. 我证明我已经全部阅读并理解上述有关植入物放置和手术的授权及知情同意协议，并且我所有的问题都已经被解答。在签署协议之前，我有过机会将本文件带回家并仔细阅读。我理解并认同我在每页的签名和最后下面的签名的确证明我已经阅读了本文件所包含的所有信息，并且我知情同意进行植入手术以及相关手术，包括任何辅助的骨移植手术。

医生签字 _____　　　　　　　患者签字 _____

证人签字 _____　　　　　　　证人签字 _____

（如患者是未成年人，请家长或监护人签字）

日期：_____

_____ 签字

输血液及血制品知情同意书

一、输血和（或）血制品的目的

医生建议您输注来自义务献血者的血液及血制品。血液由澳大利亚红十字组织采集并筛查。输血是替换您体内部分血液的必要方式。其作用包括：

> 替换红细胞以治疗或防止贫血，改善运氧能力，减轻头晕、劳累及气短等症状；

> 增加血小板含量，帮助止血或预防出血；

> 输入血浆成分，治疗或防止出血。

输血通过在静脉中置入导管进行，输血过程中将密切观察所有发生的反应。您还需要定期复查，决定是否需要再次输血。

二、输血和（或）血制品的风险

常见反应：

> 发热；

> 发疹、瘙痒；

> 身体不适。

罕见反应：

> 血液过多导致气短；

> 溶血，红细胞异常破损；

> 产生抗体，再次输血时出现并发症。如此并发症发生于女性，将可能对胎儿造成影响；

> 供体的病毒或其他感染性细菌散播造成肺损伤导致气短。

罕见上述反应造成严重损伤甚至死亡。长期多次输血会导致特定的并发症，这与身体状况相关。请向主治医师咨询。

三、相关替代治疗方案

一些情况下其他方案可代替输血，例如盐水、人造溶液和（或）铁增补剂置换体液。请与主治医师讨论此类方案是否适用。

四、相关信息

《使用者手册——谁需要血液？》

（澳大利亚政府 – 国家卫生医学研究理事会）

http：//www.nhmrc.gov.au/publications/synopses/_files/cp83.pdf

《输血 – 常见问题解答》

（澳大利亚红十字会 – 输血医学服务）

http：//www.transfusion.com.au/Consent-and-Risk/Consent-Checklist---Multicultural.aspx

具体信息见下列网址：

《血液成分：患者指南》

（澳大利亚政府 – 国家卫生医学研究理事会）

http：//www.nhmrc.gov.au/publications/synopses/_files/cp85.pdf

澳大利亚红十字会

http：//www.transfusion.com.au

网站提供全面的信息，包括统计信息。

备注

局部麻醉知情同意书

局部麻醉作用于身体的一部分，在不失去意识的情况下防止或减轻疼痛。当神经处于体表，能够被滴液、喷雾剂或软膏类麻醉剂作用时使用。在适用情况下
局部麻醉比全身麻醉风险小。部分情况下会在手或前臂静脉内置入导管。

一、局部麻醉的风险

常见副作用及并发症：

- ➤ 神经损伤——若发生神经损伤一般为暂时性损伤，通常数周至数月即可好转。损伤会造成该神经支配的身体部位无力或麻木。极少发生永久性神经损伤。
- ➤ 血肿——阿司匹林、华法林、双嘧达莫、氯吡格雷、Asasantin 等药物会影响凝血，若服用上述药物可能造成血肿。麻醉师会与您讨论此类事宜。
- ➤ 阻滞失败——需进一步注射麻醉剂或改用其他麻醉方式。

偶见副作用及并发症：

- ➤ 感染。
- ➤ 血管、神经、肌肉等周围结构损伤。
- ➤ 局部麻醉剂过敏。

罕见副作用及并发症：

- ➤ 局部麻醉过量。
- ➤ 癫痫。
- ➤ 心搏骤停可能导致死亡。

二、局部麻醉前注意事项

- ➤ 所有正在服用的药品（处方药、非处方药、中药及增补剂）出示给主治医师，告知药物过敏史。
- ➤ 酒精会影响麻醉效果，麻醉前应减少酒精摄入。麻醉前 24 小时内不能饮酒。
- ➤ 停止服用可能影响麻醉效果的消遣性药物。药物成瘾需告知主治医师。
- ➤ 若服用阿司匹林、华法林、氯吡格雷、双嘧达莫或其他稀释血液的药物，需询问主治医师是否停用，以免影响凝血。
- ➤ 告知主治医师您的健康状况，手术及重大疾病史，过敏史，是否患有传染病或需常规治疗的疾病，包括糖尿病、高血压等。

三、术后 24 小时内注意事项

- ➤ 为了您自身安全，请询问主治医师是否可以：
骑自行车、开车或驾驶其他交通工具；
操作机器，包括烹饪器材；
饮酒、服用其他精神类药物或吸烟。此类物质可能与麻醉剂发生反应。
- ➤ 局部麻醉作用部位无法感知疼痛，切勿损伤或撞击该部位。
备注：